臨床検査
TEST SELECTION AND INTERPRETATION
データブック
LAB DATA
コンパクト版
第12版

監修 ■

高久史麿
元・地域医療振興協会 会長

編集 ■

黒川　清
日本医療政策機構 代表理事

春日雅人
朝日生命成人病研究所 所長

北村　聖
地域医療振興協会 顧問

大西宏明
杏林大学医学部臨床検査医学講座 教授

医学書院

2001年11月 1日	第1版第1刷	2012年 4月 1日	第6版第2刷
2002年10月 1日	第1版第3刷	2013年10月15日	第7版第1刷
2003年10月15日	第2版第1刷	2014年11月 1日	第7版第2刷
2005年 6月 1日	第2版第3刷	2015年10月15日	第8版第1刷
2005年10月 1日	第3版第1刷	2016年 5月15日	第8版第2刷
2006年 6月 1日	第3版第2刷	2017年10月15日	第9版第1刷
2007年10月 1日	第4版第1刷	2019年10月15日	第10版第1刷
2008年 6月 1日	第4版第2刷	2020年12月 1日	第10版第3刷
2009年10月 1日	第5版第1刷	2021年10月15日	第11版第1刷
2010年 4月15日	第5版第2刷	2023年 1月15日	第11版第2刷
2011年10月 1日	第6版第1刷		

臨床検査データブック〔コンパクト版〕

発　行　2023年10月15日　第12版第1刷©

監　修　高久史麿(たかくふみまろ)

編　集　黒川(くろかわ)　清(きよし)・春日雅人(かすがまさと)・
北村(きたむら)　聖(きよし)・大西宏明(おおにしひろあき)

発行者　株式会社　医学書院
代表取締役　金原　俊
〒113-8719　東京都文京区本郷1-28-23
電話　03-3817-5600(社内案内)

印刷・製本　アイワード

ISBN978-4-260-05357-0

臨床検査データブック コンパクト版 第12版/編集者の序

かつて『白衣のポケットの中』という本が上梓されていた．その本によれば，白衣のポケットの中にはプロフェッショナリズムが入っているらしい．本書を白衣のポケットに入れている諸君は単なる情報だけでなく，臨床検査のプロフェッショナリズムをも一緒に入れている．すなわち，「根拠をもって必要な検査を選択する」こと，「無駄な検査を省く」こと，そして「異常値の背景を理解する」ことである．これは『臨床検査データブック』と本書『臨床検査データブック コンパクト版』を貫く理念であり，四半世紀を超えて版を重ねつつ，一貫している理念である．

新型コロナウイルスのパンデミックを通じて，自然を超越したように思っていたわれわれの日常は，実は自然の前では極めて脆いものであることを知った．検査法もなく，ワクチンもなく，治療薬もない時期には，われわれは太古の人類と同様，ひたすら恐れおののき外へ出ないでじっとして過ごすしかなかった．その経験から，逆説的ではあるが，検査の重要性，ワクチンの有用性を実感として知ることができた．その際，慎重で理性ある人は，偽陰性や精度などに思いを馳せ，合理的な行動を続けた．われわれの掲げる理念を支持する方々は，検査値を適正に判断しつつ，ウイルスを適正に恐れることができたと自負している．

本書の最大の特徴は携帯性にある．常に，現場ですぐに使うことができる．さらに，デジタルでは得られない一覧性がある．隣の項目が非常に参考になったとか，目次や索引での検索が有用であったということもよく聞く．検査を確実に理解するには，座学ではなく実臨床の中で学んでいくのが正しい道と思う．本書は，現場での学習を支えるはずである．

科学の進歩は目覚ましいものがあるが，自然の前では，われわれは常に謙虚に1つひとつの疾患，1人ひとりの患者にしっかりと向き合い正しい判断を積み重ねるしかない．AIをはじめとするデジタル革命は，医療を含めわれわれの生活を大きく変えるだろう．大きな期待と一抹の不安を感ずるものの，医療者の日常は，1つひとつの医療行為を確実に行うことであり，本書がその一助となることを信じている．

2023年8月

北村　聖

初版/編集者の序

「現病歴と身体所見に基づく患者へのアプローチ」が臨床の「基本」であることはいうまでもない．また，臨床に携わるものとして，検査をする前に，その検査の必要性と予測される結果の根拠と確率(pre-test probability)を無意識にでも知っていなければならない．

『臨床検査データブック』(以下『本体』)の編集者として，初版から「2001-2002年版」に至るまで変わらぬ方針として，患者のために「根拠を持って必要な検査を選択する」「無駄な検査を省く」「異常値の背景を理解する」ことを主眼においてきた．多忙な日常臨床に携わる読者の方々にも，その点を評価していただいているものと思う．今後もその方針の下に内容を充実させていく考えである．

さて，その『本体』からこの度，多くの読者の要請に応えるかたちで『コンパクト版』が飛び出した．特長は携帯性である(＝読者からの要請である)．「2001-2002年版」収載の検査各論745解説項目から「主要な188検査」を選び，その見出し項目「基準値」「測定法」「検体量」「検査日数」「Decision Level」「薬剤影響」を抜粋して，病棟，外来，実習など常に携帯できるように白衣のポケットに入るコンパクトな判型に設えた．『本体』があればこそのチャレンジといえよう．

患者と医療者のための良き臨床検査の実現に役

立つことを編集方針とした『本体』と，minimum requirement に徹した『コンパクト版』の併用が，読者の方々の臨床をサポートするものと考える．皆さんのご意見をぜひいただきたい．

2001 年 10 月

黒川　清

執筆者一覧(五十音順)

荒岡秀樹　虎の門病院臨床感染症科部長

荒木拓也　群馬大学大学院准教授・臨床薬理学

荒木靖人　埼玉医科大学准教授・リウマチ膠原病科

飯高　誠　医療法人社団甲誠会飯髙医院理事長

伊苅裕二　東海大学教授・循環器内科学

石井　彰　公害健康被害補償不服審査会

石田景子　虎の門病院臨床感染症科

磯谷周治　順天堂大学大学院准教授・泌尿器外科学

伊豆津宏二　国立がん研究センター中央病院・血液腫瘍科長

伊藤　裕　慶應義塾大学教授・腎臓内分泌代謝内科

今井浩三　札幌しらかば台病院 先端医療研究センター所長/札幌医科大学名誉教授

今井裕一　多治見市民病院院長

植木浩二郎　国立国際医療研究センター糖尿病研究センター長

上原由紀　藤田医科大学臨床教授・感染症科

内田義人　埼玉医科大学・消化器内科・肝臓内科

大濱侑季　東京大学医学部附属病院感染制御部/国立感染症研究所細菌第一部

大原　毅　兵庫県立はりま姫路総合医療センター副院長・糖尿病・内分泌内科部長

尾崎由基男　笛吹中央病院院長

小野一之　獨協医科大学教授・救急医学

甲斐明美　東京医科大学兼任教授・微生物学分野

加治秀介　兵庫県立大学名誉教授

梶山　浩　埼玉医科大学講師・リウマチ膠原病科

片倉芳樹　あおば胃腸内科クリニック院長

片山茂裕　埼玉医科大学かわごえクリニック客員教授

加藤維斗　国立病院機構東京医療センター・臨床検査科
加藤哲夫　福島第一病院副院長
神田善伸　自治医科大学教授・内科学講座血液学部門
北村　聖　地域医療振興協会顧問
木下　誠　東レ(株)医務室
木村健二郎　JCHO 東京高輪病院名誉院長
久志本成樹　東北大学大学院教授・外科病態学講座救急医学
倉井大輔　杏林大学医学部総合医療学教室臨床教授
小池和彦　関東中央病院院長
小泉賢洋　東海大学講師・腎内分泌代謝内科
小林昌弘　国立病院機構東京医療センター・臨床検査科
児矢野早穂　東京大学医学部附属病院・感染制御部
坂口一彦　神戸大学大学院准教授・総合内科学
貞升健志　東京都健康安全研究センター・微生物部長
佐藤浩二郎　自治医科大学教授・アレルギー膠原病学
佐藤智明　国際医療福祉大学成田病院検査部・技師長
下澤達雄　国際医療福祉大学主任教授・臨床検査医学
宿谷賢一　順天堂大学教授・医療科学部
菅野康吉　公益財団法人佐々木研究所附属杏雲堂病院遺伝子診療科・科長
杉山治夫　大阪大学大学院特任教授
鈴木清江　獨協医科大学病院臨床検査センター
高松順太　高松内科クリニック院長
舘田一博　東邦大学教授・微生物・感染症学
鶴留えりか　東京大学医学部附属病院感染制御部
土居健太郎　日本バプテスト病院糖尿病内科・主任部長

藤乗嗣泰　獨協医科大学病院教授・血液浄化センター長
中尾一和　京都大学大学院医学研究科特任教授・メディカルイノベーションセンター
中尾将光　埼玉医科大学・消化器内科・肝臓内科
永田政義　順天堂大学大学院准教授・泌尿器外科学
中山伸朗　埼玉医科大学准教授・消化器内科・肝臓内科
西原カズヨ　前 日本通運東京病院・薬局長
橋口照人　鹿児島大学大学院教授・血管代謝病態解析学分野
橋本直明　東都春日部病院・副院長
橋本佳明　入間ハート病院内科
長谷川　裕　はせがわ内科クリニック院長
日暮芳己　東京大学医学部附属病院感染制御部
久田剛志　群馬大学大学院保健学研究科教授
人見重美　筑波大学大学院教授・医学医療系感染症科
日野田裕治　札幌しらかば台病院顧問
平田喜裕　東京大学医科学研究所准教授・先端ゲノム医学分野
廣村桂樹　群馬大学大学院教授・腎臓・リウマチ内科学
深川雅史　東海大学教授・腎内分泌代謝内科学
福本誠二　徳島大学特任教授
舟久保ゆう　埼玉医科大学教授・リウマチ膠原病科
堀江重郎　順天堂大学大学院教授・泌尿器外科学
前川真人　浜松医科大学教授・臨床検査医学
三﨑義堅　京都桂病院・膠原病リウマチ科部長
三澤慶樹　東京大学医学部附属病院・感染制御部
水野正司　名古屋大学大学院医学系研究科特任教授・腎不全システム治療学寄附講座
三谷絹子　獨協医科大学主任教授・内科学（血液・腫瘍）

南嶋洋一	宮崎大学名誉教授
峰松俊夫	愛泉会日南病院・疾病制御研究所長
三村俊英	埼玉医科大学教授・リウマチ膠原病科
宮田　哲	糖尿病・代謝内科　宮田クリニック院長
持田　智	埼玉医科大学教授・消化器内科・肝臓内科/診療部長
森兼啓太	山形大学医学部附属病院検査部長
森屋恭爾	東京大学保健・健康推進本部・保健センター
安井　寛	聖マリアンナ医科大学特任准教授・内科学（血液・腫瘍内科）
安田　隆	吉祥寺あさひ病院副院長
安田尚史	神戸大学大学院教授・保健学研究科
栁原克紀	長崎大学大学院教授・臨床検査医学
矢野晴美	国際医療福祉大学医学部医学教育統括センター・感染症学教授
山本康次郎	群馬大学大学院教授・臨床薬理学
横田和浩	埼玉医科大学准教授・リウマチ膠原病科
吉田佳弘	日本赤十字社小川赤十字病院リウマチ科部長
四柳　宏	東京大学医科学研究所教授・先端医療研究センター感染症分野
米谷正太	杏林大学・保健学部臨床検査技術学科
和田　琢	埼玉医科大学リウマチ膠原病科

■本書の収録データと凡例

本書は,『臨床検査データブック 2023-2024』(本体版)の検査各論(約 850 項目)から日常必要な 218 項目を選択し,記載データを抜粋した(下図).

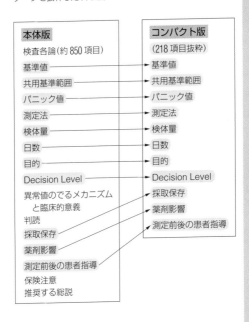

本体版 検査各論(約 850 項目)	コンパクト版 (218 項目抜粋)
基準値	→ 基準値
共用基準範囲	→ 共用基準範囲
パニック値	→ パニック値
測定法	→ 測定法
検体量	→ 検体量
日数	→ 日数
目的	→ 目的
Decision Level	→ Decision Level
異常値のでるメカニズムと臨床的意義	
判読	
採取保存	→ 採取保存
薬剤影響	→ 薬剤影響
測定前後の患者指導	→ 測定前後の患者指導
保険注意	
推奨する総説	

検査項目名〔略語〕《同義・類義語〔略語〕》
英語表記《同義・類義語》

⇨●検査項目名にその略語と英語表記を併記した.
●《　》は同義語，または類義語を表す.
●〔　〕は略語を表す.

★★★

⇨●主要な検査項目名には右上段に★マークを付した．★の数(1〜3 個)には，以下に示すような意味づけをしているが，いずれにせよ★マークのある検査項目は全医療関係者が知っておくべき重要かつ主要な項目である.

★★★	⇨いつでもどこでも必要になる検査
★★	⇨全診療科目で必要になることが多い検査
★	⇨診療科目によって必要になることが多い検査

パニ

⇨●見返し(裏表紙側)「パニック値」にあげた検査について，項目名の右上段に付した．値は **パニック値** に示した.

基準値
共用基準範囲
パニック値
測定法
検体量
日数
目的

⇨●以上を臨床で使いやすいよう各項目の冒頭にまとめた.
⇨●「薬物」の項では測定法・検体量・日数の他に，治療有効濃度範囲・採取保存・定常状態到達時間・市販名〔薬品の剤形を(　)内に示した〕・中毒症状などを加えて各項目の冒頭にまとめた.
⇨●**共用基準範囲**とは日本臨床検査標準協議会 (JCCLS) が

公表しているものである.

⇨●**日数**は検査を外部に委託した場合の一般的な所要日数を記した. 院内検査の場合は「当日」または所要時間を記した.

【補足 1】基準値・測定法・検体量・日数が施設によって異なる場合もあるので, 検査を依頼している施設の基準値, 判定基準を確かめられたい.

Decision Level

⇨●異常値のレベルごとに考えられる疾患名とその対策を記載した.

[高頻度]	⇨高頻度にみられる疾患
[可能性]	⇨可能性が否定できない疾患
[対策]	⇨次にとるべき対策

●(高度減少)(中等度増加)など, 異常の程度を併記した.

【補足 2】基準値, 測定法, 単位が施設によって異なる場合は, (高度減少)(中等度増加)などの異常の程度を, 実際の検査値を判読するうえでの目安としていただきたい.

採取保存

⇨●検体の採取および保存上の注意事項を記した.

薬剤影響

⇨●検査値の上昇・低下など影響を与える薬剤を記した.

測定前後の患者指導

⇨●測定前後, 測定中における患者への指導・確認事項を記した. 検査値に影響を与える食物・サプリメントの情報も含む.

NOTE ⇨●補足や注意事項などを適宜挿入した.

■主な測定法の略語一覧

略語	訳語
英文	
ABC	アビジンビオチンペルオキシダーゼコンプレックス
	avidin-biotin-peroxidase complex
BCG	ブロムクレゾールグリーン
	bromcresol green
CF	補体結合反応
	complement fixation
CLEIA	化学発光酵素免疫測定法
	chemiluminescent enzyme immunoassay
CLIA	化学発光免疫測定法
	chemiluminescent immunoassay
CPBA	競合性蛋白結合分析法
	competitive protein binding analysis
DACA	パラジメチルアミノシンナムアルデヒド法
	p-dimethyl aminocinnam aldehyde
DCC	デキストランチャコール法
	dextran coated charcoal
DFA	直接蛍光抗体法
	direct fluorescence antibody method
DID	二重免疫拡散法
	double immuno diffusion
DIP	デジタル画像処理
	digital image processing
dRVVT	希釈ラッセル蛇毒試験法
	dilute Russell's viper venom time
ECLIA	電気化学発光免疫測定法
	electrochemiluminescence immunoassay
EIA	酵素免疫測定法
	enzyme immunoassay
ELISA	酵素免疫測定法
	enzyme-linked immunosorbent assay
EMIT	多元酵素免疫測定法
	enzyme multiplied immunoassay technique
ES	向流電気泳動法
	electrosyneresis method
EV-FIA	エバネセント波蛍光免疫測定法
	evanescent wave fluoroimmunoassay

FA　蛍光抗体法
fluorescence antibody method

FEIA　蛍光酵素免疫測定法
fluoroenzyme immunoassay

FIA　蛍光免疫測定法
fluoroimmunoassay

FISH　蛍光 *in situ* ハイブリダイゼーション
fluorescence *in situ* hybridization

FPA　蛍光偏光測定法
fluorescence polarization assay

FPIA　蛍光偏光免疫測定法
fluorescence polarization immunoassay

FSA　蛍光 SSCP 解析
fluorescence single strand conformation polymorphism analysis

FSSA　蛍光 SSCP 解析＋シークエンス解析
fluorescence single strand conformation polymorphism and sequence analysis

GC　ガスクロマトグラフィー
gas chromatography

GC-MS　ガスクロマトグラフィー・マススペクトロメトリー
gas chromatography-mass spectrometry

GLC　ガス液体クロマトグラフィー
gas-liquid chromatography

HA　赤血球凝集反応
hemagglutination

HI　赤血球凝集抑制反応
hemagglutination inhibition

HPA
hybridization protection assay

HPLC　高速液体クロマトグラフィー
high performance liquid chromatography

IAHA　免疫粘着赤血球凝集反応
immune adherence hemagglutination

ICA
immunocytochemical assay

ICP-MS　誘導結合プラズマスペクトロメトリー
inductively coupled plasma mass spectrometry

IFA　間接蛍光抗体法
indirect fluorescence antibody method

IHA　間接赤血球凝集法
indirect hemagglutination

IPA　間接免疫ペルオキシダーゼ法
indirect immunoperoxidase assay

略語	訳語	英文
IR	赤外吸収分光光度法	infrared absorption spectrometry
IRMA	免疫放射定量法	immunoradiometric assay
LA	ラテックス凝集法	latex agglutination
LAMP		loop-mediated isothermal amplification
LBA	液相結合法	liquid-phase binding assay
LCR	ラテックス凝集反応	ligase chain reaction
LIA	レーザーイムノアッセイ	laser immunoassay
LIFA		ligand-mediated immunofunctional assay
LPIA	ラテックス近赤外免疫比濁法	latex photometric immunoassay
MASA		mutant allele specific amplification
MEIA		microparticle enzyme immunoassay
MO	マイクロオクタロニー法	micro-Ouchterlony
MPHA	混合受身凝集法	mixed passive hemagglutination
MSSA		mutation site specific assay
NT	中和反応	neutralization test
PA	受身(粒子)凝集反応	passive (particle) agglutination
PAGE	ポリアクリルアミドゲル電気泳動	polyacrylamide geldisc electrophoresis
PAMIA	粒度分布解析ラテックス免疫測定法	particle mediated immunoassay
PAP	ペルオキシダーゼアンチペルオキシダーゼ	peroxidase antiperoxidase
PCIA	微粒子計数免疫凝集測定法	particle counting immunoassay

PCR　ポリメラーゼ連鎖反応
polymerase chain reaction

PHA　受身赤血球凝集反応
passive hemagglutination

RA　ラジオアッセイ
radioassay

RAST　放射性アレルゲン吸着試験
radioallergosorbent test

REA　酵素アイソトープ法
radio enzymatic assay

RFLP　制限酵素断片長多型
restriction fragment length polymorphism

RIA　ラジオイムノアッセイ（放射性免疫測定法）
radioimmunoassay

RIST　放射性免疫吸着試験
radioimmunosorbent test

RPHA　逆受身赤血球凝集反応
reversed passive hemagglutination

RPLA　逆受身ラテックス凝集反応
reversed passive latex agglutination

RRA　ラジオレセプターアッセイ
radioreceptor assay

RT-PCR　逆転写酵素-遺伝子増幅法
reverse transcription-polymerase chain reaction

SAB　ストレプトアビジンビオチンペルオキシダーゼ
strepto-avidin-biotin-peroxidase

SBPA　結合蛋白サンドイッチ測定法
sandwich binding protein assay

SDA
strand displacement amplification

SIA
split immunoassay

SmartAmp
smart amplification process

SRID　一元放射状免疫拡散法
single radial immunodiffusion method

SSCP　一本鎖 DNA 高次構造多型
single strand conformation polymorphism

TBA　チオバルビツール酸（反応）
thiobarbituric acid (reaction)

TIA　免疫比濁法
turbidimetric immunoassay

TLC　薄層クロマトグラフィー
thin layer chromatography

略語　訳語 英文
TMA transcription-mediated amplification
TMA-HPA transcription mediated amplification-hybridization protection assay
TRAP telomeric repeat amplification protocol
TRC transcription reverse-transcription concerted reaction
TR-FIA　時間分解蛍光免疫測定法 time resolved fluoroimmunoassay
UV　紫外部吸光光度分析 ultraviolet absorption spectrophotometry
VDRL venereal disease research laboratory

単位記号

L : liter
dL : deciliter (0.1 L)
mL : milliliter (0.001 L)
fL : femtoliter (10^{-15} L)

kg : kilogram
g : gram
mg : milligram (0.001 g)
μg : microgram (10^{-6} g)
ng : nanogram (10^{-9} g)
pg : picogram (10^{-12} g)

U : unit
mU : milliunit (0.001 U)
μU : microunit (10^{-6} U)
IU : international unit
mIU : milliinternational unit (0.001 IU)
AU : arbitrary unit
BU : Bethesda unit
CU : casein unit

M : mol/L
mmol : millimole (0.001 mol)
μmol : micromole (10^{-6} mol)
nmol : nanomole (10^{-9} mol)
pmol : picomole (10^{-12} mol)
fmol : femtomole (10^{-15} mol)

mm : millimeter
mm^2 : square millimeter
mm^3 : cubic millimeter

μ^3 : cubic micron
Meq : megaequivalent
mEq : milliequivalent
FE : fibrinogen equivalent
BCE : bone collagen equivalent
LGE : log genome equivalent
mOsm : milliosmole
% : percent
‰ : permill
cpm : count per minutes
U_A : unit allergen

■目次

付録

索引

謹告

本書に記載されている内容に関して，出版時点における最新の情報に基づき，正確を期するよう，監修者，編集者，執筆者ならびに出版社は，それぞれ最善の努力を払っています．しかし，医学，医療の進歩からみて，記載された内容があらゆる点において正確かつ完全であると保証するものではありません．

したがって実際の診療で，熟知していない，あるいは汎用されていない検査の測定およびその判読に当たっては，まず機器および試薬の説明書や医薬品添付文書などで確認のうえ，常に最新のデータに当たり，本書に記載された内容が正確であるか，読者御自身で細心の注意を払われることを要望いたします．

本書記載の検査法，判読法，疾患への適応などが，その後の医学研究ならびに医療の進歩により，本書発行後に変更された場合，その検査法，判読法，疾患への適応などによる不測の事故に対して，監修者，編集者，執筆者ならびに出版社は，その責を負いかねます．

2023 年 10 月

株式会社　**医学書院**

1 生化学検査

1. 血清蛋白質

★★★

血清総蛋白〔TP〕 serum total protein

基準値 6.5 ~ 8.0 g/dL
共用基準範囲 6.6 ~ 8.1 g/dL
測定法 ビュレット法
検体量 血清 0.5 mL
日数 2 ~ 4 日
目的 栄養状態，肝・腎障害などの評価

Decision Level

●5 g/dL 以下(**高度減少**)

[高頻度]ネフローゼ症候群，重症肝障害，悪液質 **[可能性]**蛋白漏出性胃腸症，無 γ-グロブリン血症，先天性無アルブミン血症 **[対策]**原疾患の診断と治療．疾患によってはアルブミン製剤点滴静注(ネフローゼ症候群には通常行わない)，栄養補給

●5 ~ 6 g/dL(**中等度減少**)

[高頻度・可能性]前項「高度減少」の疾患に加え，栄養障害，吸収不全症候群，低 γ-グロブリン血症 **[対策]**原疾患の診断と治療．栄養補給

●6 ~ 6.5 g/dL(**軽度減少**)

[高頻度・可能性]前項「中等度減少」の疾患に加え，炎症性疾患，血液希釈 **[対策]**原疾患の診断と治療．適宜栄養補給

●8 ~ 9 g/dL(**軽度増加**)

[高頻度・可能性]次の「中等度~高度増加」の疾患に加え，慢性肝炎，肝硬変の初期，慢性炎症性疾患，悪性腫瘍，脱水症 **[対策]**原疾患の診断と治療

●9 g/dL 以上(**中等度~高度増加**)

[高頻度・可能性]多発性骨髄腫，原発性マクログロブリン血症，自己免疫性肝炎 **[対策]**原疾患の診断と治療．必要に応

じプラズマフェレーシス
採取保存 血清分離後，冷蔵保存で約1週間，凍結保存では長期間安定.
薬剤影響 (上昇)抗菌薬(アンピシリン，セファトリジンなど)の大量投与.
測定前後の患者指導 経過を追って厳密な値の変化を知りたい場合は，早朝空腹時に採血する.

(橋本佳明)

★★★

血清アルブミン serum albumin

基準値 3.8 ～ 5.2 g/dL
共用基準範囲 4.1 ～ 5.1 g/dL (グロブリン：2.2 ～ 3.4 g/dL)
測定法 BCP 改良法
検体量 血清 0.5 mL
日数 2 ～ 4 日
目的 栄養状態，肝・腎障害などの評価

Decision Level

●**2.5 g/dL 以下(高度減少)**
[高頻度]ネフローゼ症候群，重症肝障害，悪液質 **[可能性]**蛋白漏出性胃腸症，吸収不全症候群，栄養障害，熱傷，先天性無アルブミン血症 **[対策]**原疾患の診断と治療，疾患によってはアルブミン製剤点滴静注(ネフローゼ症候群には通常行わない)，栄養補給

●**2.5 ～ 3.2 g/dL(中等度減少)**
[高頻度・可能性]前項「高度減少」の疾患(先天性無アルブミン血症を除く)の他に，炎症性疾患 **[対策]**原疾患の診断と治療

●**3.2 ～ 3.8 g/dL(軽度減少)**
[高頻度・可能性]前項「中等度減少」の疾患の他に，甲状腺機能亢進症，血液希釈 **[対策]**原疾患の診断と治療

採取保存 血清分離後，冷蔵保存で1週間，凍結保存で長期間安定.
測定前後の患者指導 経過を追って厳密な値の変化を知りた

い場合は，早朝空腹時に採血する．

（橋本佳明）

★★

血清蛋白分画　serum protein fractionation

基準値
- アルブミン(Alb)：60.5 ～ 73.2%
- α_1-グロブリン：1.7 ～ 2.9%
- α_2-グロブリン：5.3 ～ 8.8%
- β-グロブリン：6.4 ～ 10.4%
- γ-グロブリン：11 ～ 21.1%

測定法　セルロースアセテート膜電気泳動法

検体量　血清 0.5 mL

日数　2 ～ 4 日

目的　M 蛋白や特定の蛋白欠損(低下)症のスクリーニング

Decision Level

●臨床診断に役立つパターンをあげる
- 無 Alb 血症：Alb ↓
- ネフローゼ症候群：Alb ↓，α_2 ↑
- α_1-アンチトリプシン欠損症：α_1 ↓
- 無トランスフェリン血症：β ↓
- 無(低)免疫グロブリン血症：γ ↓
- 肝硬変：(Alb，α_1，α_2) ↓，γ ↑，β-γ bridging
- M 蛋白〔単クローン性免疫グロブリン(monoclonal protein)：多発性骨髄腫，マクログロブリン血症，良性 M 蛋白血症などでみられる〕：γ に急峻なピーク

[対策]電気泳動免疫固定法，免疫電気泳動法，免疫定量法で特定蛋白質の量的変化を検討(ネフローゼ症候群や肝硬変では必要なし)．原疾患の診断と治療

採取保存　血清分離後，冷蔵保存で約 1 週間，凍結保存で長期間安定．

（橋本佳明）

電気泳動免疫固定法

immunofixation electrophoresis

測定法 電気泳動免疫固定法
検体量 血清 0.5 mL
日数 2～7日
目的 M蛋白のクラスおよびL鎖の型判定

Decision Level

●M蛋白が出現する疾患

[高頻度・可能性]良性M蛋白血症，骨髄腫，ALアミロイドーシス，慢性リンパ性白血病，B細胞性リンパ腫，マクログロブリン血症など **[対策]**M蛋白の免疫化学的定量．原疾患の診断と治療

採取保存 血清分離後，冷蔵保存で約1週間，凍結保存で長期安定．

（橋本佳明）

2. アミノ酸・窒素化合物

アンモニア〔NH_3〕 ammonia

基準値 40～80 μg/dL
測定法 比色法（奥田・藤井変法）
検体量 血液 1 mL と除蛋白液 4 mL の混合液の上清 3 mL
日数 2～4日
目的 ①肝機能障害や門脈-大循環短絡の重症度の指標，②肝性脳症に対する治療効果の判定

Decision Level

●40 μg/dL 以下（基準下限以下）

[高頻度・可能性]低蛋白食，貧血 **[対策]**全身状態の把握．病的意義は少ない

●80 μg/dL 以上（基準上限以上）

[高頻度・可能性]劇症肝炎，非代償性肝硬変，ショック，低

酸素血症，Budd-Chiari症候群，Reye症候群，先天性高アンモニア血症Ⅰ型ならびにⅡ型 **[対策]**原疾患の診断と治療．蛋白食制限，便秘や消化管出血の有無の確認

採取保存 採血後は，赤血球からのNH_3の遊離，蛋白や非NH_3窒素化合物(グルタミンなど)からのNH_3の生成によりNH_3濃度は上昇する．したがって，採血後，速やかに除蛋白液と混合した後,遠心して上清を分離する．遠心分離上清は，密栓して冷蔵保存すれば約1週間安定といわれているが，凍結保存が望ましい．試料を運搬する場合は氷冷する．ドライケムスライド法にて全血(EDTA採血)で測定する場合は，採血後氷冷し1時間以内に測定する．

薬剤影響 (上昇)バルプロ酸ナトリウム，鎮静薬．

測定前後の患者指導 通常，安静・空腹時に採血する．

(橋本佳明)

★★★

血清尿酸〔UA〕 serum uric acid

基準値
・男性：3～7 mg/dL
・女性：2～7 mg/dL

共用基準範囲
・男性：3.7～7.8 mg/dL
・女性：2.6～5.5 mg/dL

測定法 ウリカーゼ・ペルオキシダーゼ法
検体量 血清0.5 mL
日数 2～4日
目的 痛風，高尿酸血症の診断

Decision Level

●1 mg/dL以下(高度低下)

[高頻度・可能性]キサンチンオキシダーゼ欠損症，プリンヌクレオチドホスホリラーゼ欠損症，5-ホスホリボシル-1-ピロリン酸合成酵素欠損症，腎性低尿酸血症 **[対策]**原疾患の診断

●男性1～3(女性1～2)mg/dL(軽度～中等度低下)

[高頻度・可能性]腎性低尿酸血症，尿酸低下薬，重症肝障害，

尿細管性アシドーシス **[対策]**投与薬剤の確認，原疾患の診断

●7～8 mg/dL（軽度上昇）

[高頻度]無症候性高尿酸血症 **[可能性]**痛風，腎不全，飢餓，サイアザイド系利尿薬，白血病，悪性リンパ腫，慢性骨髄増殖症候群 **[対策]**排泄低下型か産生過剰型かの鑑別〔尿酸クリアランス（C_{UA}），%尿酸クリアランス（$\%C_{UA}/C_{cr}$），尿中尿酸排泄量〕，生活指導，原疾患の診断と治療

NOTE %尿酸クリアランス（$\%C_{UA}/C_{cr}$）

$$\%C_{UA}/C_{cr}=\frac{\text{尿中UA濃度}\times\text{血清Cr濃度}\times 100}{\text{血清UA濃度}\times\text{尿中Cr濃度}}$$

（4% 以下は排泄低下，14% 以上は産生過剰）

●8～9 mg/dL（中等度上昇）

[高頻度]痛風，無症候性高尿酸血症 **[可能性]**腎不全，飢餓，サイアザイド系利尿薬，白血病，悪性リンパ腫，慢性骨髄増殖症候群 **[対策]**「軽度上昇」の対策の他に尿酸低下薬投与

●9 mg/dL 以上（高度上昇）

[高頻度]痛風，無症候性高尿酸血症 **[可能性]**「軽度～中等度上昇」で考えられる疾患の他に，5-ホスホリボシル-1-ピロリン酸合成酵素活性亢進，ヒポキサンチン-グアニンホスホリボシルトランスフェラーゼ活性低下，von Gierke 病 **[対策]**「中等度上昇」の対策参照

採取保存 血漿分離後，冷蔵保存で約 1 週間，凍結保存で長期安定．

薬剤影響 ①(上昇)サイアザイド系利尿薬，ピラジナミド，エタンブトール，シクロスポリン：腎からの尿酸排泄を低下させる．②(低下)サリチル酸，アセトヘキサミド：腎からの尿酸排泄を増加させる．

測定前後の患者指導 採血前日および当日は，強い運動や大量飲酒をさける．過度な運動により尿酸が 1～2 mg/dL 上昇することがある．

（橋本佳明）

★★ パニ

血清クレアチニン〔Cr〕 serum creatinine

基準値
・男性：0.65 ～ 1.09 mg/dL
・女性：0.46 ～ 0.82 mg/dL
共用基準範囲
・男性：0.65 ～ 1.07 mg/dL
・女性：0.46 ～ 0.79 mg/dL

パニック値 3 mg/dL 以上
測定法 酵素法
検体量 血清 0.5 mL
日数 2 ～ 4 日
目的 腎機能の評価

Decision Level

●男性 0.65（女性 0.46）mg/dL 以下（基準下限以下）
[高頻度] 妊娠，糖尿病の初期，長期臥床 **[可能性]** 尿崩症，筋ジストロフィー，多発性筋炎，筋萎縮性側索硬化症 **[対策]** 原疾患の診断．病的意義は少ない

●男性 1.09（女性 0.82）～ 2 mg/dL（軽度上昇）
[高頻度・可能性] 脱水，心不全，ショック，糖尿病性腎症，糸球体腎炎，間質性腎炎，薬物性腎障害，尿管結石，前立腺肥大，先端巨大症 **[対策]** 問診（蛋白尿，血尿，糖尿病，高血圧，心・腎疾患，服用薬剤など），尿検査，クレアチニンクリアランス（C_{cr}），尿路系超音波検査，水分の出納チェックなど．原疾患の診断と治療

●2 mg/dL 以上（中等度～高度上昇）
[高頻度・可能性] 脱水，心不全，ショック，糖尿病性腎症，糸球体腎炎，間質性腎炎，薬物性腎障害 **[対策]** 原疾患の診断と治療．BUN，K，P，Ca，尿酸，血算，静脈血 HCO_3^- の測定

採取保存 血清分離後，冷蔵保存で約 1 週間，凍結保存で長期安定．

薬剤影響 ①(上昇)シメチジン，プロベネシド，スピロノラクトン：近位尿細管での Cr 分泌阻害．②(上昇)アミノグリコシド系薬，アムホテリシン B，非ステロイド系消炎鎮痛薬，シ

クロスポリン，シスプラチン，重金属，造影剤：腎障害．③（上昇）セフェム系抗菌薬の一部，アスコルビン酸，L-ドーパ，メチルドーパ，アセトヘキサミド：Jaffé法で上昇．④（上昇）抗真菌薬フルシトシン：酵素法で上昇．

測定前後の患者指導 経過を追って厳密な値の変化を知りたい場合は，早朝空腹時に採血する．

（橋本佳明）

★★

尿クレアチニン〔Cr〕 urinary creatinine

基準値
・成人男性：1.1～1.9 g/日
・成人女性：0.5～1.6 g/日

測定法 酵素法
検体量 24時間蓄尿の全尿の一部または随時尿5 mL
日数 2～4日
目的 ①クレアチニンクリアランス（C_{cr}）測定，②尿蛋白量などを1 gのCr排泄量当たりに標準化して評価，③fractional excretion（排泄分画）から病態の評価

Decision Level
●成人男性：1 g/日以下（減少）
●成人女性：0.5 g/日以下（減少）
［高頻度］筋肉量の減少する疾患（筋ジストロフィー，低栄養，廃用性萎縮，サルコペニア）　**［可能性］**肝硬変，甲状腺機能低下症　**［対策］**原疾患の診断と治療

NOTE 筋肉量の多いスポーツ選手や多量に肉を摂取した場合に，尿Cr排泄が増加する．尿Crが増加する疾患はない

採取保存 冷暗所で蓄尿．
薬剤影響 （低下）アスコルビン酸，ビリルビン，セフェム系抗菌薬が高濃度のとき，異常高値となることがある（Jaffé法で反応する色素となるため）．
測定前後の患者指導 ①5 mLで検査する場合は特にない．②24時間蓄尿の場合には，検査の意義を説明し，確実に24時間蓄尿がなされるように十分に指導する．

（木村健二郎）

★★★

推算 GFR 値〔eGFR〕

estimated glomerular filtration rate

基準値 90 mL/分/1.73 m^2 以上
NOTE 慢性腎臓病(CKD)の重症度分類の腎機能 GFR 区分を表 1 に示す

測定法

eGFRcreat(mL/分/1. 73 m^2) =
 194×$Cr^{-1.094}$×$Age^{-0.287}$(女性では×0. 739)
eGFRcys(mL/分/1. 73 m^2) =
 〔104×$Cys\text{-}C^{-1.019}$×0.996^{Age}(女性では×0. 929)〕−8
 Cr(mg/dL):酵素法で測定した血清クレアチニン値.
 小数点以下 2 桁表記
 Age:年齢. 18 歳以上に適用
 Cys-C:血清シスタチン C 濃度(mg/L)
 シスタチン C の腎外排泄・代謝 8 mL/分/1. 73 m^2

一般的には eGFR として eGFRcreat を用いる. るいそうや下肢切断者などではeGFRcysを用いる

検体量 血清 2 mL

日数 1～2 日

目的 腎機能(糸球体濾過量)の推定と CKD の重症度分類

Decision Level

●低値(60 mL/分/1.73 m^2 未満)(重症度分類 GFR 区分, 表1参照)

[高頻度]糖尿病性腎症, 腎硬化症, 慢性糸球体腎炎 **[可能性]**急性腎炎, ループス腎炎, 血管炎, 間質性腎炎, 嚢胞腎, 腎血管性高血圧, 片腎, 肝硬変, 腎静脈血栓症, うっ血性心不全, 極度の脱水, DIC, 水腎症, 薬剤性腎障害 **[対策]**尿検査, 腎超音波検査, 腹部 CT, 腎動態シンチグラフィー(レノグラム), 腎生検などにより原因を解明し, 早期の治療により CKD の stage 進行を阻止する

●高値(130 mL/分/1.73 m^2 以上)

[高頻度]糖尿病性腎症(初期), 妊娠中, 高蛋白食, 甲状腺機能亢進症, るいそう **[対策]**糖尿病初期の糸球体過剰濾過(hyperfiltration)は糸球体硬化の原因になるので糖尿病の治

表1　CKDの重症度分類GFR区分

GFR区分	重症度	腎機能GFR (mL/分/1.73 m^2)
G1	正常または高値	≧90
G2	正常または軽度低下	60～89
G3a	軽度～中等度低下	45～59
G3b	中等度～高度低下	30～44
G4	高度低下	15～29
G5	末期腎不全	＜15または透析

療を行う．低蛋白食とする．妊娠中の場合は異常ではない

薬剤影響　(低下)シメチジン，トリメトプリム・スルファメトキサゾール，サリチル酸は尿細管でのCr分泌を抑制するので，血清Cr値を上昇させ，eGFRが低値になる．

測定前後の患者指導　肉類由来のCrにより，血清Cr値が高くなりeGFRcreatは低く算出されるので，検査前の大量の肉類摂取を控える．

（藤乘嗣泰）

★

クレアチニンクリアランス〔C_{cr}〕《内因性クレアチニンクリアランス》

creatinine clearance

基準値　91～130 mL/分

測定法

・$C_{cr}=\dfrac{U_{cr}\times V}{P_{cr}}$

体表面積補正

・$C_{cr}=\dfrac{U_{cr}\times V}{P_{cr}}\times\dfrac{1.73}{BSA}$

C_{cr}：クレアチニンクリアランス(mL/分)

U_{cr}：尿中クレアチニン濃度(mg/dL)

V：単位時間当たり尿量(mL/分)
P_{cr}：血清クレアチニン濃度(mg/dL)
BSA：体表面積(m^2)

NOTE　体表面積(BSA)補正は体格，筋肉量の異なる個人や集団を比較するときには必要である．国際的比較として1.73 m^2 を用いる．以下の式で求める(Du Bois の式)．

$$BSA = (体重kg)^{0.425} \times (身長cm)^{0.725} \times 0.007184$$

簡便には$\sqrt{身長(cm) \times 体重(kg)/3,600}$　で近似値が得られる(N Engl J Med 317：1098, 1987)

検体量　24時間蓄尿，血液3 mL

日数　2～4日

目的　腎機能の評価

Decision Level

■**C_{cr} の低値**

- **腎機能軽度低下　71～90 mL/分**
- **腎機能中等度低下　51～70 mL/分**
- **腎機能高度低下　31～50 mL/分**
- **腎不全　11～30 mL/分**
- **尿毒症期　10 mL/分以下～透析前**

〔日本腎臓学会(編)：腎疾患の生活指導・食事療法ガイドライン，1988 より〕〔現在，C_{cr} は C_{in}，eGFR と同様に CKD の重症度分類 eGFR 区分で分類される(**表1**，10頁)．旧分類は日本人の腎機能に適した分類である〕

[高頻度・可能性]①糸球体病変：慢性糸球体腎炎，急性糸球体腎炎，急速進行性腎炎，ループス腎炎，糖尿病性腎症．②間質尿細管疾患：間質性腎炎，急性尿細管壊死．③腎血管性病変：腎皮質壊死，血管炎，強皮症，悪性高血圧，腎梗塞，肝腎症候群．④腎前性急性腎不全(脱水，出血，心不全，ショック)，腎後性急性腎不全(前立腺肥大・両側尿管結石などによる水腎症)．⑤不完全な蓄尿，採尿　**[対策]**尿検査，腎超音波検査，腹部CT，腎動態シンチグラフィー，腎生検などにより原因を解明し，腎前性腎不全と腎後性腎不全は可逆性に治療しうる

■**C_{cr} の高値(130 mL/分以上)**

[高頻度]糖尿病腎症(初期)，妊娠中，高蛋白食，輸液による

急速な利尿，甲状腺機能亢進症，筋萎縮性疾患，尿崩症 **[対策]** 原疾患の治療．低蛋白食，妊娠中の場合は異常ではない

採取保存 長期保存不可．高温，低 pH，尿腐敗によりクレアチンから Cr への変換が起こるため蓄尿は冷暗所で行う．

薬剤影響 ①(低下)非特異的発色物質〔糖尿病性ケトアシドーシス時のアセトアセテートやフルシトシン(5-FC)などにより血清 Cr が高値になり，Ccr は低下〕．シメチジン，トリメトプリム・スルファメトキサゾール，サリチル酸(アスピリン)は尿細管での Cr 分泌を抑制し，C_{cr} は低くなる．②(上昇)活性炭(クレメジン®)服用で糞便中に Cr が排泄され，C_{cr} は上昇する．

測定前後の患者指導 ①正確な蓄尿，採尿を行う．排便時にも採尿を忘れないよう指導する．② 24 時間蓄尿では開始時に排尿し蓄尿には加えず，膀胱を空にしてスタートし，その次の排尿時からすべて蓄尿する．翌日の蓄尿開始時間に採尿し，蓄尿に加え終了とする．総尿量を測定後によく攪拌し全尿の一部を採り持参する．③ 24 時間法では採血は昼食前が望ましい．④検査前日は大量の肉食やクレアチンサプリメント摂取はさける．

(藤乘嗣泰，木村健二郎)

★★★ パニ

血中尿素窒素〔BUN〕 blood urea nitrogen

基準値 9～21 mg/dL
共用基準範囲 8～20 mg/dL
パニック値 50 mg/dL 以上
測定法 ウレアーゼ-GLDH 法
検体量 血清 0.5 mL
日数 2～4 日
目的 腎機能の評価

Decision Level

●9 mg/dL 以下(基準下限以下)

[高頻度・可能性] 肝不全，低蛋白食，妊娠，多尿(尿崩症，マンニトール利尿など) **[対策]** 原因の確認．臨床的意義は少ない

●21 ～ 30 mg/dL（**軽度上昇**）

［高頻度・可能性］高蛋白食，絶食，低カロリー食，副腎皮質ホルモン剤使用時，甲状腺機能亢進症，腎機能障害，消化管出血，脱水，心不全，閉塞性尿路疾患　**［対策］**血清クレアチニン(Cr)，クレアチニンクリアランス(C_{cr})で腎機能障害の有無を確認．便色/便潜血，血算，心機能，水分の出納チェック．原疾患の診断と治療

●30 ～ 60 mg/dL（**中等度上昇**）

［高頻度・可能性］腎機能障害，消化管出血，脱水，心不全，閉塞性尿路疾患　**［対策］**Cr，C_{cr}で腎機能障害の有無・程度を確認．腹部超音波検査．便色/便潜血，血算，心機能，水分の出納チェック．原疾患の診断と治療

●60 mg/dL 以上（**高度上昇**）

［高頻度］腎不全　**［可能性］**心不全，高度血管内脱水（肝不全，癌などの腹水貯留）　**［対策］**Cr，P，Ca，電解質，尿酸，血算などの測定．腹部超音波検査．心機能・水分の出納チェック．原疾患の診断と治療

採取保存　血清分離後，冷蔵保存で約1週間，凍結保存で長期安定．

薬剤影響　(上昇)副腎皮質ホルモン剤，利尿薬，腎障害を引き起こすさまざまな薬剤（アミノグリコシド系，アムホテリシンB，非ステロイド系消炎鎮痛薬，シクロスポリン，シスプラチン，重金属など），造影剤など．

測定前後の患者指導　経過を追って厳密な値の変化を知りたい場合は，早朝空腹時に採血する．

（橋本佳明）

3.鉄代謝

フェリチン　ferritin

基準値

● CLEIA 法（SRL）
- 男性：39.4 ～ 340 ng/mL
- 女性：3.6 ～ 114 ng/mL

●LA法(BML)
・男性：21～282 ng/mL
・女性：5～157 ng/mL
●金コロイド凝集法
・男性：40～100 ng/mL
・女性：20～70 ng/mL

測定法 CLEIA，LA，金コロイド凝集法
検体量 血清0.3 mL
日数 2～4日
目的 ①体内の貯蔵鉄量の把握，②組織の崩壊，炎症性サイトカインの作用の推測

Decision Level

●12 ng/mL 未満(減少)
[高頻度]鉄欠乏性貧血，潜在性鉄欠乏(妊娠，月経，成長，鉄摂取量低下など) **[可能性]** Huntington病 **[対策]**血清鉄，ヘモグロビン濃度，鉄結合能などを調べ鑑別診断を行う

●基準値上限以上(増加)
[高頻度]成人Still病，血球貪食症候群，急性白血病，慢性骨髄性白血病の急性転化，悪性リンパ腫，多発性骨髄腫，細網肉腫，原発性肝癌，転移性肝癌，膵癌，肺癌，乳癌，ヘモクロマトーシス，ヘモジデローシス，再生不良性貧血，無効造血，輸血後鉄過剰症，サラセミア，慢性炎症性疾患に伴う貧血，膵炎，肝炎，心筋梗塞 **[可能性]**胃癌，大腸癌 **[対策]**悪性腫瘍が疑われる場合には，画像診断，血液学的検査により検索を行う

採取保存 採血後，血清分離．

薬剤影響 ①(上昇)鉄剤の投与，輸血で上昇する．②(低下)鉄過剰症治療薬(デフェロキサミンメシル酸塩，デフェラシロクス)で低下する．

測定前後の患者指導 薬剤(鉄剤)投与，輸血の影響を受けるので病歴を正確に聴取することが必要である．フェリチンが異常高値を示し，血清鉄など他の検査が正常の場合，悪性疾患などが否定できないため精査を進める必要がある．

(安井 寛，今井浩三)

総鉄結合能〔TIBC〕，不飽和鉄結合能〔UIBC〕

total iron binding capacity,
unsaturated iron binding capacity

基準値

● TIBC

・男性：253 ～ 365 μg/dL

・女性：246 ～ 410 μg/dL

● UIBC

・男性：104 ～ 259 μg/dL

・女性：108 ～ 325 μg/dL

測定法　ニトロソ-PSAP 法(比色法)

検体量　血清 0.5 mL

日数　2 ～ 4 日

目的　貧血の原因疾患の鑑別

Decision Level

■UIBC

●男性 104(女性 108)μg/dL 以下(基準下限以下)

[高頻度]慢性感染症，ネフローゼ症候群，急性肝炎，肝硬変，悪性腫瘍　**[可能性]**再生不良性貧血，ヘモクロマトーシス，ヘモジデローシス，蛋白漏出性胃腸症，膠原病，先天性無トランスフェリン血症　**[対策]**血清鉄，フェリチン，血算．原疾患の診断と治療

●男性 259(女性 325)μg/dL 以上(基準上限以上)

[高頻度]鉄欠乏性貧血　**[可能性]**真性多血症　**[対策]**血清鉄，フェリチン，血算．原疾患の診断と治療

採取保存　血清分離後，冷蔵保存で約 1 週間，凍結保存で長期安定．

(橋本佳明)

★★

鉄〔Fe〕《血清鉄》 iron

基準値
・男性：64 ～ 187 μg/dL
・女性：40 ～ 162 μg/dL
共用基準範囲 40 ～ 188 μg/dL
測定法 ニトロソ-PSAP 法
検体量 血清 0.5 mL
日数 2 ～ 4 日
目的 貧血の原因疾患の鑑別

Decision Level

●男性 64（女性 40）μg/dL 以下（基準下限以下）
[高頻度]鉄欠乏性貧血 **[可能性]**感染症，膠原病，悪性腫瘍，真性多血症 **[対策]**不飽和鉄結合能（UIBC），フェリチン，血算などから，鉄欠乏性貧血，症候性貧血，真性多血症を鑑別．原疾患の診断と治療

●男性 187（女性 162）μg/dL 以上（基準上限以上）
[高頻度・可能性]ヘモクロマトーシス，急性肝炎，再生不良性貧血，赤芽球癆，急性白血病，鉄芽球性貧血 **[対策]**原疾患の診断と治療

採取保存 ①採血のシリンジ，血液を入れるチューブともに，Fe の溶出しないものを用いる．②血清分離後，冷蔵保存で約 1 週間，凍結保存で長期安定．

測定前後の患者指導 経過を追って値の変化を知りたい場合は，早朝に採血する．

（橋本佳明）

4. 血清酵素

★★★ パニ

ALT《GPT》

alanine aminotransferase
《glutamic pyruvic transaminase》

基準値 6～43 IU/L/37℃
共用基準範囲
・男性：10～42 U/L
・女性：7～23 U/L
パニック値 300 IU/L/37℃ 以上
測定法 自動分析装置(UV 法)：日本臨床化学会(JSCC)勧告法処方に基づく
検体量 血清 0.5 mL
日数 1～4 日
目的 肝細胞からの逸脱酵素であり，肝胆道系疾患，特に肝疾患の検出，程度，経過把握の重要な指標

Decision Level

ALT はアラニンアミノトランスフェラーゼの略. GPT (グルタミン酸ピルビン酸トランスアミナーゼ)と同義だが，ALT が使われる傾向にある

●1,000 IU/L 以上(超高度増加)
[高頻度]ウイルス性急性肝炎(極期)，ウイルス性慢性肝炎の急性増悪 **[可能性]**劇症肝炎，薬物性肝障害，虚血性肝炎(ピーク時) **[対策]**感染源，薬物，血圧低下の問診. AST，LD と比較. 肝炎ウイルスマーカーの検索. 総ビリルビン，PT の測定. アルブミン，ChE，総コレステロールの測定. 腹部超音波

●500～1,000 IU/L(高度増加)
[高頻度]ウイルス性急性肝炎(極期)，ウイルス性慢性肝炎の急性増悪 **[可能性]**急性アルコール性肝炎，薬物性肝障害，肝炎ウイルス以外のウイルスによる急性肝炎，総胆管結石 **[対策]**感染源，薬物，腹痛，飲酒の問診. AST，LD と比較. γ-GT，ALP の測定. 肝炎ウイルスマーカー，EBV 抗体系，CMV 抗体の検索. 総ビリルビン，PT の測定. アルブミン，

ChE，総コレステロールの測定．腹部超音波

●100 ～ 500 IU/L（中等度増加）

［高頻度］ウイルス性慢性肝炎　**［可能性］**自己免疫性肝炎，急性アルコール性肝炎，薬物性肝障害，脂肪肝，肝炎ウイルス以外のウイルスによる急性肝炎，閉塞性黄疸，原発性胆汁性胆管炎　**［対策］**感染源，薬物，腹痛，飲酒の問診．肥満，糖尿病のチェック．γ-GT，ALP の測定．肝炎ウイルスマーカー，EBV 抗体系，CMV 抗体の検索．総ビリルビン，PT の測定．アルブミン，ChE，総コレステロールの測定．抗核抗体，IgG 濃度，LE 細胞現象，赤沈の測定．腹部超音波，肝生検

●基準値上限～ 100 IU/L（軽度増加）

［高頻度］ウイルス性慢性肝炎，肝硬変/肝細胞癌，脂肪肝　**［可能性］**自己免疫性肝炎，薬物性肝障害，アルコール性肝障害，脂肪肝，非アルコール性脂肪性肝炎（NASH），閉塞性黄疸，甲状腺疾患　**［対策］**感染源，薬物，腹痛，飲酒の問診．肥満，糖尿病，甲状腺機能のチェック．γ-GT，ALP の測定．肝炎ウイルスマーカーの検索．総ビリルビン，PT の測定．アルブミン，ChE，総コレステロールの測定．抗核抗体，IgG 濃度，抗平滑筋抗体，TSH，赤沈の測定．AFP，PIVKA-Ⅱの測定．ICG 15 分値，アンモニア値の測定．ヒアルロン酸，蛋白分画，M 2 BPGi，FIB-4 index，エラストグラフィー．上部消化管内視鏡，腹部超音波，肝生検，超音波内視鏡（EUS）

採取保存　①4℃ で 1 週間以内に測定する．②−80℃ 凍結で 1 カ月以内．

薬剤影響　ビタミン B_6，ピリドキサールリン酸について「AST」の項（次項）を参照．

（橋本直明）

★★★ パニ

AST《GOT》

aspartate aminotransferase
《glutamic oxaloacetic transaminase》

基準値　11 ～ 33 IU/L/37℃
共用基準範囲　13 ～ 30 U/L
パニック値　300 IU/L/37℃ 以上

測定法　自動分析装置(UV 法)：日本臨床化学会(JSCC)勧告法処方に基づく．

検体量　血清 0.5 mL

日数　1～4日

目的　肝細胞，筋肉，赤血球からの逸脱酵素であり，これらの障害による疾患の検出，程度，経過把握の重要な指標

Decision Level

AST はアスパラギン酸アミノトランスフェラーゼの略．GOT(グルタミン酸オキサロ酢酸トランスアミナーゼ)と同義だが, AST が使われる傾向にある．

●1,000 IU/L 以上(超高度増加)

[高頻度]ウイルス性急性肝炎(極期)，ウイルス性慢性肝炎の急性増悪　**[可能性]**劇症肝炎，薬物性肝障害，虚血性肝炎(ピーク時)　**[対策]**感染源，薬物，血圧低下の問診．ALT，LD と比較．肝炎ウイルスマーカーの検索．総ビリルビン，PT の測定．アルブミン，ChE，総コレステロールの測定．腹部超音波

●500 ～ 1,000 IU/L(高度増加)

[高頻度]ウイルス性急性肝炎(極期)，ウイルス性慢性肝炎の急性増悪　**[可能性]**急性アルコール性肝炎，薬物性肝障害，肝炎ウイルス以外のウイルスによる急性肝炎，総胆管結石，心筋梗塞　**[対策]**感染源，薬物，腹痛，飲酒，胸痛の問診．ALT，LD と比較．γ-GT，ALP の測定．肝炎ウイルスマーカーの検索．総ビリルビン，PT の測定．アルブミン，ChE，総コレステロールの測定．赤沈，CK，白血球数，心筋トロポニン T または I の測定．心電図，腹部超音波

●100 ～ 500 IU/L(中等度増加)

[高頻度]ウイルス性慢性肝炎　**[可能性]**自己免疫性肝炎，急性アルコール性肝炎，薬物性肝障害，脂肪肝，肝炎ウイルス以外のウイルスによる急性肝炎，閉塞性黄疸，原発性胆汁性胆管炎(PBC)，心筋梗塞，筋肉疾患，溶血性疾患，酵素結合性免疫グロブリンの結合した AST(マクロ AST)　**[対策]**感染源，薬物，腹痛，飲酒，胸痛，脱力，濃染尿の問診．肥満，糖尿病のチェック．ALT，LD と比較．γ-GT，ALP の測定．肝炎ウイルスマーカー，EBV 抗体，CMV 抗体の検索．総ビリルビン，PT の測定．アルブミン，ChE，総コレステロール

の測定．抗核抗体，IgG 濃度，抗平滑筋抗体，赤沈の測定．網赤血球，Hb，ハプトグロビンの測定．CK，CK-MB，心筋トロポニン T または I，白血球数の測定．心電図，神経学的所見，腹部超音波，肝生検

●基準値上限～ 100 IU/L（軽度増加）

[高頻度] ウイルス性慢性肝炎，肝硬変/肝細胞癌，脂肪肝　**[可能性]** 自己免疫性肝炎，薬物性肝障害，アルコール性肝障害，脂肪肝，非アルコール性脂肪性肝炎（NASH），閉塞性黄疸，甲状腺疾患，酵素結合性免疫グロブリンの結合した AST（マクロ AST）　**[対策]** 感染源，薬物，腹痛，飲酒の問診．肥満，糖尿病のチェック．γ-GT，ALP の測定．肝炎ウイルスマーカーの検索．総ビリルビン，PT の測定．アルブミン，ChE，総コレステロールの測定．抗核抗体，IgG 濃度，AFP，PIVKA-Ⅱ，TSH の測定．ICG 15 分値，アンモニア値の測定．ヒアルロン酸，蛋白分画，M2BPGi，FIB-4 index，エラストグラフィー．上部消化管内視鏡，腹部超音波，肝生検，超音波内視鏡（EUS）

採取保存　①4℃ で 1 週間以内に測定する．②−80℃ 凍結で 1 カ月以内．

薬剤影響　ビタミン B_6 の誘導体であるピリドキサールリン酸が AST，ALT の補酵素として作用しており，ピリドキサールリン酸との結合体（ホロ型）が酵素活性を示す．したがって，イソニアジド（INH）の長期投与，腎不全，透析患者などでビタミン B_6 が欠乏すると，もし測定系にピリドキサールリン酸を加えずに測定した場合，酵素活性が実際より低くでてしまうことがある．

（橋本直明）

AST/ALT〔GOT/GPT〕比による鑑別診断

目的　①慢性肝炎と肝硬変の鑑別，②アルコール性肝炎の診断，③心筋梗塞急性期など筋疾患の診断

Decision Level

AST/ALT 比の基準は，かつて Karmen 単位が主流であった時代は 1 であったが，国際単位（IU）では約 0.87 に相当する．

●AST, ALT > 500 IU/L の場合

急性肝炎では極期はAST/ALT > 0.87, 回復期はAST/ALT < 0.87となることが多い. 前者は, 肝組織中ではASTの活性がALTの活性の3～4倍であることを反映しているためで, 後者はASTの半減期(11～15時間)がALTのそれ(41時間)より短いためと考えられている. アルコール性肝炎の重症例もここに属す.

●AST, ALT < 500 IU/L の場合

心筋, 筋肉, 溶血性疾患では, これらの細胞内にはASTが多く含まれることを反映して, AST/ALT > 0.87となる. 心筋梗塞の急性期はAST, LD, CK, 赤沈などが上昇するため, AST/ALT > 0.87となる. トランスアミナーゼの上昇は肝疾患ばかりでない点に留意したい.

アルコール性肝炎ではAST/ALT > 0.87が特徴で, この比が2近くまで上昇する. ビタミンB_6の低下や, 筋肉からの逸脱が一因となる可能性があるが, 両酵素の肝小葉内分布の差が一部関与するといわれる. すなわち, ASTが均一に分布するのに対し, ALTは門脈域近くに多く含まれる. アルコール性肝炎では小葉中心部に壊死が強いためAST優位の上昇をきたす. なお, アルコール性の脂肪肝でもASTのほうが高値をとることが多い.

また, 小葉中心帯が虚血・低酸素状態になりやすいうっ血肝, ショック肝などでもAST/ALT > 0.87となりやすい.

一方, 慢性肝炎では逆に門脈域周辺に壊死が強く, ALT優位(AST/ALT < 0.87)の上昇をきたす一因と考えられる. また, ASTとALTの半減期の差もALTの優位の一因とされる.

肝硬変/肝細胞癌ではAST/ALT > 0.87となる例が多いが, その機序は明確ではない.

●マクロAST

酵素結合性免疫グロブリンがASTに結合し, ASTの活性を上昇させる場合のあることが知られている. AST活性のみ高値(AST/ALT > 2)の健常者などではマクロASTが疑われる(加藤眞三, 他：肝臓24：664-667, 1983).

[関連する検査] アルコール性肝障害については「γ-GT」の項(次項)を参照.

(橋本直明)

★★

γ-GT（γ-グルタミルトランスフェラーゼ）《γ-GTP》（γ-グルタミルトランスペプチダーゼ）

γ-glutamyl transferase
《γ-glutamyl transpeptidase》

基準値
- 成人男性：10 ～ 50 IU/L
- 成人女性：9 ～ 32 IU/L

共用基準範囲
- 男性：13 ～ 64 U/L
- 女性：9 ～ 32 U/L

測定法 自動分析装置（γ-glutamyl-*p*-nitroanilide 基質法）
検体量 血清 0.5 mL
日数 1 ～ 4 日
目的 アルコール性肝障害，薬物性肝障害，胆道系疾患，閉塞性黄疸，肝内胆汁うっ滞などの診断，スクリーニング，経過把握

Decision Level

●500 IU/L 以上（**超高度増加**）

[高頻度] 急性アルコール性肝炎，閉塞性黄疸（胆管癌，膵頭部癌，胆嚢癌，乳頭部癌，胆管結石，自己免疫性膵炎，傍乳頭憩室症候群など），肝内胆汁うっ滞（PBC など） **[対策]** 飲酒歴，腹痛発作，発黄経過の問診．ALP アイソザイムを含む胆道系酵素，総胆汁酸，トランスアミナーゼ，総ビリルビンと直接ビリルビンの測定．腫瘍マーカー（CEA，CA 19-9，DUPAN 2 など）．腹部超音波，腹部 CT，MRCP，抗ミトコンドリア抗体，肝生検，PTC（D），ERCP（± ENBD），超音波内視鏡（EUS），EUS/FNA，IgG，IgG 4，抗核抗体

●200 ～ 500 IU/L（**高度増加**）

[高頻度] アルコール性肝障害，閉塞性黄疸，肝内胆汁うっ滞（PBC，薬物性肝障害），肝浸潤性病変（悪性リンパ腫，白血病の浸潤など），肝内小肉芽腫性病変（サルコイドーシス，粟粒結核，梅毒など） **[可能性]** 慢性活動性肝炎 **[対策]** 飲酒歴，薬物使用歴（健康食品，サプリメントを含む），腹痛発作，発

黄経過の問診．胆道系酵素（ALP など），総胆汁酸，トランスアミナーゼ，総ビリルビンの測定．腹部超音波，腹部 CT，MRCP，抗ミトコンドリア抗体，肝生検，PTC（D），ERCP（±ENBD），EUS，EUS/FNA，リンパ球刺激試験（DLST）

●100 ～ 200 IU/L（中等度増加）

［高頻度］アルコール性肝障害，薬物性肝障害（上記，下記），慢性活動性肝炎　**［可能性］**肝硬変，肝癌，脂肪肝，胆道疾患　**［対策］**飲酒歴，薬物使用歴，肝疾患既往の問診．肥満度計算．肝機能検査，肝炎ウイルスマーカー測定．腹部超音波，腹部 CT，腫瘍マーカーの測定．肝生検，DLST

●100 IU/L 以下の高値（軽度増加）

［高頻度］アルコール性肝障害，薬物性肝障害（抗てんかん薬，抗痙攣薬，向精神薬，睡眠薬，ステロイド薬など），慢性肝炎，脂肪肝　**［可能性］**肝硬変，肝癌　**［対策］**飲酒歴，薬物使用歴，肝疾患既往の問診．肥満度計算．肝機能検査，肝炎ウイルスマーカー測定．腹部超音波，腫瘍マーカーの測定．肝生検

●低値

［可能性］先天性 γ-GT 欠損症

採取保存　きわめて安定．24℃ で 2 日以内に測定．－20℃ で 1 年間保存可能．

薬剤影響　（上昇）抗てんかん薬，抗痙攣薬，向精神薬，睡眠薬，ステロイド薬などの投与で上昇（酵素誘導のため）．妊娠，経口避妊薬で低下．

（橋本直明）

★★ パニ

乳酸脱水素酵素〔LD，LDH〕

lactate dehydrogenase

基準値　124 ～ 222 U/L

共用基準範囲　124 ～ 222 U/L

パニック値　1,000 IU/L 以上

測定法　IFCC 標準化対応法

検体量　血清 0.5 mL

日数　1 ～ 2 日

目的 肝細胞などの破壊・傷害および悪性腫瘍の存在を疑う契機

Decision Level

●124 IU/L 以下(減少)

[高頻度] H型サブユニット欠損症(ヘテロ接合体), 阻害因子(自己抗体) **[可能性]** H型サブユニット欠損症(ホモ接合体) **[対策]** LDアイソザイム, 遺伝子解析

●222～350 IU/L(軽度増加)

[高頻度] 心不全, 心筋症, 慢性肝炎, 肝硬変, 慢性腎炎, ネフローゼ症候群, 悪性腫瘍 **[可能性]** 皮膚筋炎, 関節リウマチ, 結合抗体 **[対策]** 原疾患の診断と治療

●350～500 IU/L(中等度増加)

[高頻度] 悪性リンパ腫, リンパ性白血病, 慢性骨髄性白血病, 悪性腫瘍, 皮膚筋炎, 進行性筋ジストロフィー **[可能性]** 急性肝炎, 心筋梗塞, 急性骨髄性白血病 **[対策]** 血液・骨髄像, CKおよびLDアイソザイム, 臓器生検, 画像診断

●500 IU/L 以上(高度増加)

[高頻度] 心筋梗塞, 急性肝炎, 急性骨髄性白血病, 悪性リンパ腫, 悪性貧血 **[対策]** CKおよびLDアイソザイム, 肝機能検査, 血液・骨髄像

採取保存 −20℃では活性低下するため凍結保存は−40～−80℃で行う. 1カ月間安定である.

薬剤影響 ①(上昇)ステロイド剤, テトラサイクリン, カルベニシリン, プロプラノロール, クロフィブラートなどで高値を示す. ②(低下)免疫抑制薬, 抗癌剤使用中の患者で低値がみられる.

測定前後の患者指導 採血前には激しい運動をさけることが望ましい.

(片倉芳樹, 四柳 宏)

★

乳酸脱水素酵素〔LD〕アイソザイム《LD アイソザイム》

lactate dehydrogenase isozyme

基準値

- LD_1 : 20.0 ～ 31.0%
- LD_2 : 28.8 ～ 37.0%
- LD_3 : 21.5 ～ 27.6%
- LD_4 : 6.3 ～ 12.4%
- LD_5 : 5.4 ～ 13.2%

測定法　アガロースゲル電気泳動法

検体量　血清 0.5 mL

日数　2 ～ 4 日

目的　LD 上昇の原因となる臓器・疾病の推定

Decision Level

- ●**LD_1 の上昇**　悪性貧血
- ●**$LD_{1,2}$ の著増**　急性心筋梗塞，溶血性貧血
- ●**$LD_{2,3}$ の上昇**　白血病，筋ジストロフィー
- ●**$LD_{3,4,5}$ の上昇**　悪性腫瘍
- ●**LD_5 の著増**　急性肝炎や肝硬変などの肝障害

採取保存　①採血，血清分離後，室温(10 ～ 20℃)の保存が安定．②長期保存は－40℃ 以下で行う．③溶血は不可．

(片倉芳樹，四柳　宏)

★★ パニ

アミラーゼ　amylase

基準値　60 ～ 200 IU/L

共用基準範囲　44 ～ 132 U/L

パニック値　400 IU/L 以上

測定法　酵素法(CNP-G 7)

検体量　血清 0.5 mL

日数　1 ～ 4 日

目的　①膵炎の診断や経過の把握，②唾液腺疾患，その他の診断

Decision Level

●基準上限以上(増加；高アミラーゼ血症)

[高頻度]急性膵炎，慢性膵炎　**[可能性]**膵嚢胞，膵癌，総胆管結石，Vater乳頭癌，急性耳下腺炎，唾石，消化管穿孔，腸閉塞，腹膜炎，異所性妊娠，アミラーゼ産生腫瘍(肺癌，卵巣癌，卵管癌など)，マクロアミラーゼ血症，慢性腎不全，ショック，ERCP後　**[対策]**アミラーゼアイソザイム，尿中アミラーゼの測定とamylase creatinine clearance ratio(ACCR)計算(基準値は1～4%)．原疾患の診断と治療．病歴と身体所見．他の膵酵素の測定．腹部超音波，腹部CT，MRCP，超音波内視鏡(EUS)，腹部単純X線．産婦人科診察．BUN，クレアチニン測定．血糖，HbA1c，IgG，IgG4測定

●基準下限以下(減少；低アミラーゼ血症)

[可能性]膵全摘後，慢性膵炎や膵癌による膵実質の荒廃，唾液腺摘出後　**[対策]**膵酵素補充療法など

採取保存　①EDTAやクエン酸Na採血の血漿では測定値が低くなるので，血清またはヘパリン採血とする．②血清の場合，室温で1週間，4℃または凍結で数カ月．

(橋本直明)

★★

アルカリホスファターゼ〔ALP〕

alkaline phosphatase

基準値　38～113 U/L

共用基準範囲　38～113 U/L(IFCC常用基準法，2021年4月1日から，NOTE参照)

測定法　PNP基質法(自動測定器)

検体量　血清0.5 mL

日数　1～4日

目的　肝胆道系疾患，骨代謝亢進状態のスクリーニング，診断，経過の把握など

NOTE　日本臨床化学会：ALP，LDの測定方法の変更に関するご案内．https://jscc-jp.gr.jp/

Decision Level

●200 IU/L 以上（高度上昇）

[高頻度] 閉塞性黄疸〔胆管癌，肝門部胆管癌，膵頭部癌，総胆管結石，Vater 乳頭癌，傍乳頭憩室症候群，自己免疫性膵炎（医学と薬学 63：422-426，2010）など〕，肝占拠性病変（転移性肝癌など），肝内胆汁うっ滞〔PBC，PSC，薬物性（臨牀消化器内科 22：1641-1646，2007），肝内胆汁うっ滞型急性肝炎（医学と薬学 53：53-63，2005）など〕，骨疾患（転移性骨腫瘍） **[可能性]** 肝浸潤性・占拠性病変〔肝膿瘍，悪性リンパ腫，白血病の浸潤，アミロイドーシスなど〕，小肉芽腫性病変〔サルコイドーシス，粟粒結核，梅毒（2 ～ 3 期）〕，甲状腺機能亢進症〔約 60% の例で上昇する．ALP のみの上昇で受診する例もあり要注意（臨牀消化器内科 26：1169-1174，2011）〕 **[対策]** 腹痛発作，発黄経過，使用薬物（健康食品，サプリメントを含む）の問診．腹部，甲状腺の触診．胆道系酵素（γ-GT を含む），トランスアミナーゼ，総ビリルビン，総胆汁酸，リン脂質と総コレステロールの測定．腹部超音波，腹部 CT，MRCP．抗ミトコンドリア抗体，腫瘍マーカー．肝生検．PTC（D），ERCP（± ENBD）．超音波内視鏡（EUS），EUS/FNA，IgG，IgG 4，抗核抗体，ALP アイソザイム，TSH，FT_4，FT_3

●120 ～ 200 IU/L（軽度～中等度上昇）

[高頻度] 上記に加えて，胆道感染，骨疾患（骨折，骨軟化症など），薬物性肝障害（健康食品，サプリメントを含む），アルコール性肝障害，脂肪肝，うっ血肝，急性肝炎，慢性肝炎，肝硬変，肝細胞癌（進展例），悪性腫瘍，甲状腺機能亢進症，生理的上昇（成長期，妊娠，血液型 B 型，O 型の分泌型など） **[可能性]** 肝浸潤性・占拠性・小肉芽腫性病変〔悪性リンパ腫，白血病の浸潤，サルコイドーシス，粟粒結核，梅毒（2 ～ 3 期）など〕，骨疾患（副甲状腺機能亢進症，くる病，骨肉腫，Paget 病など），潰瘍性大腸炎，慢性腎不全 **[対策]** 病歴と身体所見．肝機能検査，腫瘍マーカー，肝炎ウイルスマーカーの検索．腹部超音波，腹部 CT．骨撮影．肝生検．リンパ球刺激試験（DLST）など

●38 IU/L 以下（低値）

[可能性] 遺伝性低 ALP 血症 **[対策]** 家族全員の血清 ALP 活性の測定など

採取保存 ①安定な酵素であるが，長期保存は凍結する

（−20℃ で 6 カ月）．②EDTA 血漿は，ALP の賦活剤である Mg^{2+} が除去されてしまい，活性中心の Zn も影響を受けて，ALP が低値となってしまうので使用できない．血清 ALP は酵素活性を測定しているのであって蛋白量を測定しているのではない．

薬剤影響 （上昇）抗痙攣薬で上昇することがある．

測定前後の患者指導 これまでの JSCC 法では，血液型 B 型，O 型の分泌型では食後に生理的な上昇をきたすので原則として空腹時採血とされてきた．今後 IFCC 法ではこの影響は低く抑えられる．

（橋本直明）

★

血漿レニン活性〔PRA〕《血漿レニン濃度〔PRC〕》

plasma renin activity
《plasma renin concentration》

基準値
- **PRA**
  - ・臥位 0.3 ～ 2.9 ng/mL/時
  - ・立位 0.3 ～ 5.4 ng/mL/時
- **PRC**
  - ・随時 3.2 ～ 36 pg/mL
  - ・臥位 2.5 ～ 21 pg/mL
  - ・立位 3.6 ～ 64 pg/mL

測定法 RIA

検体量
- ・PRA：0.3 mL
- ・PRC：0.5 mL

日数
- ・PRA：3 ～ 5 日
- ・PRC：2 ～ 5 日

目的 レニン-アンジオテンシン系の機能の評価

Decision Level

■PRA

●基準値下限以下

[高頻度]低レニン性本態性高血圧症，原発性アルドステロン症(高度低下)　**[可能性]**低レニン性低アルドステロン症(糖尿病腎症が多い)，11-デオキシコルチコステロン(DOC)産生腫瘍，Liddle 症候群，偽性アルドステロン症(グリチルリチンや甘草服用時)　**[対策]**血漿アルドステロン濃度(PAC)を測定し，必要ならレニン刺激試験〔立位負荷，フロセミド(ラシックス®)負荷〕を行う

●基準値上限以上

[高頻度]高レニン性本態性高血圧症，腎疾患　**[可能性]**腎血管性高血圧症，悪性高血圧症，褐色細胞腫，Bartter 症候群(高度増加)，傍糸球体細胞腫〔レニン産生腫瘍(高度増加)〕，下剤や利尿薬の濫用時，妊娠時　**[対策]**腎機能の評価をし，PAC やカテコールアミン濃度を測定する．レノグラムや腎動脈撮影，腹部超音波検査，CT，MRI なども必要

採取保存　①早朝安静臥位で採血(EDTA 添加)する．②ヘパリン採血では測定不可．③凍結保存．

薬剤影響　①(上昇)利尿薬，Ca 拮抗薬，血管拡張薬，ACE 阻害薬，アンジオテンシンII受容体拮抗薬，鉱質コルチコイド受容体(MR)拮抗薬，β刺激薬，糖質コルチコイド，エストロゲン，下剤．②(低下)直接的レニン阻害薬(ただし，この場合は PRC は高値となる)，β遮断薬，交感神経抑制薬，鉱質コルチコイド，グリチルリチンや甘草を含む漢方薬，ヘパリン，心房性ナトリウム利尿ペプチド，インドメタシンなどの NSAIDs.

測定前後の患者指導　① 30 分前後の安静臥位の後採血することを伝える．②刺激試験の場合には，2 時間の立位後〔＋フロセミド(ラシックス®)静注後 30 分〕に採血することもある．

(片山茂裕，飯高　誠)

★★ パニ

クレアチンキナーゼ〔CK〕《クレアチンホスホキナーゼ〔CPK〕》

creatine kinase
《creatine phosphokinase》

基準値
・男性：57～197 IU/L
・女性：32～180 IU/L
共用基準範囲
・男性：59～248 U/L
・女性：41～153 U/L

パニック値 500 IU/L 以上
測定法 UV(NAC)法
検体量 血清 0.5 mL
日数 1～4日
目的 心臓を含む筋疾患の診断，経過の把握

Decision Level

●2,000 IU/L 以上(高度上昇)

[高頻度]急性心筋梗塞 **[可能性]**心筋炎，進行性筋ジストロフィー(Duchenne 型，肢帯型)，悪性高熱症(サクシニルコリン全身麻酔)，末梢循環不全，多発性筋炎，皮膚筋炎，横紋筋融解，外傷や熱傷や動脈閉塞による筋障害，筋型糖原病，激しい運動，筋強直 **[対策]**急性心筋梗塞の診断と治療を急ぐ(心電図，赤沈，白血球数，CK アイソザイム，CK-MB，AST，LD，トロポニン T または I，心筋ミオシン軽鎖，H-FABP，ミオグロビン測定，心エコー，冠動脈造影，ニトログリセリン投与など)，原疾患の診断と治療，腎機能管理(ミオグロビン尿対策)

●500～2,000 IU/L(中等度上昇)

[高頻度]急性心筋梗塞 **[可能性]**心筋炎，進行性筋ジストロフィー(Duchenne 型，肢帯型)，末梢循環不全，多発性筋炎，皮膚筋炎，甲状腺機能低下症，外傷や熱傷や動脈閉塞による筋障害，激しい運動，筋強直，筋肉注射後 **[対策]**急性心筋梗塞の診断と治療を急ぐ(「高度上昇」の項参照)，病歴聴取，原疾患の診断と治療，甲状腺機能検査

●基準上限～ 500 IU/L(軽度上昇)

[可能性]急性心筋梗塞，心筋炎，心外膜炎，進行性筋ジストロフィー(Duchenne 型，肢帯型)，多発性筋炎，皮膚筋炎，アルコール多飲者，甲状腺機能低下症，周期性四肢麻痺，神経原性ミオパシー，筋強直性ジストロフィー，脳外傷，脳梗塞，β-ブロッカー，運動後，筋肉注射後　**[対策]**急性心筋梗塞の診断と治療を急ぐ(「高度上昇」の項参照)．病歴聴取．神経学的診断．原疾患の診断と治療．電解質，甲状腺機能検査

●基準下限以下

[高頻度]甲状腺機能亢進症　**[可能性]**妊娠，長期臥床　**[対策]**病歴聴取．甲状腺機能検査

採取保存　①4℃ で 24 時間．②凍結で 48 時間．

薬剤影響　(上昇)β-ブロッカー，クロフィブラートなどで上昇する例がある．

(橋本直明)

★

クレアチンキナーゼ-MB〔CK-MB〕《クレアチンホスホキナーゼ-MB〔CPK-MB〕》

creatine kinase-MB
《creatine phosphokinase-MB》

基準値

・25 IU/L/37℃ 以下(免疫阻止-UV 法)
・5 ng/mL 以下(CLIA)

測定法　免疫阻止-UV 法，化学発光免疫測定法(CLIA)

検体量　血清 0.5 mL

日数　1～4日

目的　心筋梗塞急性期など心筋疾患の診断，経過の把握

Decision Level

●高値

[高頻度]急性心筋梗塞　**[可能性]**心筋炎，多発性筋炎，皮膚筋炎，進行性筋ジストロフィー　**[対策]**急性心筋梗塞の診断と治療を急ぐ．「心筋トロポニン T」(35 頁)を参照

採取保存　血清中で速やかに不活化されるため冷蔵して測定

を急ぐ．または，血清を速やかに凍結して保存する．なお，失活の原因は活性中心のSH基の阻害によるとされ，チオール化合物を添加して予備加温後，再活性化して測定することができる．

薬剤影響 (上昇) β-ブロッカー，クロフィブラート，グリチルリチンによる薬物性筋障害でも上昇する．

測定前後の患者指導 「心筋トロポニンT」の項(35頁)を参照．

（橋本直明）

コリンエステラーゼ〔ChE〕 cholinesterase

★★

基準値

用いる基質の違いによって異なる．今後は日本臨床化学会(JSCC)の勧告法である4-ヒドロキシベンゾイルコリンを基質に用いる施設が増えるものと考えられる

- **4-ヒドロキシベンゾイルコリンを基質とするJSCC標準化対応法**
  - ・男性：251～489 U/L
  - ・女性：214～384 U/L
- **アセチルコリンを基質とする柴田・高橋法** 0.6～1.2 ΔpH
- **ブチリルチオコリン(BTC)を基質とする方法** 3,600～7,600 U/L
- **2,3-ジメトキシベンゾイルチオコリン(DMBT)を基質とする方法** 100～240 IU/L

共用基準範囲

・男性：240～486 U/L

・女性：201～421 U/L

測定法 JSCC標準化対応法，DMBT基質法，柴田・高橋法，BTC基質法

検体量 血清0.5 mL

日数 1～4日

目的 肝合成能や栄養状態の評価，脂肪肝などの診断，有機リン中毒やコリン作動性クリーゼの診断など

Decision Level

●**高値**(上限以上)

[高頻度]脂肪肝，糖尿病，ネフローゼ症候群，甲状腺機能亢進症 **[可能性]**肥満，本態性家族性高 ChE 血症，肝細胞癌に伴う高 ChE 血症 **[対策]**原疾患の診断と治療．肥満度計算，腹部超音波検査．血糖，尿糖，HbA1c の測定，75 g OGTT，尿蛋白，血清アルブミン，総コレステロール測定．TSH, FT_3, FT_4 測定など

●**低値**(下限以下)

[高頻度]肝硬変/肝細胞癌，劇症肝炎，慢性肝炎の急性増悪，低栄養，敗血症などの急性重症感染症，各種の悪性腫瘍 **[可能性]**有機リン中毒，各種の慢性消耗性疾患(膠原病，粘液水腫，下垂体・副腎不全，熱傷，天疱瘡，うっ血性心不全，潰瘍性大腸炎など)，副交感神経刺激薬(ChE 阻害薬)の使用，遺伝性 ChE 異常症 **[対策]**低栄養，感染症，慢性肝疾患の病歴をチェック．内服薬のチェック．原因疾患の診断のため，血算，肝機能検査，肝炎ウイルスマーカーの検索，腹部超音波，各種腫瘍マーカーの検索，上部下部消化管検査，胸部 X 線，腹部 CT など

採取保存 4℃ で 1 カ月以内に測定．−80℃ で数カ月．Ca^{2+} 除去で活性低下するため，血漿の場合はヘパリン採血で行う．

薬剤影響 有機リンの ChE 活性阻害作用は有名．神経因性膀胱などでのジスチグミン臭化物(ウブレチド®)の内服，重症筋無力症でのネオスチグミンも要注意．ハプトグロビン製剤使用後に ChE 値の上昇がみられる場合がある．

(橋本直明)

★

ハプトグロビン〔Hp〕 haptoglobin

基準値

- 1-1 型：130 ～ 327 mg/dL(ネフェロメトリー)
- 2-1 型：103 ～ 341 mg/dL(ネフェロメトリー)
- 2-2 型：41 ～ 273 mg/dL(ネフェロメトリー)
- 19 ～ 170 mg/dL(免疫比濁法)

測定法 ネフェロメトリー，免疫比濁法

検体量 血清 0.5 mL
日数 2～4日
目的 溶血および肝合成能の指標

Decision Level

●10 mg/dL 以下(高度減少)

[高頻度]溶血性疾患(自己免疫性溶血性貧血，球状赤血球症，発作性夜間血色素尿症，血液型不適合輸血，マラリア)，無効造血の亢進(巨赤芽球性貧血，サラセミア)，肝疾患(急性肝炎，劇症肝炎，肝硬変)，新生児期 Crohn 病　**[可能性]**先天性ハプトグロビン欠損症　**[対策]**溶血を疑うときは血算，ビリルビン分画，LDH，Ham(ハム)試験，末梢血塗抹標本での破砕赤血球の証明などを行う．肝障害を疑うときは肝機能検査，凝固系検査，肝生検，画像診断を行う

●10 mg/dL ～基準値下限(軽度減少)

[高頻度・可能性]「高度減少」の疾患，甲状腺機能亢進症，Sheehan 症候群　**[対策]**「高度減少」と同様，原疾患の検索

●基準値上限以上(増加)

[高頻度・可能性]炎症性疾患(感染症，膠原病など)，急性心筋梗塞，悪性腫瘍，統合失調症，Alzheimer 病　**[対策]**原疾患の検索

●ハプトグロビン遺伝型と疾患(増加時)

Hp 1-1 型：白血病，アルコール性肝硬変
Hp 2-1 型：卵巣癌，急性心筋梗塞
Hp 2-2 型：本態性高血圧，全身性エリテマトーデス(SLE)，高コレステロール血症(白人)

採取保存 ①採血時の溶血をさける．②4℃ で1週間保存できるが，長期保存は－20℃ 以下で行う．

薬剤影響 ①(上昇)副腎皮質ホルモン，男性ホルモン，黄体ホルモンの投与により上昇．②(低下)エストロゲン，甲状腺ホルモンの投与では低下が認められる．

(片倉芳樹，四柳　宏)

ミオグロビン　myoglobin

基準値
・男性：154.9 ng/mL 以下
・女性：106.0 ng/mL 以下

測定法　CLIA 法
検体量　血清 0.3 mL
日数　4～6 日
目的　心筋梗塞の早期診断，重症度診断

Decision Level

●基準上限～ 1,000 ng/mL（増加）
[高頻度] 心筋梗塞，筋ジストロフィー，多発性筋炎，皮膚筋炎　**[可能性]** 狭心症，甲状腺機能低下症，腎不全，運動後　**[対策]** CK アイソザイム，ミオシン軽鎖の判定，心電図，心エコー，心血管造影，筋生検，遺伝子解析

●1,000 ng/mL 以上（高度増加）
[高頻度・可能性] 糖原病，悪性高熱，挫滅症候群，てんかん，薬剤性，低 K 血症　**[対策]** 乳酸，ピルビン酸の測定，筋生検，腎機能検査，その他原疾患の検索

採取保存　①常温でミオグロビンは分解するため採血・分離後直ちに測定．②保存の場合は凍結にする．

薬剤影響　(上昇) HMG-CoA 還元酵素阻害薬，グリチルリチン製剤，小柴胡湯などで上昇することがある．

測定前後の患者指導　測定前は激しい運動をさけることが望ましい．

（片倉芳樹，四柳　宏）

心筋トロポニンT〔TnT〕　troponin T

基準値
・ECLIA：0.10 ng/mL 以下（急性心筋梗塞のカットオフ値）
・簡易測定キット：陰性（0.1 ng/mL 未満）

測定法
・ECLIA 法

・イムノクロマト法(簡易測定キット：トロップTセンシティブ，ロシュ・ダイアグノスティックス社など)

検体量

・ECLIA：血清 0.5 mL

・簡易測定キット：全血 150 μL(ヘパリンまたは EDTA 添加全血)

日数

・ECLIA：1 日(測定時間 60 分)

・簡易測定キット：測定時間 15 分

目的 急性心筋梗塞の診断

Decision Level

●高値(基準値上限以上)

[高頻度]急性心筋梗塞 **[可能性]**不安定狭心症，心筋炎，高度の腎不全，非常に高度の骨格筋障害，心臓移植後の拒絶反応，開心術時の心筋障害 **[対策]**急性心筋梗塞，不安定狭心症，心筋炎を考えて診断と治療を急ぐ．赤沈，白血球数，CK，CK-MB，H-FABP，AST，LD，BUN，クレアチニン測定．心エコー，冠動脈造影．心電図モニター．ニトログリセリン投与など

採取保存 ①4℃ で 1 日．②−20℃ 凍結で 3 カ月．

測定前後の患者指導 急性心筋梗塞を含む急性冠症候群(acute coronary syndrome；ACS)の疑われる患者で測定される検査である．初診患者や急患室・救急外来などでは特に，患者にこの事実を伝え，生命の危険を伴うことがあるので，安易な自己判断で行動することなく，医師の指示・指導を守るように，まず告げるようにする．

(橋本直明)

リパーゼ lipase ★

基準値

・36 ～ 161 IU/L(比濁法)

・12 ～ 51 U/L(カラーレート法)

・13 ～ 49 U/L(リパーゼカラー法)

測定法 比濁法，カラーレート法，リパーゼカラー法

検体量 血清 0.5 mL

日数 2～4日
目的 膵疾患の病態解明

Decision Level
●基準下限以下(減少)
[高頻度]慢性膵炎，膵切除術後 **[可能性]**膵腫瘍 **[対策]**アミラーゼ測定，膵外分泌機能検査
●基準上限～500 IU/L(増加)
[高頻度]急性膵炎，慢性膵炎，膵腫瘍，肝疾患，腎不全 **[可能性]**胆嚢・胆道疾患，糖尿病，消化性潰瘍 **[対策]**膵炎重症度判定，腫瘍マーカー，画像診断
●500 IU/L 以上(高度増加)
[高頻度]急性膵炎 **[可能性]**慢性膵炎急性増悪，膵腫瘍，胆道疾患 **[対策]**「増加」の対策と同様
採取保存 ①新鮮血清を用いる．②4℃で1～2週間，−20℃で1年以上の保存が可能である．

(片倉芳樹，四柳 宏)

5. 血清ビリルビン

★★ パニ

ビリルビン
総ビリルビン〔TB〕 total bilirubin

基準値
・0.2～1 mg/dL(アルカリアゾビリルビン法)
・0.2～1.2 mg/dL(酵素法，比色法)
共用基準範囲 0.4～1.5 mg/dL
パニック値 12 mg/dL 以上(アルカリアゾビリルビン法)
測定法 アルカリアゾビリルビン法，酵素法，比色法
検体量 血清 0.5 mL
日数 2～4日
目的 黄疸の有無の判定

総ビリルビンは直接ビリルビンと間接ビリルビンの和である．増加しているビリルビンが直接型か間接型かによって，病因が明らかになるので，詳細は以降の「間接ビリルビン」と

「直接ビリルビン」の項を参照されたい.

[関連する検査] 直接ビリルビン・間接ビリルビンとの関連があるが，ビリルビンのどの分画が増加しているかにより対応が異なってくる.

（木下 誠）

★★

間接ビリルビン（ビリルビン） indirect bilirubin

基準値

- 0.1 ～ 0.8 mg/dL（アルカリアゾビリルビン法）
- 0 ～ 0.8 mg/dL（酵素法，比色法）

測定法 アルカリアゾビリルビン法，酵素法，比色法

検体量 血清 0.5 mL

日数 2 ～ 4 日

目的 ビリルビン産生の把握

Decision Level

●0.9 ～ 5 mg/dL（軽度増加）

[高頻度・可能性] 溶血性貧血，新生児黄疸，Gilbert 症候群，Crigler-Najjar 症候群 II 型，シャント高ビリルビン血症，心不全，Lucey-Driscoll 症候群 **[対策]** 原疾患の治療

●5 ～ 20 mg/dL（中等度増加）

[高頻度・可能性] Crigler-Najjar 症候群 II 型，新生児黄疸 **[対策]** 原疾患の治療

●20 mg/dL 以上（高度増加）

[高頻度・可能性] Crigler-Najjar 症候群 I 型 **[対策]** 核黄疸に対処

採取保存 ①空腹時に採血し，血清分離後は遮光し速やかに測定するのが望ましい. ②採血時は溶血を起こさないよう注意する. ③長期保存のためには遮光にて－20℃ で冷凍する.

薬剤影響 （上昇）蛋白同化ステロイド，エストロゲン，経口避妊薬，リファンピシンなどで増加する可能性がある.

測定前後の患者指導 ①空腹時採血であることを伝える. ②薬剤の影響があることを念頭においておく.

（木下 誠）

★★

ビリルビン
直接ビリルビン　direct bilirubin

基準値
・0～0.3 mg/dL（アルカリアゾビリルビン法）
・0～0.4 mg/dL（酵素法，比色法）

測定法　アルカリアゾビリルビン法，酵素法，比色法
検体量　血清 0.5 mL
日数　2～4日
目的　肝細胞障害，胆汁排泄障害の診断

Decision Level

●0.4～5 mg/dL（軽度増加）
[高頻度・可能性]急性肝炎，慢性肝炎，肝硬変，肝癌，劇症肝炎，アルコール性肝炎，自己免疫性肝炎，薬物性肝障害，急性脂肪肝，肝内胆汁うっ滞，原発性胆汁性肝硬変，原発性硬化性胆管炎，閉塞性黄疸，肝膿瘍，ヘモクロマトーシス，Wilson 病，Dubin-Johnson 症候群，Rotor 症候群，レプトスピラ症　**[対策]**原疾患の治療

●5～20 mg/dL（中等度増加）
[高頻度・可能性]急性肝炎，非代償性肝硬変，肝癌，劇症肝炎，アルコール性肝炎，自己免疫性肝炎，薬物性肝障害，急性脂肪肝，肝内胆汁うっ滞，原発性胆汁性肝硬変，原発性硬化性胆管炎，閉塞性黄疸，レプトスピラ症　**[対策]**原疾患の治療

●20 mg/dL 以上（高度増加）
[高頻度・可能性]急性肝炎，非代償性肝硬変，肝癌，劇症肝炎，急性脂肪肝，原発性胆汁性肝硬変，原発性硬化性胆管炎，閉塞性黄疸　**[対策]**原疾患の治療

採取保存　①空腹時に採血し，血清分離後は遮光し速やかに測定するのが望ましい．②採血時は溶血を起こさないよう注意する．③長期保存のためには遮光にて－20℃ で冷凍する．

薬剤影響　（上昇）エストロゲン，経口避妊薬，蛋白同化ステロイド，リファンピシンなどは，ビリルビンの胆汁への排泄を阻害することにより血中直接ビリルビンを上昇させる可能性がある．

測定前後の患者指導 ①空腹時採血であることを伝える．②薬剤の影響があることを念頭においておく．

（木下　誠）

直接ビリルビン優位の増加，間接ビリルビン優位の増加

Decision Level

●直接ビリルビン優位の増加

[高頻度・可能性]急性肝炎，慢性肝炎，肝硬変(代償性，非代償性)，肝癌，劇症肝炎，アルコール性肝炎，自己免疫性肝炎，薬物性肝障害，急性脂肪肝，肝内胆汁うっ滞，原発性胆汁性肝硬変，原発性硬化性胆管炎，閉塞性黄疸，肝膿瘍，ヘモクロマトーシス，Wilson 病，Dubin-Johnson 症候群，Rotor 症候群，レプトスピラ症　**[対策]**原疾患の治療

●間接ビリルビン優位の増加

[高頻度・可能性]溶血性黄疸，新生児黄疸，Gilbert 症候群，Crigler-Najjar 症候群(Ⅰ型，Ⅱ型)，シャント高ビリルビン血症，心不全，Lucey-Driscoll 症候群　**[対策]**原疾患の治療，核黄疸に対処

採取保存　各ビリルビンの項参照．

（木下　誠）

6．脂質

★★

総コレステロール〔TC〕 total cholesterol

基準値　130 ～ 220 mg/dL
共用基準範囲　142 ～ 248 mg/dL
測定法　酵素法
検体量　血清 0.5 mL
日数　2 ～ 4 日
目的　血清コレステロール値の測定

Decision Level

●40 mg/dL 以下(**高度減少**)

[高頻度・可能性]家族性無βリポ蛋白血症，家族性低βリポ蛋白血症ホモ接合体，家族性短縮アポ蛋白B血症，肝硬変，劇症肝炎，悪液質　**[対策]**脂溶性ビタミン補給，原疾患の治療

●40～80 mg/dL(**中等度減少**)

[高頻度]家族性低βリポ蛋白血症ヘテロ接合体，家族性短縮アポ蛋白B血症，甲状腺機能亢進症，栄養障害，肝硬変，劇症肝炎，悪液質　**[可能性]** Tangier病，吸収不良，経静脈高カロリー輸液，Addison病　**[対策]**原疾患の診断と治療

●80～130 mg/dL(**軽度減少**)

[高頻度・可能性]家族性低βリポ蛋白血症ヘテロ接合体，家族性短縮アポ蛋白B血症，Tangier病，甲状腺機能亢進症，栄養障害，急性肝炎，慢性肝炎，肝硬変，劇症肝炎，悪液質，吸収不良，経静脈高カロリー輸液，Addison病，貧血，慢性感染症　**[対策]**原疾患の診断と治療

●220～260 mg/dL(**軽度増加**)

[高頻度・可能性]家族性高コレステロール血症，家族性欠陥アポ蛋白B血症，家族性複合型高脂血症，家族性Ⅲ型高脂血症，特発性高コレステロール血症，コレステロールエステル転送蛋白(CETP)欠損症，糖尿病，甲状腺機能低下症，先端巨大症，下垂体機能低下症，Cushing症候群，閉塞性黄疸，肝細胞癌，Zieve症候群，脂肪肝，原発性胆汁性肝硬変，膵炎，ネフローゼ症候群，痛風，高尿酸血症，妊娠，薬物(ステロイド，経口避妊薬，β遮断薬)　**[対策]**薬物療法の考慮，原疾患の治療

●260～400 mg/dL(**中等度増加**)

[高頻度・可能性]家族性高コレステロール血症，家族性欠陥アポ蛋白B血症，家族性複合型高脂血症，家族性Ⅲ型高脂血症，特発性高コレステロール血症，CETP欠損症，糖尿病，甲状腺機能低下症，先端巨大症，下垂体機能低下症，Cushing症候群，閉塞性黄疸，肝細胞癌，Zieve症候群，原発性胆汁性肝硬変，ネフローゼ症候群　**[対策]**薬物療法，プラズマフェレーシス，原疾患の治療

●400 mg/dL 以上(**高度増加**)

[高頻度]家族性高コレステロール血症，家族性欠陥アポ蛋白

B血症 **[可能性]**ネフローゼ症候群 **[対策]**薬物療法，プラズマフェレーシス

採取保存 ①血清コレステロール値は食後でも大きな変動は示さないが，空腹時採血のほうが望ましい．②血清もしくは血漿は−20℃ で保存する．③生理的変動幅は小さい．

薬剤影響 (上昇)ステロイド剤，経口避妊薬，β遮断薬，サイアザイド系薬，アルコール，抗真菌薬(イミダゾール系)などで高値を示すことがある．

測定前後の患者指導 血清コレステロール値は食後でも大きな変動は示さないが，空腹時採血であることを伝える．

（木下　誠）

★★

HDL-コレステロール〔HDL-C〕

high density lipoprotein cholesterol

基準値 40～65 mg/dL

共用基準範囲

・男性：38～90 mg/dL

・女性：48～103 mg/dL

測定法 直接法

検体量 血清 0.5 mL

日数 2～4日

目的 抗動脈硬化作用をもつリポ蛋白の測定

Decision Level

●20 mg/dL 以下(高度減少)

[高頻度]アポ蛋白A-Ⅰ欠損症，レシチンコレステロールアシルトランスフェラーゼ(LCAT)欠損症，魚眼病，Tangier病 **[可能性]**肝硬変，慢性腎不全 **[対策]**原疾患の治療

●20～40 mg/dL(減少)

[高頻度・可能性]高トリグリセライド血症，肥満，糖尿病，甲状腺機能亢進症，肝硬変，慢性腎不全，骨髄腫，脳梗塞，喫煙，プロブコール投与時 **[対策]**原疾患の治療

●65～100 mg/dL(増加)

[高頻度・可能性]コレステロールエステル転送蛋白(CETP)欠損症，肝性リパーゼ欠損症，アポ蛋白C-Ⅲ異常，長期多量

飲酒，原発性胆汁性肝硬変，肺気腫，薬剤（フィブラート系薬，ニコチン酸，HMG-CoA 還元酵素阻害薬，エストロゲン，インスリン）　**[対策]**原疾患の治療

●**100 mg/dL 以上（高度増加）**

[高頻度] CETP 欠損症，肝性リパーゼ欠損症　**[可能性]**長期多量飲酒，原発性胆汁性肝硬変　**[対策]**原疾患の治療

採取保存　①早朝空腹時に採血し，できるだけ速やかに測定するのが望ましい．②凍結保存．

薬剤影響　①(低下)プロブコール，サイアザイド系利尿薬，β遮断薬，アンドロゲン，プロゲステロン，経口血糖降下薬などで低下する．②(上昇)フィブラート系薬，ニコチン酸，HMG-CoA 還元酵素阻害薬，エストロゲン，インスリンなどで増加する．

測定前後の患者指導　空腹時採血であることを伝える．

（木下　誠）

★★

LDL-コレステロール〔LDL-C〕

low density lipoprotein cholesterol

基準値　60～140 mg/dL
共用基準範囲　65～163 mg/dL
測定法　酵素法
検体量　血清 0.5 mL
日数　2～4 日
目的　動脈硬化惹起性リポ蛋白の評価

Decision Level

LDL-C は，Friedewald の式で計算されて求められることが多い．また界面活性剤に対する各リポ蛋白の挙動の違いを利用して直接測定する方法もある

●**20 mg/dL 以下（高度減少）**

[高頻度・可能性]家族性無 β リポ蛋白血症，家族性低 β リポ蛋白血症ホモ接合体，家族性短縮アポ蛋白 B 血症，肝硬変，劇症肝炎，悪液質　**[対策]**脂溶性ビタミン補給，原疾患の治療

●20 ～ 60 mg/dL（**軽度減少**）

［高頻度・可能性］家族性低βリポ蛋白血症ヘテロ接合体，家族性短縮アポ蛋白B血症，Tangier病，甲状腺機能亢進症，栄養障害，吸収不良，急性肝炎，慢性肝炎，肝硬変，劇症肝炎，悪液質，経静脈高カロリー輸液，Addison病，貧血，慢性感染症　**［対策］**原疾患の診断と治療

●140 ～ 180 mg/dL（**軽度増加**）

［高頻度・可能性］家族性高コレステロール血症，家族性欠陥アポ蛋白B血症，家族性複合型高脂血症，家族性Ⅲ型高脂血症，特発性高コレステロール血症，糖尿病，甲状腺機能低下症，先端巨大症，下垂体機能低下症，Cushing症候群，閉塞性黄疸，肝細胞癌，Zieve症候群，脂肪肝，膵炎，ネフローゼ症候群，痛風，高尿酸血症，妊娠，薬物（ステロイド薬，経口避妊薬，β遮断薬）　**［対策］**薬物療法の考慮，原疾患の治療

●180 ～ 300 mg/dL（**中等度増加**）

［高頻度・可能性］家族性高コレステロール血症，家族性欠陥アポ蛋白B血症，家族性複合型高脂血症，家族性Ⅲ型高脂血症，特発性高コレステロール血症，糖尿病，甲状腺機能低下症，先端巨大症，下垂体機能低下症，Cushing症候群，閉塞性黄疸，肝細胞癌，Zieve症候群，ネフローゼ症候群　**［対策］**薬物療法，原疾患の治療

●300 mg/dL 以上（**高度増加**）

［高頻度］家族性高コレステロール血症，家族性欠陥アポ蛋白B血症　**［可能性］**ネフローゼ症候群　**［対策］**薬物療法，プラズマフェレーシス

採取保存　空腹時採血にて速やかに測定することが望ましい．

薬剤影響　（上昇）ステロイド剤，経口避妊薬，β遮断薬，サイアザイド系薬，アルコールなどで高値を示すことがある．

測定前後の患者指導　空腹時採血であることを伝える．

（木下　誠）

★★

トリグリセライド〔TG〕《中性脂肪》

triglyceride

基準値 50 ~ 150 mg/dL

共用基準範囲

・男性：40 ~ 234 mg/dL

・女性：30 ~ 117 mg/dL

測定法 酵素法

検体量 血清 0.5 mL

日数 2 ~ 4 日

目的 TG に富むリポ蛋白の評価

Decision Level

●50 mg/dL 以下（減少）

[高頻度・可能性] 低βリポ蛋白血症，無βリポ蛋白血症，甲状腺機能亢進症，吸収不良症候群，肝硬変，悪液質，副腎不全　**[対策]** 原疾患の治療

●150 ~ 300 mg/dL（軽度増加）

[高頻度・可能性] 家族性複合型高脂血症，家族性Ⅳ型高脂血症，甲状腺機能低下症，レシチンコレステロールアシルトランスフェラーゼ（LCAT）欠損症，糖尿病，Cushing 症候群，下垂体機能低下症，ネフローゼ症候群，閉塞性黄疸，脂肪肝，高尿酸血症，自己免疫疾患，肥満，妊娠，アルコール多飲，高カロリー食　**[対策]** 薬剤投与の考慮，原疾患の治療

●300 ~ 1,000 mg/dL（中等度増加）

[高頻度・可能性] リポ蛋白リパーゼ欠損症，アポ蛋白 C-Ⅱ欠損症，家族性Ⅲ型高脂血症，家族性複合型高脂血症，家族性Ⅳ型高脂血症，アポ蛋白 E 欠損症，アポ蛋白 A-Ⅴ欠損症，甲状腺機能低下症，LCAT 欠損症，糖尿病，Cushing 症候群，下垂体機能低下症，ネフローゼ症候群，閉塞性黄疸，脂肪肝，Zieve 症候群，急性膵炎，高尿酸血症，自己免疫疾患，肥満，妊娠，アルコール多飲，高カロリー食　**[対策]** 薬剤投与の考慮，原疾患の治療

●1,000 mg/dL 以上（高度増加）

[高頻度・可能性] リポ蛋白リパーゼ欠損症，アポ蛋白 C-Ⅱ欠損症，アポ蛋白 E 欠損症，アポ蛋白 A-Ⅴ欠損症，ネフローゼ

症候群, Zieve 症候群, 急性膵炎, アルコール多飲 **[対策]** 薬剤投与, 原疾患の治療

採取保存 ①早朝空腹時の採血が必須である. ②前日夕食時の高脂肪, 高カロリー食やアルコール多飲は控える. ③ 4℃でも数日間は安定であるが, 長期保存には－20℃ が望ましい.

薬剤影響 (上昇)サイアザイド系薬, β遮断薬, 経口避妊薬, ステロイド剤, テストステロン, 抗真菌薬(イミダゾール系)などで上昇することがある.

測定前後の患者指導 空腹時採血であることを伝える.

(木下 誠)

リポ蛋白(a)〔Lp(a)〕 lipoprotein(a) ★

基準値 30 mg/dL 以下

測定法 ラテックス凝集比濁法

検体量 血清 0.5 mL

日数 2～4日

目的 動脈硬化起因性 Lp(a)の評価

Decision Level

●30 mg/dL 以上(増加)

[高頻度・可能性] 虚血性心疾患, 脳血管障害, 血管性認知症, 閉塞性動脈硬化症, 糖尿病, 腎疾患, 心筋梗塞発作後, 手術後 **[対策]** 原疾患の治療〔高 Lp(a)血症に対して治療の必要があるかどうかは, 現在のところ確認されていない〕

異常値のでるメカニズムと臨床的意義

Lp(a)は LDL に類似した粒子で, アポ蛋白 B にアポ蛋白(a)が S-S 結合をしているリポ蛋白である. アポ蛋白(a)はプラスミノゲンのクリングル構造に類似した構造をとっているため, Lp(a)は血液凝固線溶系にも影響を与えている可能性が考えられている. 日本人の Lp(a)濃度は低値に多く分布する対数正規分布を示すため基準値を決定することが困難であるが, 25～30 mg/dL 以下を正常と判断することが多い.

Lp(a)高値の患者に上記疾患や, PTCA 後の再狭窄が起こりやすいことが知られているが, Lp(a)を低下させることで

このような疾患が予防できるかどうかについてはまだ知られていない．したがって，高Lp(a)血症を積極的に治療する必要があるかどうかはいまだ不明である．ちなみにLp(a)を低下させる薬剤としてニコチン酸が知られている．

［関連する検査］ 高値を示す場合，他の動脈硬化リスク因子(LDL-コレステロール，HDL-コレステロールなど)と併せて評価する．

採取保存 ①空腹時採血の必要は必ずしもない．②凍結保存にてかなり長期間安定である．

(木下　誠)

7. 電解質・金属

★★★ パニ

カリウム〔K〕 potassium

基準値 血清K濃度：3.5～5.0 mEq/L

共用基準範囲 3.6～4.8 mmol/L(血清K濃度)

・尿中K濃度：摂取状況や細胞外液量に影響されるため基準値はない．状態に応じて判断する

参考値(通常の食事摂取の場合)

・1日尿中K排泄量：25～100 mEq(1.0～4.0 g)

・排泄率(FEK)：10～20%

パニック値 2.5 mEq/L以下，6.5 mEq/L以上

測定法 イオン選択電極法が一般的

検体量 血清0.5 mL

日数 0～1日

目的 K代謝異常の診断

Decision Level

●3.5 mEq/L未満(低K血症)

［高頻度］下痢，嘔吐，胃液ドレナージ，利尿薬(ループ利尿薬，サイアザイド)，下剤乱用，原発性アルドステロン症，甘草，Mg欠乏，尿細管性アシドーシス，周期性四肢麻痺 **［可能性］** Cushing症候群，腎動脈狭窄，レニン産生腫瘍，ACTH産生腫瘍，Bartter症候群，Gitelman症候群，Liddle症候群，AME症候群，トルエン中毒，糖尿病性ケトアシドーシス，

refeeding 症候群，アルカリ血症，薬剤(インスリン，ステロイドホルモン，シスプラチン，アミノグリコシド，アムホテリシン B，$β_2$ 刺激薬，テオフィリン，G-CSF，アセタゾラミド) **[対策]** 原因を検討し可能ならその対応を行う．軽度で無症候性の場合には果物摂取や経口 K 製剤により対応する．3.0 mEq/L 以下で症状を伴う場合は経静脈的 K 投与を行う．K 製剤は急性期，特に代謝性アルカローシスを伴う場合には KCl 製剤を用いる．治療効果の予測は難しいため，頻回な検査フォローが必要である

●5.1 mEq/L 以上(高 K 血症)

[高頻度] 腎機能低下(急性，慢性)，低レニン性低アルドステロン症(糖尿病性腎症，慢性間質性腎炎，閉塞性腎症など)，代謝性アシドーシス，インスリン欠乏，薬剤性(ACEI，ARB，鉱質コルチコイド受容体拮抗薬，トリアムテレン，DRI，NSAIDs) **[可能性]** 副腎不全，腫瘍崩壊症候群，横紋筋融解症，偽性低アルドステロン血症，薬剤性(β 遮断薬，シクロスポリン，タクロリムス，ヘパリン，トリメトプリム，ペンタミジン，ナファモスタット) **[対策]** 心電図，血液ガス分析をまず行う．心電図変化のある場合には，「見逃してはならない異常値」の項を参照した治療を行う．それ以外では K 摂取制限，必要に応じて K 吸着薬の経口投与を行う

異常値のでるメカニズムと臨床的意義

体内の総 K 量は約 3,500 mEq で，その 98% は細胞内に分布しており，細胞内 K 濃度はおよそ 140 mEq/L である．一方，細胞外液中の K 濃度は 4 mEq/L と低値で，細胞内外に大きな濃度勾配がある．この濃度勾配が細胞の電気的活動を規定しているため，血清 K 値の異常では主に心筋，骨格筋，平滑筋，そして神経の症状が出現する．K の原子量は 39.1 で，1 mEq = 39.1 mg である．

1 日におよそ 100 mEq の K が摂取され，ほとんどが体内に吸収される．体内に吸収された K は細胞外液 K 濃度が急激に変動しないようにすぐに細胞内に取り込まれる．取り込みはインスリン，$β_2$ 刺激，アルカローシスなどで促進される．反対に細胞内からの放出は酸血症，高浸透圧，運動，細胞崩壊などで促進する．急激な血清 K 濃度の変動がみられた場合には細胞内外の移動の異常が関与していることが多い．体内に吸収された 100 mEq のうち，大腸での分泌により 10

mEqが便中に排泄され，残り90 mEqは腎臓から排泄される．腎からの排泄は以下のように行われるが，K摂取量が変動した場合の適応には時間を要する．Kは腎において，糸球体でほぼ100%が濾過されるので，1日の濾過量はおよそ4 mEq/L × 150 L = 600 mEqとなり，その90%が遠位尿細管に到達するまでにNaの再吸収に伴って再吸収される．腎からのK排泄量はこれ以降，特に集合尿細管の主細胞によるK分泌により調節される．分泌量は①アルドステロン作用，②遠位ネフロンへ到達する水とNaの量，③遠位ネフロン管腔内の陰性荷電，④血清K濃度により決定される．以上より，低K血症は，①細胞外から細胞内への移行，②腎以外でのK喪失，③腎からの排泄増加，が原因となる．そして，腎からの排泄増加は主として電解質コルチコイド作用の増強，利尿薬などによる遠位ネフロンへの水とNaの増加が主因となる．高K血症は腎機能障害や薬剤などによる腎からのK排泄低下，K摂取の増加，そして細胞内から細胞外へのK移動により生じる．一般に高K血症は糖尿病性腎症での低レニン性低アルドステロン症と腎機能障害を有する症例にRAS阻害薬投与やK摂取過剰が加わった場合など，複数の要因で起こることが多い．このため，原因をしらみつぶしに検討することが必要である．

[見逃してはならない異常値]　①6.5 mEq/L以上で，致死的不整脈や重大な心電図変化を伴う場合：心電図モニター下で，1)グルコン酸Ca静注，2)ブドウ糖＋インスリン(GI療法)，3)腎機能障害が高度でない場合にはループ利尿薬，4)重篤な場合や腎機能障害が高度の場合には血液透析を行う．②2.5 mEq/L以下もしくは3.0 mEq/L以下で麻痺や呼吸筋力低下などの症状がみられる場合には，モニター装着のもとK製剤をブドウ糖を含まない補液製剤に入れて緩徐に点滴投与する．

[関連する検査]　①血清Mg濃度：低Mg血症は腎からのK喪失を助長する．このため，Mgを先に補正しない限り低K血症は改善しない．②血液ガス：K代謝異常ではアシドーシス，アルカローシスを伴うことが多く，鑑別診断を狭めることができる．③低K血症は電解質コルチコイド作用の増強により生じる場合があり，その鑑別に血漿アルドステロン値，血漿レニン活性が参考となる．

[特定背景のある患者] 慢性腎臓病(CKD)患者では4.0 mEq/L以上，5.5 mEq/L未満が管理目標．

採取保存 採血後は速やかに遠心分離をする必要がある．特に白血球・血小板増加時には凝固によりそれぞれの血球よりKが遊離する．偽性高K血症が疑われる場合にはヘパリン採血後すぐに遠心分離をかける．

測定前後の患者指導 食事による影響を多少受けるため，空腹時に採血を行う．

(安田　隆)

★★ パニ

カルシウム〔Ca〕 calcium

基準値

・血清Ca濃度：8.6～10.0 mg/dL

・血清イオン化Ca濃度：4.5～5.6 mg/dL (1.15～1.33 mmol/L)

共用基準範囲 8.8～10.1 mg/dL(血清Ca濃度)

・尿中Ca濃度：尿の濃縮状態や摂取状況に影響されるため基準値はない

【参考値】(通常の食事摂取の場合)

・1日尿中Ca排泄量：100～300 mg

・Ca排泄率(FECa)：1～2%

パニック値 7 mg/dL以下，12 mg/dL以上(補正Ca濃度から判断する)

測定法 キレート法と酵素法が汎用されている

検体量

・血清0.5 mL

・尿1 mL

日数 0～1日

目的 Ca代謝異常の診断

Decision Level

●8.6 mg/dL未満(低Ca血症)(補正Caより判断)

[高頻度]慢性腎不全，ビタミンD欠乏，原発性および続発性副甲状腺機能低下症，低Mg血症 **[可能性]**偽性副甲状腺機能低下症，ビタミンD作用不足，副甲状腺摘出術後(hungry bone syndrome)，腫瘍崩壊症候群，横紋筋融解症，急性膵炎，薬剤性〔ビスホスホネート，デノスマブ，ロモソズマブ，カルシウム受容体作動薬(シナカルセトなど)，輸血時のクエン酸，ループ利尿薬，抗痙攣薬，ホスカルネット，プロトンポンプ阻害薬，H_2 阻害薬〕 **[対策]** 程度と症状の有無により，Ca 製剤とビタミン D 製剤の経口投与またはグルコン酸カルシウムの静脈投与を行う．低 Mg 血症や高 P 血症を伴う場合にはこれらの治療も併せて行う

●10.1 mg/dL 以上(高 Ca 血症)

[高頻度] 原発性副甲状腺機能亢進症，悪性腫瘍(PTHrP 産生腫瘍，局所性骨融解，多発性骨髄腫，成人 T 細胞性白血病など)，肉芽腫性疾患(サルコイドーシス，結核など)，ビタミン D 過剰投与 **[可能性]** 長期臥床(不動)，内分泌疾患(甲状腺機能亢進症，先端巨大症，褐色細胞腫，副腎不全)，家族性低 Ca 尿性高 Ca 血症，薬剤(ミルクアルカリ症候群，ビタミン A 中毒，サイアザイド，リチウム，成長ホルモン，テオフィリン，エストロゲン製剤，栄養輸液など) **[対策]** 原因に応じた治療を行う．原発性副甲状腺機能亢進症では手術が必要な場合がある．重症例では生理食塩液の輸液，カルシトニン，ビスホスホネート投与，血液透析を検討する

採取保存 イオン化 Ca の測定には，①血液ガス分析器では室温 15 分以内，②血液ガス分析器以外では，酸化を防ぐため採血後直ちに流動パラフィンで空気と遮断して遠心分離し，分離血清は室温で 6 時間，－20℃ で 6 週間以内に測定する．

(安田　隆)

★★

塩素〔Cl〕《クロール》 chlorine

基準値

・血清 Cl 濃度：98 ～ 108 mEq/L

・尿中 Cl 濃度：摂取状況や細胞外液量に影響されるため基準値はない．状態に応じて判断する

共用基準範囲 101 ～ 108 mmol/L(血清 Cl 濃度)

測定法 イオン選択性電極法．通常の検査室での間接法(希釈法)と血液ガス分析時での直接法(非希釈法)があり，両者の結果に差異のみられることがある

検体量
・血清 0.5 mL
・蓄尿 5 mL
日数 0～1日
目的 Na および Cl 代謝異常，酸塩基平衡障害の診断

Decision Level
●血清 Cl 98 mEq/L 未満
[高頻度]低 Na 血症をきたす疾患，代謝性アルカローシス，薬剤性(ループ利尿薬，サイアザイド利尿薬) **[可能性]**呼吸性アシドーシス **[対策]**原因への対応を行う．Cl 反応性代謝性アルカローシスでは Cl 投与が必要
●血清 Cl 108 mEq/L 以上
[高頻度]高 Na 血症をきたす疾患，AG 正常高 Cl 血症性代謝性アシドーシス **[可能性]**塩基性アミノ酸を含むアミノ酸輸液，呼吸性アルカローシス，薬剤性(塩酸セベラマー)，偽性高 Cl 血症 **[対策]**原因への対応を行う
採取保存 ①採血時のうっ血をさける．うっ血により CO_2 が蓄積すると，赤血球から HCO_3 が放出され，それと交換に Cl が細胞内に移行するため血清 Cl 濃度は低下する．全血の放置では，CO_2 が低下し，逆に血清 Cl 濃度が上昇する．②血清は冷蔵，凍結ともに安定である．
薬剤影響 血清 Cl 濃度はイオン選択電極法で測定するが，他のハロゲンの影響を受け，臭素やヨウ素の濃度が高いと，偽性高 Cl 血症となることがある．臭素を含む薬剤として，ブロムワレリル尿素を含む催眠鎮静薬，麻酔薬のハロセン，抗コリン薬の臭化ブチルスコポラミン，末梢性筋弛緩薬の臭化パンクロニウムなどがある．ヨウ素を含む薬剤にはヨード造影剤がある．サリチル酸中毒時にも偽性高 Cl 血症を呈することがある．
測定前後の患者指導 内服中の薬剤を確認する．

(安田　隆)

★★★ パニ

ナトリウム〔Na〕 sodium

基準値 血清 Na 濃度：135 ～ 145 mEq/L
共用基準範囲 138 ～ 145 mmol/L（血清 Na 濃度）
・尿中 Na 濃度：摂取状況や細胞外液量に影響されるため基準値はない．状態に応じて判断する
【参考値】（通常の食事摂取の場合）
・1 日尿中 Na 排泄量：100 ～ 200 mEq（NaCl 換算で 6.0 ～ 12.0 g）
・Na 排泄率（FENa）：0.5 ～ 2%

パニック値 124 mEq/L 以下，155 mEq/L 以上

測定法 イオン選択性電極法が一般的であるが，炎光光度計も用いられる．通常の検査室での間接法（希釈法）と血液ガス分析時での直接法（非希釈法）があり，両者の結果に差異のみられることがある

検体量
・血清 0.5 mL
・蓄尿 5 mL

日数 0 ～ 1 日

目的 水代謝異常の診断

Decision Level

●血中濃度 134 mEq/L 以下（低 Na 血症）

●血中レベルによる分類
・124 mEq/L 以下：高度（profound hyponatremia）
・125 ～ 129 mEq/L：中等度（moderate hyponatremia）
・130 ～ 134 mEq/L：軽度（mild hyponatremia）

●症状による分類
・軽症（mild）：症状のほとんどないもの
・中等症（moderate）：嘔吐のない悪心，頭痛，軽度意識変容
・重症（severe）：嘔吐，痙攣，傾眠，心肺不全，意識障害～昏睡（GCS ≦ 8）

●経過による分類
・急性（acute）：48 時間以内に発症
・慢性（chronic）：急性以外のもの，発症時期不明なものを含む

[高頻度] 種々の原因によるADH不適切分泌症候群(SIADH)，副腎不全，腎不全，うっ血性心不全，肝硬変，心因性多飲，薬剤(サイアザイド，ループ利尿薬，デスモプレシン，SSRIなど)，下痢やサードスペースへの移動などによる細胞外液量減少，運動後，術後，嘔吐後 **[可能性]** 偽性低Na血症，高張性低Na血症(高血糖)，溶質摂取不足(beer potomaniaなど)，甲状腺機能低下症，塩類喪失性腎症(種々の原因による尿細管障害)，中枢性塩類喪失症候群，鉱質コルチコイド反応性低Na血症(mineralocorticoid-responsive hyponatremia of the elderly；MRHE) **[対策]** 原因の除去が第一．そして，低Na血症による症状の有無，低Na血症の程度，発症速度，細胞外液量，それぞれに応じた治療．細胞外液量減少がなく，症状がない場合には飲水制限．細胞外液量が減少し，尿張度が血清張度より低い場合には生理食塩液投与．高度の症状を有する場合には3% 食塩液投与．慢性の場合には過剰補正による浸透圧性脱髄症候群に注意が必要．中等症以上では専門家へのコンサルトが望ましい

●146 mEq/L 以上(高 Na 血症)

[高頻度] 飲水不足，腸管(嘔吐，下痢など)や皮膚(発汗，熱傷など)からの水喪失，腎からの水喪失(ループ利尿薬，浸透圧利尿など)，食塩過剰摂取 **[可能性]** 種々の原因による中枢性尿崩症，種々の原因による腎性尿崩症 **[対策]** 原因の除去と対応．症状の有無と程度，急性か慢性かを見極めて水分補給の必要性および補正速度と投与経路を判断．中枢性尿崩症ではデスモプレシンの投与

採取保存 ①血清を分離せず放置すればNaは赤血球内へ移行し，血清Na値は低下する．②血清は冷蔵，凍結ともに安定である．

薬剤影響 ①ヘパリンNaなど，Naを含む薬剤を用いて採血する場合は，血清Na値が影響を受ける．②マンニトール，グリセロール，グリシンなどの投与により有効浸透圧物質が増加している場合，見かけ上の低Na血症(希釈性低Na血症)を示すことがある．

測定前後の患者指導 過剰な飲水や水分摂取制限をさける．利尿薬の使用，嘔吐・下痢の有無，経口摂取などを確認する．

(安田　隆)

★ パニ

マグネシウム〔Mg〕 magnesium

基準値

・血清 Mg 濃度：1.7 ～ 2.6 mg/dL

・尿中 Mg 濃度：水分摂取量の影響を受けるため基準値はない．1 日排泄量は 20 ～ 170 mg

パニック値 1.0 mg/dL 以下，10 mg/dL 以上

測定法 比色法(ルーチン検査)または原子吸光法

検体量

・血清 0.5 mL

・尿 5 mL

日数 0 ～ 1 日

目的 Mg 欠乏症または過剰症の診断

Decision Level

●1.7 mg/dL 以下(低 Mg 血症)

[高頻度]アルコール依存症，経口摂取不良，慢性下痢，吸収不良性疾患(腸切除，慢性膵炎)，急性膵炎，糖尿病，薬剤(ループ利尿薬，サイアザイド利尿薬，プロトンポンプ阻害薬) **[可能性]**急性腎障害の利尿期，低体温，重症熱傷，refeeding 症候群，hungry bone syndrome，Bartter 症候群，Gitelman 症候群，家族性高 Ca 尿性低 Mg 血症，家族性低 Mg 血症，代謝性アシドーシス，低 P 血症，低 K 血症，薬剤(シスプラチン，アムホテリシン B，アミノグリコシド系抗菌薬，ペンタミジン，ホスカルネット，カルシニューリン阻害薬) **[対策]**原因の除去が第一．低 Mg 血症が持続する場合には経口 Mg 製剤で Mg として 1 日 240 ～ 720 mg を 2 ～ 4 回に分けて投与する．1 日 300 mg 以上の投与では下痢を起こす可能性がある．症状を伴う場合には経静脈的 Mg 投与．腎機能低下時には減量が必要である

●2.7 mg/dL 以上(高 Mg 血症)

[高頻度]腎機能低下，Mg 含有製剤(制酸薬，緩下薬)長期服用，子癇での硫酸 Mg 投与，ビタミン D 過剰，ビスホスホネート，リン酸過剰摂取〔リン酸ナトリウム製剤(ビジクリア®)服用〕，原発性副甲状腺機能亢進症，横紋筋融解症 **[可能性]**リチウム中毒，テオフィリン中毒，腫瘍崩壊症候群，骨転移，

ミルク・アルカリ症候群，家族性低 Ca 尿性高 Ca 血症，糖尿病性ケトアシドーシス，副腎不全 **[対策]** Mg 摂取中止など原因の除去が第一である．症状を有する場合には，Ca 製剤静注，生食の輸液＋フロセミド静注，血液透析などを考慮する

採取保存 ①血清は冷蔵・凍結保存ともに安定である．②溶血で上昇するため，採血後は速やかに室温で遠心分離する．③血中 Mg 濃度は，食事による影響はほとんど受けない．

（安田　隆）

★★ パニ

リン〔P〕《無機リン〔IP〕》

phosphorus《inorganic phosphorus》

基準値 血清 P 濃度：2.5 ～ 4.5 mg/dL

共用基準範囲 2.7 ～ 4.6 mg/dL（血清 P 濃度）

・尿中 P 濃度：尿の濃縮状態や摂取状況に影響されるため基準値はない

【参考値】

・1 日排泄量：0.5 ～ 2.0 g

・P 排泄率（FEP）：5 ～ 20%

パニック値 1.0 mg/dL 以下

測定法 比色法

検体量

・血清 1 mL

・蓄尿 0.5 mL

日数 0 ～ 1 日

目的 リン代謝異常の診断

Decision Level

●2.5 mg/dL 未満（低 P 血症）

[高頻度] アルコール多飲者，糖尿病性ケトアシドーシス，refeeding 症候群，栄養不良，飢餓，アルミニウムやマグネシウム含有制酸剤，カルシウム製剤，鉄製剤の過剰服用，原発性副甲状腺機能亢進症 **[可能性]** 急性呼吸性アルカローシス，鉄剤静注，インスリン治療，近位尿細管障害（Fanconi 症候群など），慢性下痢や吸収不良症候群，ビタミン D 欠乏・

作用不全，hungry bone syndrome，重症熱傷，術後，高体温，敗血症，トキシックショック症候群，レジオネラ肺炎，薬剤性（アセタゾラミド，カルシトニン，糖質コルチコイド，利尿薬，重炭酸，アセトアミノフェン，抗腫瘍薬，抗 HIV 薬，アミノグリコシド系抗菌薬，抗てんかん薬，経口リン吸着薬），線維芽細胞増殖因子23 （fibroblast growth factor 23；FGF-23）産生腫瘍 **［対策］** 2.0～2.5 mg/dL では治療は不要なことが多いが，それ以下で慢性的な場合にはリン酸の投与が行われる．経口摂取が可能な場合には経口 P 製剤を用いる．高度の場合には経静脈的な P 補充が一般的である

●4.6 mg/dL 以上（高 P 血症）

［高頻度］ 腎機能低下，ビタミン D 過剰，ビスホスホネート，リン酸過剰摂取〔リン酸ナトリウム製剤（ビジクリア®）服用〕，原発性副甲状腺機能低下症，腫瘍崩壊症候群，横紋筋融解症 **［可能性］** 代謝性アシドーシス，呼吸性アシドーシス，先端巨大症，大量保存血輸血，偽性副甲状腺機能低下症 **［対策］** 食事および経静脈栄養中の P 制限，経口 P 吸着薬，腎機能障害が高度の場合には血液透析を考慮する

採取保存　凍結保存．

測定前後の患者指導　食事や運動による影響を受けるので，決まった時間・条件で採取するようにする．

（安田　隆）

★

血漿浸透圧〔P_{osm}〕 plasma osmolality

基準値

・275～290 mOsm/kgH_2O

・浸透圧の単位の記載法には2通りある．1つは Osmolality（重量オスモル；オスモラル）で溶媒の単位質量（kg）当たりの粒子数を示し，溶媒が水であれば mOsm/kgH_2O と記載される．もう1つは Osmolarity（容量オスモル；オスモラー）で溶液の単位容量（L）当たりの粒子数を示し，mOsm/L と記載される．検査室では凝固点降下法によって mOsm/kgH_2O で測定されている．臨床上，両者は同等と考えてよい

測定法　氷点降下法（凝固点降下法）

検体量 血清または血漿 1 mL

日数 0～1日(院内に測定機器があれば直ちに結果が得られる)

目的 低 Na 血症や高血糖をはじめとした浸透圧異常をきたす疾患や中毒，薬物などによる浸透圧物質蓄積をきたす病態の鑑別

Decision Level

●295 mOsm/kgH_2O 以上(上昇)

[高頻度]糖尿病性高浸透圧性昏睡，糖尿病，高 Na 血症，高尿素窒素血症 **[可能性]**メタノール，エタノール，イソプロパノール，エチレングリコール，グリセロール，マンニトール，造影剤，グリシン **[対策]**それぞれの治療法に準じる

●275 mOsm/kgH_2O 未満(低下＝低張性低 Na 血症)

[高頻度] ADH 不適切分泌症候群(SIADH)，副腎不全，腎不全，うっ血性心不全，肝硬変，心因性多飲，薬剤(サイアザイド，ループ利尿薬)，下痢やサードスペースへの移動による細胞外液量減少 **[可能性]**溶質摂取不足(beer potomania など)，甲状腺機能低下症，塩類喪失性腎症(種々の原因による尿細管障害)，中枢性塩類喪失症候群，鉱質コルチコイド反応性低 Na 血症(mineralocorticoid-responsive hyponatremia of the elderly；MRHE) **[対策]**低張性低 Na 血症の原因別治療に準じる

採取保存 抗凝固剤を用いて採血する．ヘパリンか EDTA-2 K を用いる．

薬剤影響 抗凝固剤の過量により，浸透圧が高くなる可能性がある．

(安田　隆)

尿浸透圧〔U_{osm}〕 urine osmolality

基準値

- 50～1,300 mOsm/kgH_2O
- 飲水量および溶質摂取量により変動する

測定法 氷点降下法(凝固点降下法)

検体量 尿 1 mL

日数 0～1日(院内に測定機器があれば直ちに結果が得られる)

目的 尿の濃縮や希釈状態の判断，多尿時の鑑別診断，アンモニウムイオン排泄量の推定

Decision Level

単独では診断的価値は低く，血漿浸透圧(P_{osm})とともに判断する.

■ P_{osm} 295 mOsm/kgH_2O 以上

● $U_{osm} > P_{osm}$

[高頻度] 細胞外液量減少を伴う高 Na 血症，糖尿病(高血糖) **[可能性]** グリセロール，マンニトール，造影剤，グリシン，SGLT 2 阻害薬，デスモプレシン製剤(ミニリンメルト®)投与 **[対策]** 原因に対する治療

● $U_{osm} < P_{osm}$

[高頻度] 中枢性尿崩症, 腎性尿崩症 **[可能性]** リチウム中毒，高 Ca 血症，低 K 血症 **[対策]** 中枢性尿崩症ではデスモプレシン点鼻，腎性尿崩症ではサイアザイド利尿薬. その他は原因に応じた治療

■ P_{osm} 275 mOsm/kgH_2O 未満

● $U_{osm} > P_{osm}$

[高頻度] ADH 不適切分泌症候群(SIADH)，腎不全，細胞外液量減少，副腎不全，腎不全，うっ血性心不全，肝硬変，薬剤(サイアザイド，ループ利尿薬) **[可能性]** 甲状腺機能低下症，塩類喪失性腎症(種々の原因による尿細管障害)，中枢性塩類喪失症候群，鉱質コルチコイド反応性低 Na 血症(mineralocorticoid-responsive hyponatremia of the elderly；MRHE) **[対策]** 低張性低 Na 血症の原因に応じた治療に準じる

● $U_{osm} < P_{osm}$

[高頻度] 心因性多飲 **[可能性]** beer potomania, tea & toast 症候群 **[対策]** 心因性多飲では飲水制限. beer potomania や tea & toast 症候群では溶質摂取

採取保存 冷蔵では細菌繁殖がみられることがあるため，1 週間以上にわたる保存には凍結保存が望ましい. 特に尿糖を認める場合は，短期間であっても凍結すべきである.

(安田　隆)

8. 血液ガス

血液ガス分析の評価の進め方

目的 代謝と換気のバランス，酸塩基平衡を評価する

異常値のでるメカニズムと臨床的意義

血液ガスを解釈する方法には，大きく分けると，重炭酸緩衝系を使用する生理学的アプローチと物理化学的アプローチである Stewart 法が存在する．重炭酸緩衝系を用いる方法にも，アニオンギャップ(AG)を使用する方法とベースエクセス(BE)を使用する方法がある．どの方法にも長所・短所があるが，簡便に利用することができ臨床的な有用性が検証されていることから，本項では AG を用いる方法を解説する．

血液ガス分析の評価を行ううえで，まず以下の式・基準値を記憶する．

Henderson-Hasselbalch の式：

$$pH = 6.1 + \log \frac{[HCO_3^-(mEq/L)]}{0.03 \times P_{aCO_2}(mmHg)} \fallingdotseq 腎/肺(代謝/呼吸)$$

Henderson の式：

$$[H^+](nEq/L) = 24 \times \frac{P_{aCO_2}(mmHg)}{HCO_3^-(mEq/L)}$$

基準値

- pH：7.38～7.41
- $[H^+]$：39～41 nEq/L
- P_{aCO_2}：36～44mmHg
- HCO_3^-：24±2 mEq/L
- AG：$Na^+ - (Cl^- + HCO_3^-)$（基準値：12±2 mEq/L）

血液ガス分析の評価は，以下の 5 つの step を用いて体系だった方法を用いて行う．

Step 1：Henderson の式を用いて pH と$[H^+]$の関係(**表 2**)をもとに，血液ガスデータ(pH，P_{aCO_2}，HCO_3^-)の整合性を確認する．データはすべて正しいとは限らず，エラーはありうる．

表2 pHと[H⁺]の関係

pH	X÷1.25	[H⁺]実測値(nEq/L)
7.00	97.7	100
7.10	78.1	79.4
7.20	62.5	63.1
7.30	50.0	50.1
7.40	40.0	39.8
7.50	32.0	31.6
7.60	25.6	25.1

pHから[H^+]を計算するには対数を用いた計算($pH=9-\log[H^+]$)が必要であるが，次のようなルールを用いて概算することが可能である．

つまり，pH 7.40のときの[H^+]である40を起点に，pHが0.1増加するごとに1.25ずつ割り算を，0.1低下するごとに1.25ずつ掛け算を行っていく．このルールによる概算値は，実測値と比較してかなりの精度を有している．

Step 2：pHからアシデミア，アルカレミアの判定を行う．アシデミアあるいはアルカレミアがHCO_3^-の変化(代謝性)によるものか，P_{aCO_2}の変化(呼吸性)によるものかを判定する．pHを調整している代謝性，呼吸性因子の関係については，Henderson-Hasselbalchの式を参考とする．

Step 3：AGを計算する．AGが開大していれば，不揮発性酸の蓄積，すなわち代謝性アシドーシスの存在を意味する．AGが開大している場合は，補正HCO_3^-(実測HCO_3^- + ΔAG)を計算する．この値が24 mEq/Lよりも大きければ代謝性アルカローシスの合併を，小さければAGの開大しない代謝性アシドーシスの合併を意味する．

Step 4：代償性変化が予測された範囲にあるか否かを判定する．それぞれの酸塩基平衡異常における代償性変化の予測範囲とその限界については経験的に知られており，まとめると**表3**のとおりとなる．

Step 5：病歴や身体所見より原因となる病態を検討し，鑑別診断を進め治療方針を決定する．

表 3　酸塩基平衡異常における代償性変化とその限界

	一次性変化	代償性変化	代償性変化の予測範囲	代償の限界
代謝性アシドーシス	HCO_3^- ↓	P_{aCO_2} ↓	$\Delta P_{aCO_2}=(1\sim1.3)\times\Delta HCO_3^-$	P_{aCO_2}：15 mmHg
代謝性アルカローシス	HCO_3^- ↑	P_{aCO_2} ↑	$\Delta P_{aCO_2}=(0.5\sim1.0)\times\Delta HCO_3^-$	P_{aCO_2}：60 mmHg
呼吸性アシドーシス	P_{aCO_2} ↑	HCO_3^- ↑	急性：$\Delta HCO_3^-=0.1\times\Delta P_{aCO_2}$	HCO_3^-：30 mEq/L
			慢性：$\Delta HCO_3^-=0.35\times\Delta P_{aCO_2}$	HCO_3^-：42 mEq/L
呼吸性アルカローシス	P_{aCO_2} ↓	HCO_3^- ↓	急性：$\Delta HCO_3^-=0.2\times\Delta P_{aCO_2}$	HCO_3^-：18 mEq/L
			慢性：$\Delta HCO_3^-=0.5\times\Delta P_{aCO_2}$	HCO_3^-：12 mEq/L

代謝性の異常に対する呼吸性の代償は分単位で速やかに行われる一方，呼吸性の異常に対する代謝性の代償反応は発現に半日以上の時間を要する．そのため，呼吸性の代償の場合，急性と慢性の 2 つの代償式が存在する．

NOTE　補正 HCO_3^-

補正 HCO_3^- とは，AG の増加分（AG の基準値）に実測 HCO_3^- を加えた値であり，アニオンの蓄積がなく AG の増加がないと仮定したときの仮想 HCO_3^- を意味する．他に代謝性の異常の合併がなければアニオンの蓄積と同量の HCO_3^- が消費され低下するはずであり，補正 HCO_3^- はほぼ基準値を示す．すなわち，この値を計算することにより，AG 開大型代謝性アシドーシス以外の代謝性酸塩基平衡異常の合併を明らかにすることができる．

[関連する検査]　動脈血 pH，動脈血 O_2 分圧，動脈血 CO_2 分圧，血漿 HCO_3^- 濃度．

（小泉賢洋，深川雅史）

★★ パニ

動脈血 pH　arterial pH

基準値　7.38 ~ 7.41
パニック値　7.2 以下，7.6 以上
測定法　pH ガラス電極法
検体量　動脈血 1 mL

日数 即時（測定機器が院内に必要）
目的 酸塩基平衡異常の診断

Decision Level

動脈血 pH が基準値よりも低い場合をアシデミア，高い場合をアルカレミアという．pH を酸，またはアルカリの方向に動かそうとする病態をそれぞれアシドーシス，アルカローシスという．これらが同義語ではないことに注意する．

■動脈血 pH < 7.38（アシデミア）

●HCO_3^- < 22 mEq/L：代謝性アシドーシス

［高頻度］内因性物質の代謝による不揮発性酸の蓄積〔乳酸性アシドーシス，ケトアシドーシス（糖尿病性，アルコール性，飢餓），尿毒症〕，下痢　**［可能性］**腎尿細管性アシドーシス，低アルドステロン症，外因性物質による不揮発性酸の蓄積（メチルアルコール，エチレングリコール，アスピリン），アセタゾラミド（炭酸脱水酵素阻害薬），尿管 S 状結腸吻合　**［対策］**原因除去

●P_{aCO_2} > 44 mmHg：呼吸性アシドーシス

［高頻度］気道疾患（COPD，気管支喘息重積発作，異物による気道閉塞，睡眠時無呼吸症候群）　**［可能性］**呼吸中枢抑制（向精神薬や麻酔などの薬剤，脳血管障害，甲状腺機能低下症），神経筋疾患（重症筋無力症，Guillain-Barré 症候群，多発性硬化症，低 K 血症），胸郭異常（frail chest，側彎症，後彎症）　**［対策］**原因除去，アシドーシスが重度の場合は呼吸管理（人工呼吸器を含む）

■動脈血 pH > 7.41（アルカレミア）

●HCO_3^- > 26 mEq/L：代謝性アルカローシス

［高頻度］嘔吐，利尿薬の使用，低 K 血症，高度の脱水　**［可能性］**原発性アルドステロン症，炭酸水素ナトリウムの投与，大量輸血，ミルク・アルカリ症候群　**［対策］**原因疾患に対する加療，アセタゾラミドや生理食塩液・アミノ酸製剤の投与

●P_{aCO_2} < 36 mmHg：呼吸性アルカローシス

［高頻度］不安（過換気症候群），低酸素血症（肺炎・気管支喘息・肺塞栓症・重症貧血・高地生活）　**［可能性］**高熱・敗血症（特にグラム陰性桿菌），アスピリン中毒，人工呼吸管理（自発呼吸とのミスマッチ），肝不全（Kussmaul 呼吸）　**［対策］**原因除去，紙袋再呼吸法（paper bag rebreathing）

採取保存 ①ヘパリン採血による動脈血サンプルを用いて測定する．②検体採取後，気泡を除去し可及的速やかに測定する．

測定前後の患者指導 精神的緊張による過呼吸，痛みによる息こらえによる低換気など，検査結果に影響を与えうる採血時の呼吸状態に留意する．

（小泉賢洋，深川雅史）

★★

血漿 HCO_3^- 濃度

plasma bicarbonate concentration

基準値 24 ± 2 mEq/L

測定法 同時に測定したpHと$P_{a}CO_2$の値より，Henderson-Hasselbalchの式を用いて計算される

検体量 動脈血1 mL

日数 即時（測定機器が院内に必要）

目的 酸塩基平衡異常の診断

Decision Level

酸塩基平衡状態の完全な解析〔「血液ガス分析の評価の進め方」の項（60頁）〕を行って判断するのが基本である．異常値がでた際の可能性のある原因は以下のとおり．

●26 mEq/L 以上（上昇）

［高頻度］代謝性アルカローシス（**表4**）（H^+の喪失：嘔吐，利尿薬の使用，原発性アルドステロン症，低K血症，HCO_3^-の増加：炭酸水素ナトリウムの投与，大量輸血，高度の脱水，ミルク・アルカリ症候群） **［可能性］**呼吸性アシドーシスへの代償性反応 **［対策］**原因疾患に対する加療，アセタゾラミドや生理食塩液・アミノ酸製剤の投与，代償性反応については基本的に経過観察

●22 mEq/L 未満（低下）

［高頻度］代謝性アシドーシス（**表5**）（HCO_3^-の喪失：下痢，尿管S状結腸吻合，アセタゾラミドの投与，腎尿細管でのH^+分泌障害：近位および遠位尿細管性アシドーシス，不揮発性酸の産生過剰と蓄積：乳酸性アシドーシス，ケトアシドーシス，尿毒症，メチルアルコールやエチレングリコールなど

表 4　代謝性アルカローシスをきたす病態

メカニズム		病態
H^+ の喪失	消化管よりの喪失	嘔吐
	腎からの喪失	利尿薬の使用，原発性アルドステロン症
	細胞内へのシフト	低カリウム血症
HCO_3^- の増加	外因性	炭酸水素ナトリウムの投与，大量輸血，ミルク-アルカリ症候群
	内因性	高度の脱水

表 5　代謝性アシドーシスをきたす病態

メカニズム			病態
アニオンギャップ正常	HCO_3^- の喪失	腎	アセタゾラミド
		消化管	下痢，尿管 S 状結腸吻合
	腎尿細管での H^+ 分泌障害		近位および遠位尿細管性アシドーシス
	Cl^- 過剰負荷		大量の輸液負荷(expansion acidosis)，陽イオンギャップの高いアミノ酸製剤
アニオンギャップ開大	不揮発性酸の産生過剰と蓄積	内因性	乳酸性アシドーシス，ケトアシドーシス(糖尿病性，アルコール性，飢餓)，尿毒症
		外因性	メチルアルコール，エチレングリコール，アスピリン

の薬剤）**[可能性]**呼吸性アルカローシスへの代償性反応 **[対策]**原因疾患に対する加療，炭酸水素ナトリウムの投与，代償性反応については基本的に経過観察．ただし，呼吸性酸塩基平衡異常における代償反応として HCO_3^- が変動する場合には，生体の側の限界があり，呼吸性アシドーシスでの

HCO_3^- 上昇は急性の場合 30 mEq/L，慢性の場合 42 mEq/L にとどまる．一方，呼吸性アルカローシスにおける低下は急性の場合 18 mEq/L，慢性の場合 12 mEq/L にとどまる

NOTE　酵素法を用いた直接測定による血清 HCO_3^-（総 CO_2）濃度

欧米では一般的に血清 HCO_3^- が直接的に測定されているが，わが国においてはあまり普及しておらず測定可能な施設は限定される．測定原理は酵素法であり，HCO_3^- および溶存 CO_2 を基質とし吸光度の変化量から総 CO_2 濃度を算出する．血中において H_2CO_3 は HCO_3^- の約 1/20 であるため HCO_3^- と総 CO_2 の差はわずかであり，CO_2 濃度を HCO_3^- 濃度として使用しても差し支えない．より一般的に行われている血液ガス分析による演算値と良好な一致性を示す．ただし，採血管を開栓ののち放置すると，大気中への CO_2 の拡散により検査値が低下することから注意が必要である．酵素法による測定についても現在保険収載（48 点）されている．

採取保存　①ヘパリン採血による動脈血サンプルを用いて測定する．②検体採取後，気泡を除去し可及的速やかに測定する．

薬剤影響　表 4,5 における代謝性アシドーシスおよびアルカローシスをきたす薬剤に注意する．

測定前後の患者指導　精神的緊張による過呼吸，痛みによる息こらえによる低換気など，検査結果に影響を与えうる採血時の呼吸状態に留意する．

（小泉賢洋，深川雅史）

★★ パニ

動脈血 CO_2 分圧〔P_aCO_2〕

arterial carbon dioxide tension

基準値 36 ~ 44 mmHg
ただし，身長および年齢に伴って基準値は軽度変動する

パニック値 20 mmHg 以下，70 mmHg 以上

測定法 CO_2 ガラス電極法

検体量 動脈血 1 mL

日数 即時（測定機器が院内に必要）

目的 酸塩基平衡異常の診断，呼吸状態の把握

Decision Level

P_aCO_2 は肺の換気状態と相関する臨床上重要な指標である．P_aCO_2 は血漿 HCO_3^- 濃度とともに酸塩基平衡において主要な役割を果たしており，その評価はガス交換・換気や呼吸器の異常のみならず，酸塩基平衡異常の観点より行うことが必須である．

■P_aCO_2 高値（hypercapnia）

換気の低下・肺胞低換気に起因する

●pH < 7.4（呼吸性アシドーシス）

[高頻度] 気道疾患（COPD，気管支喘息重積発作，異物による気道閉塞，睡眠時無呼吸症候群） **[可能性]** 呼吸中枢抑制（向精神薬や麻酔などの薬剤，脳血管障害，甲状腺機能低下症），神経筋疾患（重症筋無力症，Guillain-Barré 症候群，多発性硬化症，低 K 血症），胸郭異常（frail chest，側彎症，後彎症） **[対策]** 原因除去，アシドーシスが重度の場合は呼吸管理（人工呼吸器を含む）．ただし，過度の酸素投与は呼吸抑制による低換気をきたし呼吸性アシドーシスを悪化（CO_2 ナルコーシス）させるので，低量の酸素投与にとどめる．また，慢性呼吸性アシドーシスにおける呼吸管理では過炭酸後（posthypercapnic）アルカローシスの出現にも注意する．なお，アルカリ剤の投与については，HCO_3^- が血液脳関門（blood brain barrier）を通過しにくいこと，HCO_3^- の代謝により CO_2 が産生されむしろアシドーシスを悪化させること，塩分負荷となりうることなどの理由により使用されることはない

●pH > 7.4

[高頻度] 代謝性アルカローシスへの代償性反応　**[対策]** 代償性反応については基本的に経過観察

■P_aCO_2 低値 (hypocapnia)

過換気に起因する

●pH < 7.4

[高頻度] 代謝性アシドーシスへの代償性反応　**[対策]** 代償性反応については基本的に経過観察

●pH > 7.4 (呼吸性アルカローシス)

[高頻度] 不安 (過換気症候群), 低酸素血症 (肺炎・気管支喘息・肺塞栓症・重症貧血・高地生活)　**[可能性]** 高熱・敗血症 (特にグラム陰性桿菌), アスピリン中毒, 人工呼吸管理 (自発呼吸とのミスマッチ), 肝不全 (Kussmaul 呼吸)　**[対策]** 原因除去, 紙袋再呼吸法 (paper bag rebreathing)

NOTE　posthypercapnic alkalosis

慢性呼吸性アシドーシスでは, 呼吸管理により P_aCO_2 が急激に改善した場合, 代償性に増加した HCO_3^- の腎よりの排泄が遅れ高度の代謝性アルカローシスをきたし, 痙攣や不整脈などを誘発する可能性がある. よって, P_aCO_2 の是正は当初 pH が 7.2 以上を維持できる程度にとどめておくのが無難である.

採取保存　ヘパリン採血による動脈血サンプルを用いて測定する. 検体採取後, 気泡を除去し可及的速やかに測定する.

測定前後の患者指導　精神的緊張による過呼吸, 痛みによる息こらえから起こる低換気など, 検査結果に影響を与えうる採血時の呼吸状態に留意する.

(小泉賢洋, 深川雅史)

★★ パニ

動脈血 O_2 分圧〔P_aO_2〕 arterial O_2 tension

基準値

・成人男性では 95 ± 7 mmHg であり, 約 100 mmHg としてよい

・年齢依存性であり, 日本呼吸器学会により発表された予測式は P_aO_2(mmHg) = 109 − 0.43 × 年齢 (安静臥位, 室内気) である

パニック値　40 mmHg 以下
測定法　O_2 ガラス電極法
検体量　動脈血 1 mL
日数　即時(測定機器が院内に必要)
目的　呼吸状態の把握

Decision Level

$P_{a}O_2$ は呼吸状態を示す指標として重要であるが，その解析にあたっては，肺における酸素交換の指標である肺胞気動脈血 O_2 分圧較差(A-aDO_2)および肺胞における換気の指標である $P_{a}CO_2$ とともに検討する必要がある．

A-aDO_2 の計算式は，以下のように導くことができる．まず，肺胞気酸素分圧($P_{A}O_2$)は次式で表すことができる．

$P_{A}O_2$＝吸入気酸素分圧($P_{I}O_2$)－肺胞気CO_2分圧($P_{A}CO_2$)÷0.8＝$P_{I}O_2$－1.25×$P_{a}CO_2$
(肺胞での CO_2 交換は迅速であり $P_{A}CO_2$ ＝ $P_{a}CO_2$．0.8 は呼吸商)

ここで，室内気(1 気圧＝760 mmHg)では，$P_{I}O_2$＝(760－47)×0.21＝150 mmHg(47 は水蒸気圧，0.21 は吸入気酸素含有率)より，$P_{A}O_2$＝150－1.25×$P_{a}CO_2$ となる．よって，室内気における A-aDO_2 は，次式のとおりとなる．

A-aDO_2(mmHg)＝150－1.25×$P_{a}CO_2$－$P_{a}O_2$

通常，A-aDO_2 は 10 mmHg 以下であるが，20 mmHg 以上に開大すると肺胞レベルでの酸素交換が障害されていると考えることができる．

一方，$P_{a}CO_2$ は肺胞換気量を反映している．肺胞での CO_2 交換は迅速であり，呼吸中枢により $P_{a}CO_2$ は厳密に調節されていることより，$P_{a}CO_2$ の上昇は肺病変が末期に至るまではほとんど観察されない．

$P_{a}O_2$ 低下の原因は，$P_{a}CO_2$ と A-aDO_2 の組み合わせにより以下のように分類される．

■$P_{a}CO_2$ 低下，A-aDO_2 正常

肺に異常のない酸素欠乏状態を表しており，換気が促進されることで $P_{a}CO_2$ は低下する．

[高頻度]高地生活，貧血　**[可能性]**代謝性アシドーシスへの代償性反応　**[対策]**原因除去，酸素投与

■$P_{a}CO_2$ 正常または低下，A-aD_{O_2} 開大（Ⅰ型呼吸不全）

心における右→左シャントが存在する場合でもこの臨床像を呈するが，存在しない場合は肺でのガス交換の障害が示唆される．これはさらに拡散障害と換気血流不均等の2つに大別される．

●拡散障害

肺胞-毛細血管間の隔壁に異常をきたし，血液-肺胞間のガス交換が障害されることで生じる．

[高頻度]間質性肺炎，肺炎，肺うっ血，ARDS **[対策]**原因除去，呼吸管理

●換気血流不均等

肺胞における換気と血流量のバランスが崩れることにより生じる．換気量に対して血流量が少ない部分は死腔となり，換気があっても無効となる．逆に，血流量に対して換気量が少ない場合はシャントとなり，その部位を流れる血液は十分に酸素化されることはない．

[高頻度]慢性閉塞性肺疾患(COPD)，気管支喘息，肺塞栓症，無気肺 **[可能性]**代謝性アシドーシスへの代償性反応 **[対策]**原因除去，呼吸管理

■$P_{a}CO_2$ 増加，A-aD_{O_2} 正常（Ⅱ型呼吸不全）

肺胞低換気の存在が疑われる．

[高頻度] COPD，気管支喘息，窒息，術後低換気 **[可能性]**神経筋疾患，胸郭疾患，呼吸筋障害 **[対策]**原因除去，呼吸管理

■$P_{a}CO_2$ 増加，A-aD_{O_2} 開大

重篤な肺疾患の存在が示唆される．

[高頻度]呼吸器疾患末期 **[対策]**呼吸管理(ただし，呼吸中枢が $P_{a}CO_2$ に対する感受性を失い，むしろ低酸素血症で維持されていることがある．このとき，酸素吸入により O_2 分圧が60 mmHg を超えると換気を抑制してしまうことになる．よって，O_2 分圧は50～60 mmHg，酸素飽和度で85～90%程度を目標とした酸素療法が求められる)

採取保存 ①ヘパリン採血による動脈血サンプルを用いて測定する．②検体採取後，気泡を除去し可及的速やかに測定する．

測定前後の患者指導 精神的緊張による過呼吸，痛みによる息こらえによる低換気など，検査結果に影響を与えうる採血

時の呼吸状態に留意する．

（小泉賢洋，深川雅史）

★★★

動脈血 O_2 飽和度〔S_{aO_2}〕《観血的動脈血 O_2 飽和度》，経皮的動脈血 O_2 飽和度〔S_{pO_2}〕《非観血的動脈血 O_2 飽和度》

arterial O_2 saturation
《invasive arterial O_2 saturation》,
percutaneous (pulse oximeter, pulse oximetry, peripheral) oxygen saturation
《non-invasive arterial O_2 saturation》

基準値 S_{aO_2}，S_{pO_2}：ともに 96% 以上（96 ～ 99%）

測定法

・S_{aO_2}：CO オキシメータ（または P_{aO_2}，pH より計算）
・S_{pO_2}：パルスオキシメータ

検体量

・S_{aO_2}：動脈血 1 mL
・S_{pO_2}：非侵襲的

日数 即時

目的 動脈血の酸素化レベルの簡易把握

Decision Level

●S_{aO_2} 95% 以下（低下）

［高頻度］ 95% 以下は低酸素血症．90% 以下は呼吸不全が疑われる．S_{aO_2} の低下は，ほとんどの場合，P_{aO_2} の低下と同じ原因で起こる．S_{aO_2} と P_{aO_2} の関係は酸素解離曲線で示される **［可能性］** CO 中毒，メトヘモグロビン血症，酸素解離曲線の右方偏位 **［対策］** 基本的には P_{aO_2} の低下に対する対策と同様である．急性期には CO_2 ナルコーシスに注意しながら酸素投与．状況により，気道確保，人工換気．同時に原因検索を進め，原因除去．慢性の場合，酸素投与しつつ（CO_2 ナルコーシスに注意）原疾患に対する治療

● S_{pO_2} 95% 以下（低下）

[高頻度] 95% 以下は低酸素血症．90% 未満は呼吸不全が疑われる．S_{aO_2} 同様，基本的には P_{aO_2} の低下と同じ原因で起こる．S_{aO_2} とよく相関する **[可能性]** 酸素解離曲線の右方偏位．真の S_{aO_2} 低下による S_{pO_2} 低下以外の原因は NOTE 参照 **[対策]** 真の S_{aO_2} 低下に関しては S_{aO_2} 低下の項参照．それ以外は NOTE を参照し，可能な限り原因除去

NOTE S_{pO_2} 測定値に影響を及ぼす要因

・真の S_{aO_2} より S_{pO_2} が低めにでる要因：ほとんどはセンサー装着の不完全による．その他，末梢循環不全，うっ血（末梢静脈血も拍動するので，動脈血と認識されるため S_{pO_2} は低値になる），メチレンブルー使用時，濃色のマニキュア使用時など

・真の S_{aO_2} より S_{pO_2} が高めにでる要因：一酸化炭素（CO）中毒，メトヘモグロビン血症など

採取保存 ① S_{aO_2} に関しては動脈血を用いるので P_{aO_2} の項（68 頁）を参照．② S_{pO_2} に関してはプローブのずれや振動に注意．

薬剤影響 (低下)メチレンブルーやインドシアニングリーンなどの色素製剤使用時は，その色が還元 Hb に似ているため S_{pO_2} は真の S_{aO_2} より低くなる．

測定前後の患者指導 S_{pO_2} では持続測定時，乳幼児でまれにセンサー装着部の皮膚炎，皮膚圧迫壊死，循環障害，低温熱傷が起こることがあるので，一定時間ごとにセンサー装着部を変更すること．

（石井　彰）

★★

アニオンギャップ〔AG〕 anion gap

基準値

・血清 AG：12 ± 2 mEq/L
・尿 AG：0 ～ 10 mEq/L

測定法 血清，尿検査データより以下の式で計算される

・血清 AG ＝ Na－Cl－HCO_3^-（血漿または血清検査値）※ただし，低アルブミン血症がみられる際には次の式からの補正 AG を用いる

・補正血清 AG = Na − Cl − HCO_3^- + 2.5 × Alb 減少分(mg/dL)
・尿 AG = Na + K − Cl(尿検査値)

目的 代謝性酸塩基平衡異常の鑑別診断

Decision Level

●14 mEq/L 以上(AG 上昇型代謝性アシドーシス)

[高頻度]乳酸性アシドーシス，ケトアシドーシス，腎不全，薬剤中毒(サリチル酸，メタノール，急性アルコール中毒，アスピリン中毒，エチレングリコール中毒) **[可能性]**血清アルブミン増加，アルカリ血症，K・Ca・Mg の低下，細胞外液量減少，高 P 血症，単クローン性高 γ-グロブリン血症 **[対策]**原因検索と原因への対応

●10 mEq/L 以下

[高頻度]低アルブミン血症，高 γ-グロブリン血症(IgG 型多発性骨髄腫など) **[可能性]** Li 中毒，Br 中毒，I 中毒，K・Ca・Mg の上昇，低 P 血症 **[対策]**原因検索と原因への対応

薬剤影響 血清 Cl 濃度は，他のハロゲンの影響を受け，Br や I の濃度が高いと，偽性高 Cl 血症となることがあり，AG に影響が出る．

(安田　隆)

9. 機能検査

ICG 試験(インドシアニングリーン試験)

indocyanine green test

基準値 10% 以下(15 分値：ICGR_{15})

測定法 比色法

検体量 血液 3 mL

日数 3 ～ 5 日

目的 ICG を用いた肝機能・肝予備能の評価

Decision Level

●10 ～ 30%(中等度上昇)

[高頻度]慢性肝炎 **[可能性]**肝硬変 **[対策]**原疾患の診断

図 1　測定手順

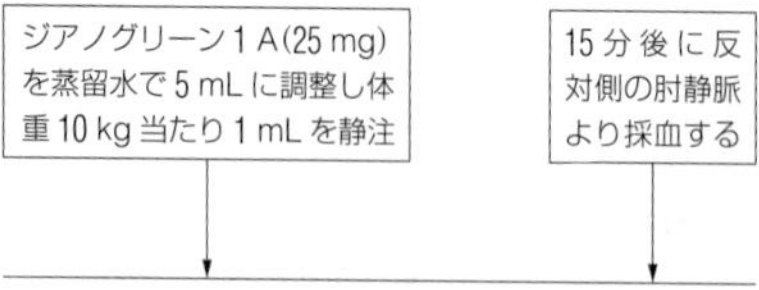
ジアノグリーン 1 A(25 mg)
を蒸留水で 5 mL に調整し体
重 10 kg 当たり 1 mL を静注
15 分後に反
対側の肘静脈
より採血する

(肝エコー，肝生検など)

●30% 以上(高度上昇)

[高頻度・可能性]肝硬変　**[対策]**原疾患の診断と治療

採取保存　①冷蔵．速やかに測定する．②早朝空腹時に実施し，検査終了まで安静仰臥する．③ ICG 静注後の採血は，注射と反対側の肘静脈から行う．この血液は ICG 専用とし，原則として他検査には使用できない．④測定手順を**図 1** に示す．

薬剤影響　①胆嚢造影剤は ICG と競合する．②リファンピシンにより ICG または BSP 排泄の遅延がある．

測定前後の患者指導　早朝空腹時に施行し，検査まで安静仰臥を保つ．

(加藤哲夫)

2 内分泌学的検査

1. 下垂体

インスリン様成長因子-Ⅰ〔IGF-Ⅰ〕《ソマトメジン C》 ★

insulin-like growth factor-Ⅰ《somatomedin C》

基準値 IGF-Ⅰは成長ホルモン(GH)の分泌量を反映して，思春期を中心に年齢による変動がみられるので患者の年齢・性別によって基準範囲が異なる．**表6**を参考とされたい

測定法

・抽出法，ビーズ固定法

・血中では大部分のIGF-ⅠはIGF結合蛋白(現在少なくとも10種類知られているが特にIGFBP-3が重要)およびacid labile subunit(ALS)と結合し，3量体として存在している．この蛋白と結合することによってIGF-Ⅰの分解が防止され，一種の貯蔵庫として作用していると思われるが，詳細な生理学的意義は不明

・IGF-Ⅰの測定には測定の前処置としてエタノールなどで抽出操作を加える抽出法と抽出操作を行わない非抽出法があるが，感度や特異度の点で前者が優れており，現在では抽出法が一般的．測定はRIA固相法(IRMA)

検体量 血清0.3 mL

日数 3～7日

目的 GH分泌異常症の補助診断と治療効果の評価

Decision Level

●増加(基準値以上)

[高頻度]先端巨大症および下垂体性巨人症 **[対策]**先端巨大症および下垂体性巨人症の診断は，① IGF-Ⅰ高値で示されるようなGHの過剰分泌や奇異反応，②特徴的な身体所見，③ MRI画像による下垂体腺腫の証明など多角的に進める．手術や下垂体卒中などで腺腫がなくなり，GH分泌が正常化

表6　日本人血中IGF-Ⅰ濃度基準範囲(ng/mL)

年齢	男性			女性			年齢	男性			女性		
	−2 SD	中央値	+2 SD	−2 SD	中央値	+2 SD		−2 SD	中央値	+2 SD	−2 SD	中央値	+2 SD
0	11	67	149	15	69	154	39	95	168	266	100	163	250
1	14	69	148	23	85	186	40	94	166	263	98	159	245
2	18	74	154	32	99	213	41	94	165	261	95	156	240
3	24	82	164	40	108	227	42	93	163	259	93	153	236
4	32	93	176	48	116	238	43	92	161	257	90	150	233
5	44	108	193	56	126	252	44	92	160	255	88	147	229
6	55	124	215	69	147	287	45	91	159	253	87	145	226
7	63	142	247	89	183	357	46	90	157	250	85	142	224
8	72	165	292	111	224	438	47	90	156	250	83	140	221
9	84	195	350	133	264	517	48	89	154	248	82	138	219
10	99	233	423	155	302	588	49	88	153	246	81	137	218
11	113	272	499	175	333	638	50	87	152	245	80	135	216
12	125	301	557	188	348	654	51	87	151	243	79	134	215
13	133	315	579	193	349	643	52	86	149	242	78	133	213
14	138	315	570	193	344	625	53	85	148	240	77	131	212
15	141	310	552	192	341	614	54	84	147	239	76	130	211
16	142	307	543	192	340	611	55	84	146	238	75	129	210
17	142	306	540	191	335	599	56	83	145	237	74	128	208
18	142	301	526	188	326	574	57	82	144	236	73	126	207
19	143	292	501	182	311	539	58	81	143	235	72	125	205
20	142	280	470	175	293	499	59	80	142	233	71	123	203
21	139	265	436	168	275	459	60	79	141	232	70	121	201
22	135	251	405	161	259	425	61	77	140	230	69	120	198
23	131	237	379	155	247	397	62	76	138	228	68	118	196
24	128	226	356	151	237	375	63	75	137	226	66	116	194
25	125	216	337	147	228	358	64	73	135	224	65	114	191
26	119	212	329	146	223	336	65	72	134	221	64	112	188
27	116	208	322	141	217	328	66	70	132	219	62	110	186
28	114	203	315	137	212	320	67	68	130	216	61	109	183
29	111	199	309	133	206	312	68	66	128	213	60	107	180
30	109	195	303	129	201	304	69	65	126	209	59	105	177
31	107	191	297	126	196	297	70	63	124	206	57	103	175
32	105	187	292	122	192	290	71	61	122	202	56	101	172
33	103	184	287	119	187	283	72	58	119	198	55	100	170
34	102	181	283	115	183	277	73	56	117	194	54	98	167
35	100	178	279	112	178	271	74	54	114	190	53	96	165
36	99	175	275	109	174	265	75	52	112	185	52	95	163
37	97	173	272	106	170	260	76	50	109	181	50	93	160
38	96	171	269	103	166	254	77	48	106	177	49	92	158

〔Isojima T, et al.：Endocri J 59(9)：774-775, 2012/厚生労働科学研究費補助金難治性疾患等政策研究事業「間脳下垂体機能障害に関する調査研究」班：先端巨大症および下垂体性巨人症の診断と治療の手引き(平成30年度改訂). 日本内分泌学会雑誌 95 Suppl May：3-4, 2019より一部改変〕

もしくは低下した患者(いわゆる非活動性先端巨大症)でも身体所見はある程度残るので，GH，IGF-Ⅰの測定は必要

●減少(基準値以下)

[高頻度] 下垂体機能低下症，GH分泌不全性低身長症(GH単独欠損症を含む)，低栄養(神経性食欲不振症を含む) **[可能性]** Laron症候群 **[対策]** ①血中IGF-Ⅰの測定は1回の採血でGHの生理的分泌をある程度推測できるので便利．②下垂体機能低下症やGH単独欠損症(GHの完全な単独欠損のこともあるがLH/FSHなど他の下垂体前葉ホルモンの分泌不全を伴うこともある)ではGHの低下に伴って血中IGF-Ⅰも低値．③GH受容体異常が主要な原因であるLaron症候群では，血中IGF-Ⅰは低値だが血中GHの基礎値は高く各種分泌刺激試験においてGHの過剰反応がみられる．さらに，外因性にGHを投与しても血中IGF-Ⅰの増加がみられないのが特徴．④神経性食欲不振症や高度の低栄養状態では血中GHはやや高く，血中IGF-Ⅰ値は低下

採取保存 ①採血後，直ちに血清分離．②凍結で6カ月保存可能．

薬剤影響 ①(上昇)ドーパミン，α_2-アドレナリン作動薬の投与で上昇する．②(低下)β-アドレナリン作動薬，副腎皮質ホルモン剤の投与で低下する．

測定前後の患者指導 GH分泌不全症や先端巨大症・下垂体性巨人症の治療の効果判定の指標となるので，定期的な測定が必要となることについて説明する．

(加治秀介)

プロラクチン〔PRL〕 prolactin

基準値

- 小児(10歳まで) 1.2～12 ng/mL
- 成人女性 1.5～15 ng/mL
- 成人男性 1.5～10 ng/mL
- 高齢者(70歳以上) 1.2～15 ng/mL

以上，WHO 1st IRP-PRL(75/504)を標準品とし，RIA(固相法)で測定した値．なお，妊婦，産褥期には高値となりこの基準値はあてはまらない

測定法 RIA(固相法), EIA, FIA, chemiluminescent immunoassay(CLIA)
検体量 血清 0.3 mL
日数 数時間～5日
目的 PRL 分泌異常症の診断と評価

Decision Level

■高 PRL 血症：早朝空腹時の血中 PRL 値が複数回施設基準値(例：20 ng/mL)以上

●高値(特に基礎値が 100 ng/mL 以上)

[高頻度] プロラクチノーマ　**[対策]** プロラクチノーマの診断には, 2次性高 PRL 血症や特発性高 PRL 血症の除外と MRI 画像による下垂体腫瘍の存在が重要. ただ, ミクロアデノーマの一部では MRI で描出できない可能性があり, この場合は基礎値の高値, 甲状腺刺激ホルモン放出ホルモン(TRH)および抗ドーパミン薬(スルピリドやメトクロプラミドなど)負荷に対する PRL の低反応や遅延反応が参考になるが, プロラクチノーマに特異的でないのでその解釈には注意を要する. PRL の基礎値が 200 ng/mL 以上なら, プロラクチノーマの可能性はきわめて高い

●高値(基礎値が基準上限から軽・中等度上昇. 多くは 100 ng/mL 以下)

[高頻度] 2次性高 PRL 血症(薬剤性, 原発性甲状腺機能低下症, 視床下部・下垂体茎障害, 肝硬変, 腎不全, 妊娠, 特発性高 PRL 血症など), 先端巨大症に伴う高 PRL 血症　**[対策]** 2次性高 PRL 血症では薬剤性の頻度が高い. スルピリド, メトクロプラミド, ドンペリドンなどのよく使われる制吐剤系からハロペリドール, クロルプロマジンのような抗精神病薬までの抗ドーパミン薬によるものが多い. その他の薬剤ではレセルピン, α-メチルドーパのようなカテコールアミン代謝に影響を及ぼす薬剤やエストロゲンを含む経口避妊薬, H_2 ブロッカーなどがある

■低値(早朝空腹時の血中 PRL 値が複数回 1.5 ng/mL 未満)

[高頻度] PRL 分泌低下症, 下垂体機能低下症, Pit-1 ないし Prop-1 異常症　**[対策]** Pit-1 異常症は GH, PRL, TSH 分泌細胞の分化決定因子である Pit-1 蛋白の遺伝子異常によるもので, この3つの前葉ホルモンの複合分泌低下をきたすまれ

な疾患．3つのホルモンのうちTSH分泌低下に関しては症例によりバラツキがある．さらに後天的な腫瘍随伴症候群で発症する抗Pit-1下垂体炎でも，GH，PRL，TSHの複合分泌不全を呈する．Prop-1異常症ではGH，PRL，TSHに加え，性腺刺激ホルモンの複合欠損がみられ，ときにACTH欠損を伴う

採取保存 ①普通採血．②採血後速やかに血清を分離し凍結保存．③凍結保存可能期間は約6カ月．

薬剤影響 ①(上昇)抗ドーパミン薬(クロルプロマジン，ハロペリドール)，リスペリドンなどの抗精神病薬，ドンペリドンやメトクロプラミドなどの制吐剤，シメチジン，ラニチジンなどのH_2ブロッカーなどの投与で上昇する．②(低下)ドーパミン作動薬などの投与で低下する．

測定前後の患者指導 服薬中の薬物が測定値に影響を与える場合(「薬剤影響」参照)，服薬を中止する．服薬が中止できない状況下では，検査依頼時に服薬中であることを薬物名と併せてコメントする．

(加治秀介)

★★

甲状腺刺激ホルモン〔TSH〕《サイロトロピン，チロトロピン》

thyroid stimulating hormone《thyrotropin》

基準値

・RIA固相法：0.34～3.5 μU/mL
・ECLIA：0.523～4.19 μU/mL
測定するアッセイ系によって基準値は多少異なるので，用いるアッセイ系の基準値を参照すること
・IFCC基準適合検査値：0.61～4.23 mIU/L

測定法 RIA固相法，ECLIA，EIA，CLEIA，CLIA，FIA

検体量 血清0.5 mL

日数 数時間～5日

目的 甲状腺機能異常の診断と評価

Decision Level

●高値

[高頻度]原発性甲状腺機能低下症　**[可能性]**TSH 不適合分泌症候群(SITSH)　**[対策]**①原発性甲状腺機能低下症を起こす代表的な疾患は橋本病で，原因の 70 ～ 80% を占める．びまん性甲状腺腫大がみられ抗サイログロブリン抗体や抗甲状腺ペルオキシダーゼ抗体が陽性となる．また，CT，超音波検査での内部不均一な甲状腺腫などが診断の助けとなる．まれにではあるが橋本病が多腺性自己免疫症候群Ⅱ型の一症状としてみられることがある．橋本病以外の原発性甲状腺機能低下の原因としては，甲状腺全摘後や放射性ヨード治療後，異所性甲状腺などの形成異常，甲状腺ホルモン合成障害などがある．② TSH 不適合分泌症候群は血中甲状腺ホルモン，特に遊離 T_4 の高値を伴った TSH 過剰分泌の病態で，下垂体 TSH 産生腫瘍と甲状腺ホルモン不応症が主要な原因となる．下垂体 TSH 産生腫瘍は比較的まれな下垂体腺腫であるが，この腺腫からの TSH 分泌は甲状腺刺激ホルモン放出ホルモン(TRH)負荷に反応しないこと，T_3 抑制試験で抑制されにくいこと，血中 TSH-α-サブユニットが高値であること(α-サブユニット/TSH モル比が 1 以上)などが特徴的とされている(α-サブユニットの測定は保険未収載)．これらの所見と下垂体 MRI 画像により診断する．甲状腺ホルモン不応症(Refetoff 症候群)は，主に β 型甲状腺ホルモン受容体(TRβ)遺伝子かそれ以降の障害で起こる(RTHβ)．主な臓器は TRβ 1 で視床下部，下垂体では TRβ 2 である．このため，変異と不応性，フィードバックの関係はやや複雑であるが，多くの場合血中 TSH 値は，血中遊離 T_4，T_3 値に比べ，不適合に高くなる(SITSH)

●低値

[高頻度]甲状腺中毒症　**[可能性]**下垂体性甲状腺機能低下症，視床下部性(3 次性)甲状腺機能低下症　**[対策]**①甲状腺中毒症の大部分は甲状腺機能亢進症であり，70 ～ 80% は Basedow 病が占め，次いで機能性甲状腺腫(Plummer 病)がある．また，甲状腺機能亢進のない甲状腺中毒症には亜急性甲状腺炎や無痛性甲状腺炎などの炎症性破壊性病変がある．Basedow 病の診断は甲状腺腫，眼球突出に加え種々の代謝亢進症状がみられ，TSH 受容体抗体が認められる．これら

の疾患の鑑別には放射性ヨードによる甲状腺シンチグラフィーが有用で，Basedow 病ではびまん性のヨード取り込みの亢進，機能性甲状腺腫ではヨード取り込みの亢進した結節，破壊性病変ではヨード取り込みは低下している．さらに，CT や超音波などの画像を併せて診断する．②下垂体性甲状腺機能低下症は，腫瘍や炎症による下垂体前葉の破壊や Sheehan 症候群による多種ホルモン欠損として起こることが多い．MRI による下垂体の画像診断と各種負荷試験による前葉ホルモンの分泌能の評価により診断する．まれな疾患として遺伝子異常による TSH 欠損や生物活性のない TSH 分子異常，また TSH 産生細胞の分化に必要な *PIT1* 遺伝子異常症による TSH，成長ホルモン(GH)，プロラクチンの 3 ホルモン複合欠損症がある．この原因には遺伝子異常以外に後天性の腫瘍随伴症候群による抗 Pit-1 下垂体炎もある．視床下部 TRH 分泌低下による視床下部性甲状腺機能低下症では TSH 基礎値の低下はないか軽度のことが多く，TRH 負荷試験では TSH の頂値の低下と遅延反応がみられる．この場合は尿崩症，やせ，肥満などの他の視床下部障害の症状の有無や視床下部下垂体の MRI 画像診断が重要になる．③視床下部性(3 次性)甲状腺機能低下症は，視床下部からの TRH 分泌障害による甲状腺機能低下症で，頭蓋咽頭腫，髄膜腫などの視床下部腫瘍，炎症性腫瘤，外傷，先天性形態異常などが原因となる．TRH 試験で TSH の遅延反応がみられる

採取保存　採血後，血清を分離，凍結で 6 カ月保存可能．

薬剤影響　①(上昇)ヨード，ヨード造影剤，ドーパミン拮抗薬などの投与で上昇する．②(低下)ドーパミン作動薬，GH，糖質コルチコイドの投与で低下する．

測定前後の患者指導　服薬中の薬物が測定値に影響を与える場合(「薬剤影響」参照)，服薬を中止する．服薬が中止できないときは，検査依頼時に服薬中であることを薬物名と併せてコメントする．

(加治秀介)

黄体形成ホルモン〔LH〕 luteinizing hormone

★

基準値

●女性

●前思春期

・10歳未満：0.01～0.09 mIU/mL
・10歳以上：0.02～0.11 mIU/mL

●思春期

・Tanner分類2～3期：0.05～2.44 mIU/mL

●月経周期

・卵胞期初期：1.5～12.7 mIU/mL
・排卵期ピーク：2.6～66.3 mIU/mL
・黄体期：0.7～17 mIU/mL

●妊娠時 0.2 mIU/mL以下

●閉経後 7.5～56.2 mIU/mL

●男性

●前思春期

・10歳未満：0.02～0.15 mIU/mL
・10歳以上：0.04～0.25 mIU/mL

●思春期

・Tanner分類2～3期：0.44～1.63 mIU/mL
・Tanner分類4～5期：1.61～3.53 mIU/mL

●成年期 1.6～9.5 mIU/mL

●老年期 4 mIU/mL以上

測定法 RIA(固相法)，EIA，FIA，CLIA，LA
検体量 血清0.5 mL
日数 数時間～5日
目的 性腺機能異常の診断と評価

Decision Level

●高値

[高頻度]閉経後，原発性性腺機能低下症 **[可能性]**多嚢胞性卵巣症候群，中枢性思春期早発症 **[対策]**①原発性性腺機能低下症については「卵胞刺激ホルモン(FSH)」の項(次項)を参照．②多嚢胞性卵巣症候群ではLHの基礎値がFSHより高値であることが多く，LHRH試験でLHの過剰反応がみら

れることがある．③中枢性思春期早発症では，ゴナドトロピン分泌亢進と性ステロイドホルモン分泌亢進の両者が認められる

●低値(高値ではない)

[高頻度]下垂体機能低下症，視床下部性性腺機能低下症 **[対策]**低値(分泌不全)の確定診断にはLHRH試験が必要．障害部位が下垂体か視床下部(LHRH分泌不全)かを鑑別するにはLHRH連続試験が有効

採取保存 採血後，直ちに血清分離，凍結で6カ月保存可能．

薬剤影響 ①(上昇)クロミフェン．②(低下)エストロゲン，アンドロゲン．

(加治秀介)

卵胞刺激ホルモン〔FSH〕

follicle stimulating hormone

基準値

●女性

●前思春期

・10歳未満：0.54～2.47 mIU/mL

・10歳以上：1.16～3.65 mIU/mL

●思春期

・Tanner分類2～3期：1.49～5.95 mIU/mL

●月経周期

・卵胞期初期：2.7～10.2 mIU/mL

・排卵期ピーク：2～23 mIU/mL

・黄体期：1.0～8.4 mIU/mL

●妊娠時 1 mIU/mL以下

●閉経後 9.2～124.7 mIU/mL

●男性

●前思春期

・10歳未満：0.38～1.11 mIU/mL

・10歳以上：0.95～3.57 mIU/mL

●思春期

・Tanner分類2～3期：1.73～4.27 mIU/mL

・Tanner分類4～5期：4.21～8.22 mIU/mL

- 成年期　1.2～15 mIU/mL
- 老年期　15 mIU/mL 以上

測定法　RIA(固相法)，EIA，FIA，CLIA

検体量　血清 0.5 mL

日数　数時間～5 日

目的　性腺機能異常の診断と評価

Decision Level

●高値

[高頻度]原発性性腺機能低下症，閉経後　**[可能性]**FSH 産生下垂体腺腫，中枢性思春期早発症　**[対策]**①原発性性腺機能低下症には後天的な生殖器疾患以外に女性の Turner 症候群，男性の Klinefelter 症候群，精巣(睾丸)女性化症候群や性腺形成異常のような先天性疾患が含まれる．②FSH 産生下垂体腺腫はまれな腺腫であるが，高齢者に多く，ホルモン過剰による目立った臨床症状を示さず，他の腺腫に比べると増殖速度が速い傾向がある下垂体腺腫である．女性患者で閉経以後 FSH が生理的に高くなる年齢で下垂体腺腫が見つかった場合には，FSH 高値が FSH 産生腺腫からの分泌か，閉経後の高値＋非機能性腺腫か鑑別がつきにくい場合もある．FSH 産生腺腫では，1)LH の上昇を伴わないか，あってもごく軽度，2)TRH 試験で FSH の増加がみられることがある，3)FSH の血中濃度に比し α-サブユニット，FSH-β-サブユニットや LH-β-サブユニットのどれかの比率が異常に高い，などが診断の助けになる．③中枢性思春期早発症は「黄体形成ホルモン〔LH〕」の項(82 頁)参照

●低値(高値ではない)

[可能性]下垂体機能低下症，視床下部性性腺機能低下症　**[対策]**分泌不全の確定診断には LHRH 負荷試験が必要．障害部位が下垂体か視床下部(LHRH 分泌不全)かを鑑別するには，LHRH 連続試験が有効

採取保存　採血後，直ちに血清分離し，凍結で 6 カ月保存可能．

薬剤影響　「黄体形成ホルモン〔LH〕」の項(82 頁)に同じ．

(加治秀介)

LHRH 負荷試験（黄体形成ホルモン放出ホルモン負荷試験）

luteinizing hormone-releasing hormone test

基準値

以下に示す黄体形成ホルモン（LH），卵胞刺激ホルモン（FSH）の測定値を参考に判定する（**表 7**）

・LH：基礎値の 5 ～ 10 倍の増加

・FSH：基礎値の 1.5 ～ 2.5 倍の増加

測定法

・LHRH（100 μg/mL/アンプル）を 100 μg 単回静注し，投与前（0 分），投与後 15，30，60，90，120 分の LH，FSH を測定（RIA，EIA，CLIA）

・「LH」，「FSH」の項（82 頁，83 頁）参照

検体量　血清で各ポイント LH 0.5 mL，FSH 0.5 mL

日数　数時間～ 5 日

目的　下垂体ゴナドトロピン分泌異常の診断と評価

Decision Level

●反応低下

[高頻度]下垂体機能低下症　**[可能性]**視床下部性性腺機能低下症（LHRH 分泌不全），神経性食欲不振症　**[対策]**① LHRH を 5 ～ 7 日点滴投与した前後で LHRH 負荷試験を行うと，下垂体性の場合は前後とも LHRH に対する LH と FSH は低反応で変化がないが，視床下部性では連続投与後には LHRH による反応はある程度回復する（LHRH 連続試験）．②神経性食欲不振症では LHRH に対する反応は正常から LH，FSH とも低反応，また FSH のみ過剰反応など症例や罹病期間により異なる．LH と FSH がともに低反応の場合は内因性 LHRH の分泌低下による LH/FSH 産生細胞の機能低下が考えられ，さらに卵巣に萎縮が起こるとインヒビンの低下から FSH の過剰分泌が起こると推測される

採取保存　LH，FSH 用ともに遠心して血清を分離後，凍結保存，凍結 6 カ月保存可．

薬剤影響　(低下)エストロゲン製剤（ピルを含む）．

測定前後の患者指導　LHRH 製剤は基本的には安全な薬剤

表7　性別・年齢別 LHRH 負荷試験の LH，FSH 基礎値，頂値

			LH (mIU/mL)		FSH (mIU/mL)	
			基礎値	頂値	基礎値	頂値
女性	前思春期	<10 歳	0.01 ～ 0.09	1.93 ～ 4.73	0.54 ～ 2.47	10.7 ～ 38.1
		≧10 歳	0.02 ～ 0.11	2.14 ～ 7.82	1.16 ～ 3.65	13.2 ～ 21.1
	思春期	Tanner 分類 2 ～ 3 期	0.05 ～ 2.44	5.70 ～ 18.5	1.49 ～ 5.95	6.98 ～ 14.3
	成人（卵胞期初期）		1.5 ～ 12.7	9.1 ～ 49.4	2.7 ～ 10.2	5.3 ～ 27.9
男性	前思春期	<10 歳	0.02 ～ 0.15	1.70 ～ 3.77	0.38 ～ 1.11	4.38 ～ 9.48
		≧10 歳	0.04 ～ 0.25	2.03 ～ 11.8	0.95 ～ 3.57	5.69 ～ 16.6
	思春期	Tanner 分類 2 ～ 3 期	0.44 ～ 1.63	10.9 ～ 20.6	1.73 ～ 4.27	4.68 ～ 10.8
		Tanner 分類 4 ～ 5 期	1.61 ～ 3.53	21.7 ～ 39.5	4.21 ～ 8.22	11.2 ～ 17.3
	成人		1.6 ～ 9.5	4.5 ～ 61.9	1.2 ～ 15	2.5 ～ 32.4

〔厚生労働科学研究費補助金難治性疾患等政策研究事業「間脳下垂体機能障害に関する調査研究」班：中枢性思春期早発症の診断と治療の手引き（平成 30 年度改訂）．日本内分泌学会雑誌 95 Suppl May：25-28，2019 より一部改変〕

であることをまず伝えるが，まれに下垂体腺腫患者で下垂体卒中を起こす場合や，月経早期発来が起こる場合があることを検査前に説明しておく．

（加治秀介）

副腎皮質刺激ホルモン〔ACTH〕

adrenocorticotropic hormone

基準値 7.2 ～ 63.3 pg/mL
測定法 RIA(固相法)，FIA
検体量 血漿 0.5 mL(必ず EDTA の入った特別容器で採血)
日数 3 ～ 5 日
目的 副腎皮質機能異常の診断と評価

Decision Level 表 8 参照.

■高値

●コルチゾール高値の場合

[高頻度] Cushing 病(ACTH 産生下垂体腺腫) **[可能性]** 異所性 ACTH 症候群，異所性 CRH 産生腫瘍，結節性副腎過形成の一部，神経性食欲不振症，うつ病，ストレス，原発性コルチゾール不応症 **[対策]** ① Cushing 病では ACTH の基礎値は基準上限から数百 pg/mL であることが多く，その平均は異所性 ACTH 症候群の基礎値に比べて低いことが多い. ACTH 依存性の高コルチゾール血症の鑑別にはデキサメタゾン抑制試験が必要. ② ACTH 基礎値がきわめて高値である場合は異所性 ACTH 症候群の可能性が高くなる. また，異所性 ACTH 症候群から放出される ACTH には生物活性が低かったり，分子サイズが異なった ACTH がみられることがある. 異所性に ACTH を産生する腫瘍は，小細胞肺癌，消化管や気管支のカルチノイドが代表的. CRH も同様の腫瘍で異所性に産生されるが ACTH と CRH を同時に産生する腫瘍も多い. ③結節性副腎過形成には大結節性と小結節性があるが，大結節性の一部で ACTH が高値になることがある. CT などの画像診断で結節性の両側副腎腫大を呈する. ④神経性食欲不振症，うつ病，ストレスなどでは，反応性に ACTH とコルチゾールの上昇がみられることが多いが，デキサメタゾン 0.5 mg 負荷で抑制される. ⑤原発性コルチゾール不応症はまれな疾患で，糖質コルチコイド受容体以降に障害があると考えられ，ACTH やコルチゾールの高値など下垂体-副腎皮質系の検査結果は Cushing 病とよく似ているが，Cushing 病に特徴的な身体所見や糖質コルチコイド過

表8　同時に測定された血中ACTHとコルチゾール値による主な鑑別疾患

		血中ACTH	
		正常～高値	低値
血中コルチゾール	高値	Cushing病 （ACTH産生下垂体腺腫） 異所性ACTH/CRH産生腫瘍 結節性副腎過形成 神経性食欲不振症 うつ病 ストレス 原発性コルチゾール不応症	Cushing症候群 （副腎腫瘍）
	正常	サブクリニカルCushing病	サブクリニカル Cushing症候群
	低値	Addison病 Nelson症候群 先天性副腎過形成	下垂体機能低下症 ACTH単独欠損症 CRH分泌不全症

剰による代謝異常を呈さない

●コルチゾール低値の場合

[高頻度] 原発性副腎不全症（Addison病）　**[可能性]** Nelson症候群，先天性副腎過形成　**[対策]** ① Nelson症候群は両側副腎を手術により摘出した後，糖質コルチコイドの補充が不十分であった場合に発生しやすいACTH産生下垂体腺腫で，通常のACTH産生下垂体腺腫より発育が速く大きな腺腫になることも多い．診断には下垂体のMRI画像が必要．②先天性副腎過形成では21-ヒドロキシラーゼの活性低下が約90%を占め，最も多い．その臨床所見からいくつかの病型に分類されるが，新生児や小児期に診断されることが多い．酵素活性の低下が軽い場合は，成人になって症状が現れる場合がある．画像診断による両側副腎の腫大と副腎皮質ステロイド剤の中間代謝産物の測定が参考になる．③ Addison病は色素沈着などの特徴的な臨床所見と，ACTH高値，コルチゾール低値から診断される．糖質コルチコイドの補充によってACTH値は低下するので補充量の目安となる．自己免疫

性と結核性が主要な原因であり，自己免疫性の比率が高くなってきている．自己免疫が原因の場合には抗副腎抗体が40% の患者で検出される．両者はCT などの画像診断で鑑別される．自己免疫性の場合には，多腺性自己免疫症候群の可能性を考慮する

■低値(基準値内低値も含む)

●コルチゾール高値の場合

[高頻度] Cushing 症候群(副腎腫瘍)　**[対策]** 副腎性 Cushing 症候群では血中 ACTH は通常 10 pg/mL 以下となる

●コルチゾール低値の場合

[高頻度] 下垂体機能低下症　**[可能性]** ACTH 単独欠損症，CRH 分泌不全症　**[対策]** 下垂体機能低下症では血中 ACTH は 10 pg/mL 以下の場合が多いが，一部の例で軽度高値を示す．また，ACTH は基礎値の単回測定でたとえ基準値以下であっても，ACTH 分泌不全と即断できない．生物活性はあるが抗体により認識されないきわめてまれな ACTH 分子異常を除いて，ACTH の低値(分泌不全)はコルチゾールの低下を招くので，必ず ACTH とコルチゾールを同時に測定し両者の値から ACTH の分泌を評価する．ACTH の分泌やそれによって起こるコルチゾール分泌をさらに検討するには ACTH とコルチゾールの日内変動や，CRH 試験，インスリン低血糖刺激，メチラポン試験など ACTH 分泌を刺激する負荷試験が必要となる．上記疾患については「CRH 負荷試験」の項(次項)も参照

採取保存　①必ず EDTA 採血．②血中では分解されやすいホルモンなので採血後，直ちに冷却遠心して血漿を凍結保存．③凍結保存可能期間は約 45 日．

薬剤影響　①(上昇) α-アドレナリン作動薬，β-アドレナリン拮抗薬は ACTH 分泌を促進．②(低下)内服のみならず軟膏など外用の糖質コルチコイド製剤により敏感に抑制されるので注意．③(低下)ドーパミン作動薬，セロトニン阻害薬，ソマトスタチン誘導体などは抑制的に働く．

測定前後の患者指導　服薬中の薬物が測定値に影響を与える場合(「薬剤影響」参照)，服薬を中止する．服薬が中止できない状況下では，検査依頼時に服薬中であることを薬物名と併せてコメントする．

(加治秀介)

CRH（CRF）負荷試験（コルチコトロピン放出ホルモン負荷試験）

corticotropin releasing hormone（factor）test

基準値

●判定

・副腎皮質刺激ホルモン（ACTH）の頂値が前値の 1.5 倍以上，もしくは頂値が 30 pg/mL 以上

・コルチゾールの頂値が 15 μg/dL 以上

測定法

・CRH（100 μg/mL/バイアルで市販）100 μg を単回静注し，投与前（0 分），投与後 15，30，60，120 分に ACTH（RIA 法），コルチゾール（EIA 法）を測定する

・「ACTH」「コルチゾール」の項（87，104 頁）参照

検体量　血清各 0.5 mL

日数　数時間～5 日

目的　ACTH 分泌異常の診断と評価

Decision Level

●ACTH の前値が低値で無反応

［高頻度］下垂体機能低下症，外因性糖質コルチコイド投与 **［可能性］** ACTH 単独欠損症，CRH 分泌不全 **［対策］**①下垂体機能低下症，ACTH 単独欠損症ではコルチゾール値が低く，ACTH の日内変動がみられない．②下垂体機能低下症の場合には MRI 画像などで器質的な変化がみられることが多い．③ ACTH 単独欠損症では他の下垂体前葉ホルモンの分泌は原則として正常．④原発性副腎不全ではコルチゾールは低値だが ACTH の前値が高く過剰反応がみられる．⑤外因性に投与される糖質コルチコイドの一部（たとえばデキサメタゾンなど）はコルチゾールとして測定されないので注意が必要．クリームなど外用薬として投与された場合でも ACTH の分泌抑制の原因になりうる

●ACTH の前値が高値で無反応

［高頻度］異所性 ACTH 症候群 **［対策］**①通常，異所性 ACTH 症候群では血中 ACTH 値は下垂体腺腫の場合より高く，また ACTH 値の割にコルチゾール値が低い（ACTH の

生物活性が低い)場合もある．②異所性産生腫瘍からのACTH分泌はデキサメタゾン8 mg/日の投与で抑制されない．③小細胞肺癌や消化管・気管支カルチノイド腫瘍から異所性に分泌されることが多いので，それら腫瘍の検索が必要．④きわめてまれではあるが異所性CRH産生腫瘍により同様の症状や検査結果を呈することがある．この場合にも外因性に投与されたCRHにACTHが反応しないことが多い

●ACTHの前値が正常上限～高値で1.5倍以上の増加

[高頻度] Cushing病(ACTH産生下垂体腺腫)(ただし，まれに反応しない例もある) **[対策]** ACTHの反応だけでは原発性副腎不全と同様であるが，臨床症状や同時に測定したコルチゾール値などから鑑別は容易

採取保存 「ACTH」「コルチゾール」測定用検体の採取，保存の注意点はそれぞれの項(87，104頁)を参照．

薬剤影響 「ACTH」の項(87頁)を参照．

測定前後の患者指導 ①前夜21：00以降の絶食と早朝の来室を伝える．②静注直後一過性の頭部熱感，気分不快がみられることがあるが，問題となる副作用はない．

(加治秀介)

2. 甲状腺

★★

遊離サイロキシン〔FT_4〕《遊離チロキシン，遊離 T_4，フリー T_4》

free thyroxine

基準値 1.0 ~ 2.0 ng/dL

測定法 ECLIA，RIA(固相法)，平衡透析法，EIA，CLIA，FIA

検体量 血清0.3 mL

日数 1 ~ 2日

目的 甲状腺機能亢進症および低下症の診断

Decision Level

●8 ng/dL以上(高度増加)

[高頻度] Basedow病による甲状腺機能亢進症，無痛性甲状

腺炎および亜急性甲状腺炎の病極期 **[可能性]**甲状腺ホルモン不応症 **[対策]**甲状腺クリーゼに移行するおそれがあるので，速やかに治療を開始する

●2～8 ng/dL(軽度～中等度増加)

[高頻度]軽症の Basedow 病，無痛性甲状腺炎，亜急性甲状腺炎，甲状腺ホルモン製剤過剰内服 **[可能性]**甲状腺刺激ホルモン(TSH)産生下垂体腺腫，甲状腺ホルモン不応症 **[対策]**さらに血中 FT_3，TSH，TSH レセプター抗体を測定して診断を確定させる

●0.4～1 ng/dL(軽度減少)

[高頻度]慢性甲状腺炎(橋本病)に伴う甲状腺機能低下症，euthyroid sick 症候群(たとえば肝硬変症，腎不全，癌末期など)，低蛋白血症 **[可能性]**亜急性甲状腺炎および無痛性甲状腺炎の回復期 **[対策]**さらに血中 TSH と抗サイログロブリン抗体と抗ミクロソーム抗体(抗 TPO 抗体)を測定し，診断を確定させる

●0.4 ng/dL 未満(高度減少)

[高頻度]慢性甲状腺炎に伴う著しい甲状腺機能低下症，特に粘液水腫，下垂体性(中枢性)甲状腺機能低下症 **[可能性]**甲状腺全摘出術後 **[対策]**粘液水腫性昏睡に陥らないよう，速やかにホルモン補充を開始する

採取保存 凍結保存.

薬剤影響 (低下)ステロイド剤内服時に低値を示すことがある.

測定前後の患者指導 空腹状態が続いている場合は低値をとることが多いため食事の有無を確認する．また甲状腺ホルモン製剤内服中の患者では，内服時刻を問診する.

(高松順太)

★★

遊離トリヨードサイロニン〔FT_3〕《遊離トリヨードチロニン，遊離 T_3，フリー T_3》 free triiodothyronine

基準値 2.0～4.0 pg/mL

測定法 ECLIA，RIA(固相法)，EIA，CLEIA

検体量 血清 0.3 mL

日数 1～2日

目的 甲状腺機能亢進症の診断

Decision Level

●20 pg/mL 以上(高度増加)

[高頻度] Basedow 病による甲状腺機能亢進症 **[可能性]** 無痛性甲状腺炎および亜急性甲状腺炎の病極期 **[対策]** 甲状腺クリーゼに移行するおそれがあるので，速やかに治療を開始する

●4～20 pg/mL(軽度～中等度増加)

[高頻度] 軽症の Basedow 病，亜急性甲状腺炎，無痛性甲状腺炎，T_3 甲状腺中毒症，T_3 製剤内服中 **[可能性]** 甲状腺刺激ホルモン(TSH)産生下垂体腺腫，甲状腺ホルモン不応症，ヨード欠乏症 **[対策]** さらに血中遊離 T_4(FT_4)，TSH，TSH レセプター抗体を測定して診断を確定させる

●2 pg/mL 未満(減少)

[高頻度] 種々の原発性甲状腺機能低下症，下垂体性(中枢性)甲状腺機能低下症，euthyroid sick 症候群(たとえば肝硬変症，腎不全，癌末期など)，空腹状態 **[可能性]** 亜急性甲状腺炎および無痛性甲状腺炎の回復前期，甲状腺全摘出術後，神経性食欲不振症 **[対策]** さらに血中 FT_4，TSH，抗サイログロブリン抗体，抗ミクロソーム抗体(抗 TPO 抗体)を測定して診断を確定させる

採取保存 凍結.

薬剤影響 ①(低下)ステロイド剤投与で低下する．②(低下)β遮断薬でも低下するといわれているが，その影響は軽微である.

測定前後の患者指導 絶食や飢餓状態にないかどうか聞く．もしそうであれば通常より低値となる.

(高松順太)

サイログロブリン〔Tg〕《チログロブリン》 thyroglobulin

基準値 5～30 ng/mL

測定法 ECLIA，RIA(固相法)

検体量 血清 0.3 mL
日数 1～3日
目的 ①甲状腺腫瘍の診断，②甲状腺腫瘍の増大度の判定

Decision Level

●**150 ng/mL 以上(高度増加)**
[高頻度] 腺腫様甲状腺腫，甲状腺癌(原発巣および転移性病変も含む) **[可能性]** Basedow 病，亜急性甲状腺炎，甲状腺良性腺腫，慢性甲状腺炎(橋本病)，甲状腺切除手術直後 **[対策]** さらにエコーおよび血中遊離 T_4(FT_4)，甲状腺刺激ホルモン(TSH)，抗サイログロブリン抗体(TgAb)を測定して，診断を確定する

●**30～150 ng/mL(軽度～中等度増加)**
[高頻度] 甲状腺癌，甲状腺良性腺腫，Basedow 病，無痛性甲状腺炎，慢性甲状腺炎 **[可能性]** 腺腫様甲状腺腫，TSH 産生下垂体腺腫，甲状腺ホルモン不応症，亜急性甲状腺炎 **[対策]** さらにエコーおよび血中 FT_4 と TSH を測定して診断を確定する

●**5～30 ng/mL(基準値)**
[高頻度] 慢性甲状腺炎に伴う甲状腺機能低下症，Basedow 病寛解状態 **[可能性]** 下垂体性(中枢性)甲状腺機能低下症，Basedow 病に対する ^{131}I 治療後 **[対策]** 原疾患の診断と治療

●**5 ng/mL 未満(減少)**
[高頻度] 甲状腺ホルモン製剤過剰内服による医原性甲状腺中毒症，甲状腺全摘出術後，Basedow 病に対する ^{131}I 治療後の晩発性甲状腺機能低下症 **[可能性]** 先天性甲状腺形成不全症 **[対策]** 原疾患の診断と治療

採取保存 凍結.
薬剤影響 (低下)甲状腺ホルモン製剤の過剰内服で減少.
測定前後の患者指導 甲状腺穿刺(生検)をした直後は異常高値を示すので，問診で確認する.

(高松順太)

抗サイログロブリン抗体〔TgAb〕《抗チログロブリン抗体》

anti-thyroglobulin antibody

基準値

・PA(サイロイドテスト)：陰性(100倍未満)
・RIA，EIA：0.3 U/mL以下

高感度測定法(RIA，EIA)が普及してきている．PA(受身凝集反応)によるサイロイドテスト(抗甲状腺サイログロブリン抗体)も本項目に含めて解説する

測定法 PA，RIA，EIA

検体量 血清0.3 mL

日数 1～3日

目的 慢性甲状腺炎(橋本病)の診断

Decision Level

●**PA：1,600倍以上(高度増加)**
●**RIA，EIA：100 U/mL以上(高度増加)**

[高頻度]慢性甲状腺炎(橋本病)，萎縮性甲状腺炎(粘液水腫) **[可能性]** Basedow病，ハシトキシコーシス **[対策]**さらに抗ミクロソーム抗体または抗甲状腺ペルオキシダーゼ抗体(抗TPO抗体)を測定する

●**PA：100～1,600倍(軽度増加)**
●**RIA，EIA：0.3～100 U/mL(軽度増加)**

[高頻度]慢性甲状腺炎(橋本病)，Basedow病，無痛性甲状腺炎，甲状腺癌，腺腫様甲状腺腫，ハシトキシコーシス **[可能性]**亜急性甲状腺炎の一時期，萎縮性甲状腺炎(粘液水腫)，膠原病 **[対策]**さらに抗ミクロソーム抗体または抗TPO抗体を測定する

●**PA：100倍未満(基準値)**
●**RIA，EIA：0.3 U/mL以下(基準値)**

[可能性]単純性甲状腺腫，Basedow病，甲状腺腫瘍，亜急性甲状腺炎，腺腫様甲状腺腫 **[対策]**抗ミクロソーム抗体または抗TPO抗体を測定する

採取保存 凍結．

(高松順太)

抗甲状腺ペルオキシダーゼ抗体〔抗 TPO 抗体，TPOAb〕《抗ミクロソーム抗体，抗マイクロゾーム抗体》

anti-thyroid peroxidase antibody
《anti-microsomal antibody》

基準値

・PA(ミクロソームテスト)：陰性(100 倍未満)
・RIA，EIA：0.3 U/mL 以下

高感度測定法(RIA，EIA)が抗 TPO 抗体として測定され，普及してきている．本項では PA(受身凝集反応)によるミクロソームテスト(抗甲状腺ミクロソーム抗体半定量)も含めて解説する

測定法　PA，RIA，EIA
検体量　血清 0.3 mL
日数　1～3日
目的　慢性甲状腺炎(橋本病)の診断

Decision Level

●**PA：1,600 倍以上(高度増加)**
●**RIA，EIA：100 U/mL 以上(高度増加)**

[高頻度]慢性甲状腺炎(橋本病)，萎縮性甲状腺炎(粘液水腫)，Basedow 病　**[可能性]**無痛性甲状腺炎　**[対策]**さらに抗サイログロブリン抗体(TgAb)および甲状腺刺激ホルモン(TSH)レセプター抗体を測定して，診断を確立させる

●**PA：100～1,600 倍(軽度増加)**
●**RIA，EIA：0.3～100 U/mL(軽度増加)**

[高頻度]慢性甲状腺炎(橋本病)，Basedow 病，無痛性甲状腺炎　**[可能性]**亜急性甲状腺炎の一時期，膠原病，腺腫様甲状腺腫　**[対策]**さらに TgAb および TSH レセプター抗体を測定して，診断を確立させる

●**PA：100 倍未満(基準値)**
●**RIA，EIA：0.3 U/mL 以下(基準値)**

[可能性]単純性甲状腺腫，Basedow 病，甲状腺腫瘍，亜急性

甲状腺炎，腺腫様甲状腺腫 **[対策]** さらに TgAb と TSH レセプター抗体を測定して，診断を確立させる
採取保存 凍結.

(高松順太)

★

甲状腺刺激ホルモンレセプター抗体〔TRAb〕《TSH 結合阻害免疫グロブリン〔TBII〕，TSH 受容体抗体，TSH レセプター抗体》

thyroid stimulating hormone (thyrotropin) receptor antibody
《TSH-binding inhibiting immunoglobulin》

基準値 2.0 IU/L 以下
測定法 RRA
検体量 血清 0.3 mL
日数 1 ～ 4 日
目的 ① Basedow 病の診断，②抗甲状腺薬治療の中止時期の判定

Decision Level

●20.0 IU/L 以上(高度増加)
[高頻度] Basedow 病(重症型)，T_3 優位型 Basedow 病 **[可能性]** 慢性甲状腺炎(橋本病)のうち甲状腺刺激阻害型抗体(TSBAb)を有する例，腺腫様甲状腺腫を伴う Basedow 病 **[対策]** 抗甲状腺薬治療では寛解に導くことが難しい

●2.0 ～ 20.0 IU/L 以下(軽度増加)
[高頻度] Basedow 病 **[可能性]** 慢性甲状腺炎のうち，TSBAb を有する例，亜急性甲状腺炎の一時期 **[対策]** 抗甲状腺薬で寛解に導けるよう治療を開始する

●2.0 IU/L 以下(基準値)
[可能性] Basedow 病の寛解期，単純性甲状腺炎，慢性甲状腺炎(橋本病)，無痛性甲状腺炎，亜急性甲状腺炎，甲状腺腫瘍性病変，TSH 産生下垂体腫瘍，甲状腺ホルモン不応症，医原性甲状腺中毒症 **[対策]** さらに甲状腺刺激抗体(TSAb)を

測定して陰性であるか否かを確認する
採取保存 絶対凍結.

(高松順太)

カルシトニン calcitonin

基準値
・男性：5.5 pg/mL 以下
・女性：4.0 pg/mL 以下

測定法 ECLIA
検体量 血清 0.5 mL
日数 1～3日
目的 甲状腺髄様癌の診断

Decision Level

●**25 pg/mL 以上(高度増加)**
[高頻度]甲状腺髄様癌，多発性内分泌腫瘍 2 A 型(MEN-2 A)，髄様癌以外のカルシトニン産生腫瘍 **[対策]**血中 CEA 値測定

●**5～25 pg/mL(軽度～中等度増加)**
[高頻度]甲状腺髄様癌，MEN-2 A **[可能性]**Ca 急速負荷試験直後，甲状腺摘出術直後，ペンタガストリン負荷試験直後，高 Ca 血症クリーゼの初期 **[対策]**血中 CEA 値測定

●**5 pg/mL 以下(基準値)**
[可能性]副甲状腺機能亢進症，副甲状腺機能低下症，骨粗鬆症，カルシトニン製剤注射療法中の患者，甲状腺腺腫，腺腫様甲状腺腫，髄様癌以外の甲状腺癌 **[対策]**髄様癌以外の疾患を考慮する

採取保存 絶対凍結.
薬剤影響 骨粗鬆症の治療薬であるカルシトニンを投与している例においても，測定値に大きな影響はない.
測定前後の患者指導 採血前の飲食制限は，特にない.

(高松順太)

3. 副甲状腺

副甲状腺ホルモン関連蛋白インタクト〔PTHrP-intact〕《副甲状腺ホルモン関連蛋白〔PTHrP〕》

parathyroid hormone-related protein-intact
《parathyroid hormone-related protein》

基準値 1.1 pmol/L 以下
測定法 RIA(固相法)
検体量 血漿 0.5 mL
日数 3～7日
目的 高 Ca 血症を伴う悪性腫瘍の診断

Decision Level

●**10 pmol/L 以上(高度増加)**

[高頻度]高 Ca 血症を伴う悪性腫瘍(骨転移のない例), 成人 T 細胞白血病　**[可能性]**骨転移と高 Ca 血症を伴う悪性腫瘍
[対策]悪性腫瘍の検索

●**1.1 ～ 10 pmol/L(軽度～中等度増加)**

[高頻度]高 Ca 血症を伴う悪性腫瘍(骨転移の有無と無関係), 正常 Ca 値を示す悪性腫瘍(特に肺扁平上皮癌, 肺大細胞癌, 成人 T 細胞白血病)　**[可能性]**授乳中の女性, 悪性リンパ腫, 多発性骨髄腫, 健常者の一部　**[対策]**悪性腫瘍の検索

採取保存 凍結保存.
薬剤影響 なし. ただし乳汁中に PTHrP が高濃度に含まれている.

(高松順太)

インタクト副甲状腺ホルモン〔intact-PTH〕

intact parathyroid hormone

基準値 15～65 pg/mL

測定法 ECLIA

検体量 血清1 mL

日数 1～3日

目的 副甲状腺機能亢進症および低下症の診断

Decision Level

●500 pg/mL **以上(高度増加)**

[高頻度]慢性腎不全(透析中) **[対策]**腎機能を評価する

●65～500 pg/mL**(軽度～中等度増加)**

[高頻度]腎機能不全症，原発性副甲状腺機能亢進症，骨軟化症 **[可能性]**吸収不全症候群，くる病，偽性副甲状腺機能低下症，異所性副甲状腺ホルモン(PTH)産生腫瘍(癌など)，副腎皮質ホルモン製剤内服中 **[対策]**腎機能を評価する

●15 pg/mL **以下(減少)**

[高頻度]二次性副甲状腺機能低下症(副甲状腺全摘出術後) **[可能性]**特発性副甲状腺機能低下症，ビタミンD中毒症，胃転移を伴う悪性腫瘍，多発性骨髄腫，急性Ca静注負荷 **[対策]**さらに高感度副甲状腺ホルモン(PTH-HS)を測定する

採取保存 ①採血後直ちに分離．②冷蔵保存は不可．

薬剤影響 ①(上昇)クエン酸，EDTA投与により上昇する．②(低下)ビタミンD剤内服により低下する．

測定前後の患者指導 低値を呈することがあるので，ビタミンD剤内服の有無をチェックする．

(高松順太)

4. 副腎髄質・交感神経

カテコールアミン〔CA〕 catecholamine

基準値

● 血中
・アドレナリン(A)：100 pg/mL 以下
・ノルアドレナリン(NA)：100 ～ 450 pg/mL
・ドーパミン(DA)：20 pg/mL 以下

● 尿中
・A：3.4 ～ 26.9 μg/日
・NA：48.6 ～ 168.4 μg/日
・DA：365.0 ～ 961.5 μg/日

測定法 HPLC

検体量
・血漿 1.5 mL
・尿 3 mL

日数 3 ～ 5 日

目的 CA 産生腫瘍の診断

Decision Level

■尿中 CA

●A 27 μg/日以上

●NA 168.5 μg/日以上(高値)

[高頻度] 褐色細胞腫，神経芽腫 **[可能性]** 本態性高血圧症，腎性高血圧症，悪性高血圧症，甲状腺機能低下症，うっ血性心不全，狭心症，肝炎，肝硬変，十二指腸潰瘍，糖尿病，うつ病，Parkinson 症候群，ストレス時 **[対策]** CT，^{123}I-MIBG などによる局在診断

●A 3.4 ～ 26.9 μg/日

●NA 48.6 ～ 168.4 μg/日(基準範囲)

[可能性] 褐色細胞腫，神経芽腫 **[対策]** 再検およびメタネフリン，ノルメタネフリン，バニリルマンデル酸(VMA)，ホモバニリン酸(HVA)の測定．可能性が高ければ，CT，^{123}I-MIBG などによる局在診断

●A 3.3 μg/日以下
●NA 48.5 μg/日以下(低値)
[可能性]家族性自律神経失調症，特発性起立性低血圧症 [対策]神経内科的検査による診断と治療

採取保存 ①尿は24時間塩酸蓄尿とし，尿量を記載し，一部を凍結保存．②血漿は冷却分離後直ちに凍結し，−20℃にて保存．

薬剤影響 ①(上昇)蛍光法で測定する場合は，蛍光を発するテトラサイクリン系薬の投与で高値を示す可能性がある．メトクロプラミド，フェノキシベンザミン，三環系抗うつ薬，血管拡張薬(亜硝酸薬，ヒドララジン)などの投与で上昇する可能性がある．CA類似の化学構造をもつα-メチルドーパ，イソプロテレノール，ラベタロールなどの投与で高値を示す可能性がある．②(低下)クロニジン，レセルピン，α-メチルパラタイロシン，ブロモクリプチン，デキサメタゾンなどの投与で低下する．

測定前後の患者指導 ①採血前30分間安静臥床後に仰臥位にて採血する．②検査前には，測定に干渉する薬剤を中止し，バナナ，チョコレート，バニラ含有の菓子類などの摂取を禁じる．③過度のストレス状態でないことを確認する．④検査中は激しい体動はさける．⑤褐色細胞腫ではメトクロプラミドやグルカゴン負荷にてCAが急上昇し危険な場合がある．

(飯高 誠，片山茂裕)

5.副腎皮質

★

アルドステロン《血漿アルドステロン濃度〔PAC〕》

aldosterone《plasma aldosterone concentration》

基準値 4.0 ~ 82.1 pg/mL(安静臥位)
測定法 CLEIA
検体量 血漿0.5 mL
日数 3 ~ 5日
目的 副腎からの鉱質コルチコイドの分泌量の評価

Decision Level

●4.0 pg/mL 以下(基準下限以下)

[高頻度] Addison 病, 選択的低アルドステロン症 **[可能性]** 18-ヒドロキシラーゼ(CMO I)欠損症, 18-OH-デヒドロゲナーゼ(CMO II)欠損症, 21-ヒドロキシラーゼ欠損症, 他の鉱質コルチコイドの過剰(17 α-ヒドロキシラーゼ欠損症, 11 β-ヒドロキシラーゼ欠損症, DOC 産生腫瘍など), 偽性アルドステロン症(グリチルリチンや甘草服用時), アンジオテンシン変換酵素阻害薬やアンジオテンシン II 受容体拮抗薬服用時 **[対策]** 血漿レニン活性(PRA)を測定するとともに, レニン分泌刺激試験を行う

NOTE CMO：コルチコステロンメチルオキシダーゼ. CMO I と CMO II は, *CYP 11 B 2* 上に存在する

●82.1 pg/mL 以上(基準上限以上)

[高頻度] 原発性アルドステロン症(PA), 特発性アルドステロン症, 糖質コルチコイド反応性アルドステロン症, 続発性アルドステロン症(肝硬変, ネフローゼ症候群, 心不全など), 悪性高血圧, 腎血管性高血圧, 腎疾患 **[可能性]** Bartter 症候群, レニン産生腫瘍, 偽性低アルドステロン症(受容体の欠損), スピロノラクトンやエプレレノン服用時 **[対策]** PRA を測定するとともに, レニン分泌刺激試験を行う. また, ^{131}I-アドステロールによる副腎シンチグラフィーを行う

採取保存 ①早朝安静臥位で採血する. ②血漿は凍結する.

薬剤影響 ①(上昇)利尿薬, スピロノラクトン, エプレレノン, ドーパミン拮抗薬, エストロゲン製剤. ②(低下)グリチルリチンや甘草, アンジオテンシン変換酵素阻害薬, アンジオテンシン II 受容体拮抗薬, 直接的レニン阻害薬(DRI).

測定前後の患者指導 ① 30 分前後の安静臥位の後採血することを伝える. ②刺激試験の場合には, 2 時間の立位後〔＋フロセミド(ラシックス®)静注後 30 分〕に採血することもある.

(片山茂裕, 飯高　誠)

コルチゾール　cortisol

基準値 2.7 ~ 15.5 μg/dL
測定法 RIA, EIA
検体量 血漿 0.5 mL
日数 3 ~ 5日
目的 副腎からの糖質コルチコイドの分泌量の評価

Decision Level

●2.7 μg/dL 以下(基準下限以下)

[高頻度]下垂体機能低下症, Addison病　**[可能性]**ACTH単独欠損症, 先天性副腎皮質過形成, 合成副腎皮質ホルモン薬投与中　**[対策]**血中ACTH濃度を同時に測定する

●15.5 μg/dL 以上(基準上限以上)

[高頻度]Cushing病, Cushing症候群(副腎腺腫, 癌)　**[可能性]**異所性ACTH産生腫瘍, 肥満, 神経性食思(欲)不振症, CBG増加時(妊娠・エストロゲン投与中)　**[対策]**血中ACTH濃度を同時に測定する. 尿中17-ヒドロキシコルチコステロイド(OHCS), 尿中17-ケトステロイド(KS), 尿中遊離コルチゾール(17-OHCSが高値の単純性肥満では低値)の測定も参考になる. デキサメタゾン抑制試験が鑑別に必要なこともある

採取保存　早朝安静時に採血する.

薬剤影響　①(上昇)女性ホルモン. ②(低下)合成副腎皮質ホルモン薬.

測定前後の患者指導　①日内リズムがあるので, 早朝空腹時に安静臥位で採血することを伝える. ②ストレス時には測定を避ける. ③日内変動をみる場合には, 早朝・正午・夕刻の採血時刻を伝え, 強度の運動などは避けるよう伝える.

(片山茂裕, 飯高　誠)

6. 性腺・胎盤

ヒト絨毛性ゴナドトロピン〔HCG〕とサブユニット

human chorionic gonadotropin, α-subunit, β-subunit

基準値

■血中 HCG

●男性/非妊婦 2.0 mIU/mL 以下

●妊婦

・〜6 週：2,700〜87,200 mIU/mL
・7〜10 週：6,700〜201,500 mIU/mL
・11〜20 週：8,700〜72,200 mIU/mL
・21〜30 週：4,300〜50,500 mIU/mL
・31〜40 週：5,400〜79,000 mIU/mL

■尿中 HCG

●男性/非妊婦 2.0 mIU/mL 以下

●妊婦

・〜6 週：7〜62,600 mIU/mL
・7〜10 週：4〜373,000 mIU/mL
・11〜20 週：3,100〜277,900 mIU/mL
・21〜30 週：300〜44,500 mIU/mL
・31〜40 週：300〜44,500 mIU/mL

■血中 HCG β-サブユニット

・0.10 ng/mL 以下

測定法 ECLIA, CLEIA, EIA, RIA, IRMA

検体量

・血清 0.5 mL
・尿 1 mL

日数 2〜5 日

目的 ①異常妊娠の診断，経過観察，②妊娠の経過観察

Decision Level

●尿中 HCG 1 万〜38 万 mIU/mL（高値）

[高頻度]妊娠 **[可能性]**胞状奇胎，絨毛癌，異所性 HCG 産生腫瘍 **[対策]**正常および異常妊娠の鑑別

●尿中 HCG　38 万～100 万 mIU/mL(著明高値)
[高頻度]胞状奇胎　**[可能性]**絨毛癌，異所性 HCG 産生腫瘍
[対策]画像診断および外科的切除
●尿中 HCG　100 万 mIU/mL 以上(異常高値)
[高頻度]胞状奇胎　**[可能性]**絨毛癌　**[対策]**超音波断層法などの婦人科的検査

採取保存　①採取後速やかに測定するか，−20℃ にて凍結保存する．②血漿でも測定可能だが，高濃度の EDTA やヘパリンは測定に干渉する．③混濁尿，血尿，高蛋白尿は遠心後に使用．

薬剤影響　①(上昇) HCG 投与で上昇する．②(低下) ECLIA 法では 5 mg/日以上のビオチン服用で低値を示す可能性があるので，投与後少なくとも 8 時間以上経過してから採血すること．

測定前後の患者指導　①採血日が最終月経から第何日目か，妊娠何週目かを記載しておく．② HCG を 1 週間以内に投与されていないことを確認する．③採血の時間による影響はない．

(飯高　誠，片山茂裕)

★★★

妊娠反応《HCG 定性》　test for pregnancy

基準値
・男性および非妊娠女性：陰性
・妊娠女性：陽性

測定法　免疫クロマト法，ラテックス凝集反応(LA)，赤血球凝集(阻止)反応(HI)
検体量　部分尿 10 mL
日数　1 日
目的　妊娠ないし異常妊娠の診断

Decision Level

■男性および非妊娠女性で陽性
[可能性]ヒト絨毛性ゴナドトロピン(HCG)産生腫瘍，HCG 投与中　**[対策]**画像診断による腫瘍の同定と治療

■妊娠女性

●半定量で異常低値

[可能性]異所性妊娠，切迫流産 [対策]超音波断層法などによる婦人科的検査

●半定量で異常高値

[可能性]胞状奇胎，絨毛癌，多胎妊娠 [対策]超音波断層法などによる婦人科的検査

採取保存 ①採取後速やかに測定する．②混濁尿，血尿，高蛋白尿は遠心後に使用．

薬剤影響 (上昇) HCG 投与で陽性になることがある．

測定前後の患者指導 ①最終月経から第何日目か，妊娠何週目かを記載しておく．② HCG を 1 週間以内に投与されていないことを確認する．

（飯高 誠，片山茂裕）

7. 糖代謝

糖代謝検査の役割と選択基準

糖代謝検査は，主に糖尿病の診断，治療法の決定，治療効果の判定などのために行われる．

●診断のための検査

糖尿病の診断には慢性の高血糖状態の証明が必要であり，空腹時血糖，随時血糖，75 g 経口グルコース負荷試験(75 g OGTT)を異なる日に行って判断することもできるが，通常はこれらの検査と HbA1c を同時に行うことで診断する．

●病型・病態の評価による治療法決定のための検査

糖尿病の治療法の選択にあたっては，高血糖の証明のみならず，1 型糖尿病，2 型糖尿病などの病型や，インスリン抵抗性やインスリン分泌不全の程度などの病態を評価する必要がある．病型の診断は，発症様式などの現病歴や体重歴，口渇・多飲・多尿などの自覚症状，肥満などの他覚症状からも推定できるが，確定診断には抗 GAD 抗体や抗 IA-2 抗体などの自己抗体の存在や，血中および尿中の C-ペプチドの定量，または血中インスリン値の測定による内因性インスリン分泌能

の評価が必要である．インスリン分泌能の評価には，グルカゴン負荷試験によるC-ペプチドの反応の評価も有用である．空腹時血糖値と血中C-ペプチド値によるC-ペプチドインデックスや空腹時血糖値と血中インスリン値によるHOMA-βは，2型糖尿病におけるインスリン分泌不全の評価に用いられる．インスリン抵抗性の評価には，空腹時血糖値と血中インスリン値によるHOMA-IRがしばしば用いられるが，HOMA-βやHOMA-IRは，インスリン治療中の患者では適正な評価指標とはならない．劇症1型糖尿病を含む1型糖尿病の診断時や，シックデイなどの際にインスリン作用不足によって生じるケトーシス，ケトアシドーシスの評価のためには，尿中・血中のケトン体の測定が必要である．

●治療効果の判定に用いられる検査

外来診察時に通常，空腹時血糖または随時血糖とHbA1cを測定して，過去1～2カ月間の血糖コントロールの評価を行う．もう少し短い期間の血糖コントロールの評価を行いたい場合や，赤血球寿命が変化する疾患を併発していてHbA1cが血糖コントロールを正しく反映しない場合には，グリコアルブミンを過去1～2週間の血糖コントロールの指標として用いる．ただし，顕性アルブミン尿がある場合には，グリコアルブミンは低値をとるので注意が必要である．さらに，1,5-AG(1,5-アンヒドロ-D-グルシトール)は直近の血糖コントロールを反映し，特に食後高血糖の感知に有用である．しかしながら，尿糖の量に影響を受けるため比較的良好な血糖コントロール状態にないと用いることができず，また SGLT 2(sodium glucose cotransporter 2)阻害薬服用時には低値となってしまうため使用できない．

(植木浩二郎)

★★★ パニ

グルコース《血糖，ブドウ糖》 glucose

基準値 空腹時血漿血糖 70～110 mg/dL
共用基準範囲 73～109 mg/dL
パニック値 50 mg/dL 以下，350 mg/dL 以上
測定法 酵素法(glucose-oxidase；GOD)法
検体量 血漿 0.5～1 mL

日数 1～2日
目的 糖代謝の評価

Decision Level
●60 mg/dL 以下(高度低下)
[高頻度]インスリン・経口糖尿病薬の使用，反応性低血糖(ダンピング症候群) **[可能性]**膵β細胞腫，インスリン自己免疫症候群，下垂体機能低下症，副腎機能低下症，甲状腺機能低下症，肝腫瘍，アルコール性低血糖，糖原病(Ⅰ，Ⅲ，Ⅳ型)，ロイシン過敏症，果糖不耐症 **[対策]**早急にグルコースの投与を行い，糖尿病治療の有無，服薬中の薬剤(特にインスリン，SU薬の使用歴)，食事時間の関係，運動との関係を分析する．膵β細胞腫などを疑うときはインスリン値，血糖との関係を明らかにし，成長ホルモン，ACTH-副腎系の分泌不全を疑うときは各種ホルモン測定ならびに負荷テストを行う
●110 mg/dL 以上(軽度上昇)
[高頻度] 2型糖尿病，1型糖尿病，境界型耐糖能異常 **[可能性]**胃切除後，甲状腺機能亢進症，Cushing症候群，褐色細胞腫，グルカゴノーマ，急性膵炎，慢性膵炎，膵腫瘍，異常インスリン血症，医原性高血糖，食事摂取後 **[対策]**グリコヘモグロビン，IRI，C-ペプチド，グルコース負荷試験(75 g OGTT)などの測定を行う．糖尿病以外が疑われるときは，各種ホルモン検査や画像診断を行う
●126 mg/dL 以上(空腹時血糖，中等度上昇)
●200 mg/dL 以上(随時血糖，中等度上昇)
[高頻度] 2型糖尿病，1型糖尿病 **[可能性]**上記疾患を含む **[対策]**グリコヘモグロビン，IRI，C-ペプチドなどの測定を行う．糖尿病以外が疑われるときは，各種検査を行う
●400 mg/dL 以上(高度上昇)
[高頻度・可能性]糖尿病，糖尿病性ケトアシドーシス，高浸透圧高血糖症候群 **[対策]**ケトン，浸透圧などの測定を行い，早急に血糖を下げる処置を行う
採取保存 ①解糖阻害薬(NaF，EDTAなど)を添加した採血管を使用．②速やかに測定する．すぐに測定できないときは冷却保存．
薬剤影響 ①(上昇) ACTH，GH，甲状腺ホルモン，副腎皮質ホルモン剤，アドレナリン，グルカゴン，サイアザイド系利

尿薬，フロセミド，クロルプロマジン，ニコチン酸，インドメタシンなどで上昇する．②低下経口糖尿病薬，インスリン，アルコール，レセルピン，サリチル酸，フィブラート系，モノアミンオキシダーゼ阻害薬などで低下する．

（大原　毅）

★★★

HbA1c〔ヘモグロビン A1c〕《糖化ヘモグロビン》

hemoglobin A1c《glycated hemoglobin》

基準値
・HbA1c(NGSP)：4.6～6.2%
・HbA1c(JDS)：4.3～5.8%

共用基準範囲　(NGSP)4.9～6.0%

測定法　HPLC 法など

検体量　全血 2 mL

日数　1～2日

目的　①糖尿病の診断，②血糖コントロールの評価

Decision Level

●異常高値

[高頻度]糖尿病　**[可能性]**鉄欠乏状態，赤芽球癆，異常ヘモグロビン血症　**[対策]**上記疾患の鑑別，糖尿病の血糖コントロール

●異常低値

[高頻度]赤血球寿命の短縮（溶血性貧血，出血，肝硬変，腎性貧血），エリスロポエチンの治療期，鉄欠乏貧血の治療期　**[可能性]**妊娠，異常ヘモグロビン血症　**[対策]**上記疾患の鑑別

●糖尿病診療に用いる各種基準値・判定値・目標値（表 9，10）

2014 年 4 月 1 日より NGSP 値のみを表記することとなった（詳細は日本糖尿病学会のホームページを参照のこと）．

HbA1c(NGSP)＝1.02×HbA1c(JDS)＋0.25

採取保存　① EDTA-2 NaF 加採血．② 4℃ で 1 週間安定，－70℃ で 3 カ月間保存可能．

（大原　毅）

表 9　糖尿病の診断に用いる HbA1c の値

項目	HbA1c（NGSP）
基準範囲	4.6 ～ 6.2%
診断基準	≧6.5%
コントロール目標値	<6.9%
糖尿病の疑いが否定できない群	6.0 ～ 6.4%
将来の糖尿病発症の高リスク群	5.6 ～ 5.9%

表 10　特定健康診査項目の判定値

項目名	HbA1c（NGSP）
保健指導判定値	≧5.6%
受診勧奨判定値	≧6.5%

グリコアルブミン《糖化アルブミン〔GA〕》

glycoalbumin《glycated albumin》

基準値 11 ～ 16%

測定法 酵素法

検体量 血清または血漿で約 0.5 mL

日数 1 ～ 3 日

目的 血糖コントロール状態の評価

Decision Level

●11% 以下（低値）

[高頻度] 血中アルブミン半減期の短縮（甲状腺機能亢進症，ネフローゼ症候群，高度熱傷など） **[対策]** 上記疾患の鑑別，他の血糖コントロール指標との比較

●16% 以上（高値）

[高頻度] 糖尿病，血中アルブミン半減期の延長（甲状腺機能低下症，肝硬変など） **[対策]** 上記疾患の鑑別，糖尿病の血糖

コントロール，他の血糖コントロール指標との比較
採取保存 血清(血漿)分離後凍結.
薬剤影響 ①(低下)理論的には，アルブミンのリジン残基を修飾しうる薬剤(アスピリンなど)の長期大量服用によって糖化が競合的に阻害された場合，低値にでる可能性はあるが，詳細は不明. ②(低下)ステロイド剤が，その蛋白質異化作用によってアルブミン血中半減期を短縮させた場合にGAがやや低めにでる可能性はある. しかし，実際にどの程度影響するかについての検討は今後の課題であり，臨床使用上に大きな支障をきたすほどではないかもしれない.
測定前後の患者指導 絶食は不要.

(宮田 哲)

★★

インスリン〔IRI〕 immunoreactive insulin

基準値 5～15 μU/mL(空腹時)
測定法 RIA，EIA
検体量
・全血 1 mL
・血清 0.5 mL
日数 2～4日
目的 ①内因性膵β細胞量と機能の検索，②糖尿病の病型分類，③糖尿病の治療薬剤の選択

Decision Level

●1 μU/mL 以下(高度減少)
[高頻度] 1 型糖尿病 **[可能性]** 2 型糖尿病の SU 薬二次無効例 **[対策]** インスリン治療を行う
●1～5 μU/mL(軽度減少)
[高頻度] 2 型糖尿病
●15～30 μU/mL(軽度増加)
[高頻度] 肥満 **[可能性]** 肝硬変，腎不全 **[対策]** 肥満の場合はインスリン分泌の亢進によるものであり，肝硬変や腎不全の場合はインスリン代謝の低下によるもの
●30 μU/mL 以上(高度増加)
[高頻度] インスリン抗体(外来性インスリン注射による場合

とインスリン自己免疫症候群による場合がある） **[可能性]** 特殊なインスリン抵抗性症候群（異常インスリン血症，インスリン受容体異常 A，B，C 型，家族性高プロインスリン血症），インスリノーマ **[対策]** インスリン抗体の有無の検索，強度のインスリン抵抗性をきたす原疾患の検索，膵腫瘍存在の同定

採取保存 ①血清分離し，−20℃ 凍結保存．②検体の凍結融解の繰り返しはさけること．

測定前後の患者指導 ①空腹時インスリン値測定は前日より10 時間以上の絶食を厳守させる．②インスリン分泌を高める糖質やアミノ酸が入った飲料水の摂取を禁止する．

（大原　毅）

★

C-ペプチド〔CPR〕

connecting peptide immunoreactivity

基準値

・血中 CPR：1.2 ～ 2 ng/mL，1.7 ± 0.1 ng/mL（空腹時）
・1 日尿中 C-ペプチド排泄量：24 ～ 97 μg/日

測定法 RIA，EIA

検体量

・血清 0.3 mL
・尿 1 mL

日数 2 ～ 4 日

目的 ①内因性膵 β 細胞機能の検索（特にインスリン治療患者に対して），②糖尿病の病型分類，③インスリノーマの診断

Decision Level

●0.5 ng/mL 以下（高度減少）

[高頻度] 1 型糖尿病 **[可能性]** 2 型糖尿病の SU 薬二次無効例 **[対策]** インスリン治療を行う

●0.5 ～ 1.2 ng/mL（軽度減少）

[高頻度] 2 型糖尿病 **[可能性]** 境界型耐糖能異常症例（IGT） **[対策]** 2 型糖尿病に対しては経口血糖降下薬の適応を考える．IGT に対しては 75 g 経口ブドウ糖負荷試験（OGTT）を

行い，糖尿病か否かを明らかにする

●2 ng/mL 以上(**増加**)

[高頻度]肥満者，慢性腎不全　**[可能性]** 2 型糖尿病の早期，肝硬変，インスリノーマ，家族性高プロインスリン血症，インスリン自己免疫症候群　**[対策]**腎不全や肝硬変などの原疾患の検索，血中インスリン値(IRI)の同時測定，家族の CPR 測定，膵腫瘍の有無

採取保存　血清分離し，−20℃ 凍結保存．検体の凍結融解の繰り返しはさけること．

測定前後の患者指導　①空腹時血中 CPR の測定のためには前夜の食事から 10 時間の絶食期間を設ける．②測定前の水，茶の飲水は可能であるがコーヒー，清涼飲料水の摂取は不可．③ 1 日尿中 C-ペプチド排泄量の測定では，正確な 24 時間蓄尿と，日差間のバラツキが大きいため，連続 3 日間の測定が重要である．

(大原　毅)

★

グルカゴン〔IRG〕 immunoreactive glucagon

基準値　70 ～ 174 pg/mL

測定法　RIA(2 抗体法)

検体量　血漿 1 mL

日数　4 ～ 6 日

目的　糖代謝異常の病態の検索

Decision Level

●1,000 pg/mL 以上(**高度上昇**)

[高頻度]高度上昇の場合，グルカゴン産生腫瘍が最も疑わしい　**[対策]**皮疹，耐糖能の低下，低アミノ酸血症があれば各種画像検査による腫瘍の局在診断

●300 ～ 1,000 pg/mL(**中等度上昇**)

[高頻度]グルカゴン産生腫瘍，糖尿病性ケトアシドーシス，熱傷，重症感染症　**[可能性]**糖尿病，肝硬変症，腎不全　**[対策]**原疾患の診断と治療

●40 pg/mL 以下(**基準値以下**)

[高頻度]膵摘，不安定型糖尿病　**[可能性]**グルカゴン欠損症

[対策] アルギニン，アラニン負荷試験による分泌刺激に対する反応の検討

採取保存　EDTA-2 Na＋トラジロール入り容器で血漿分離し，凍結保存．

（大原　毅）

グルコース負荷試験〔GTT，OGTT，75 g OGTT〕《ブドウ糖負荷試験》

glucose tolerance test, 75 g oral glucose tolerance test

基準値

・負荷前血糖値：110 mg/dL 未満

・負荷後 2 時間血糖値：140 mg/dL 未満

測定法　糖質を 150 g 以上含む食事を 3 日以上摂取した後，朝まで 10 ～ 14 時間の絶食，空腹のままで来院させる．まず採血をした後に，ブドウ糖（無水ブドウ糖 75 g を水に溶かしたもの，またはデンプン分解産物の相当量，たとえばトレーラン®G）を 5 分以内で飲用させ，飲み始めてからの時間として，30 分，1 時間，2 時間に採血をし，血糖値とインスリン値（IRI）を測定する

検体量　「グルコース」（108 頁），「インスリン」（112 頁）の項参照

日数　1 ～ 3 日

目的　耐糖能の評価，糖尿病の診断

Decision Level

●負荷後 2 時間血糖値：200 mg/dL 以上（糖尿病型）

●負荷後 2 時間血糖値：140 ～ 200 mg/dL（境界型）

空腹時血糖値および 75 g OGTT による判定区分を**図 2** に示す．なお，本邦においては 1 時間値 180 mg/dL 以上を呈する正常型は境界型に準じて取り扱うとされる

採取保存　「グルコース」（108 頁），「インスリン」（112 頁）の項参照

測定前後の患者指導　①長時間の絶食後の検査は，耐糖能が悪く判定される．②検査中，水以外の摂取は禁止し，喫煙・運動は控える．③本試験は上部消化管造影 X 線検査や内視

図 2　空腹時血糖値と 75 g OGTT による判定区分

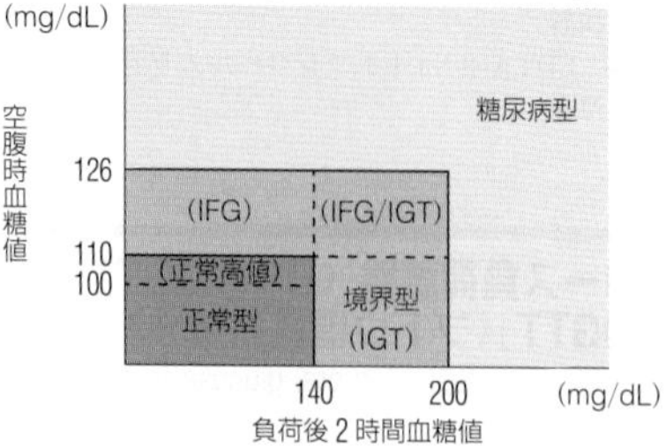

IGT；impaired glucose tolerance，IFG；impaired fasting glycemia
〔日本糖尿病学会(編著)：糖尿病治療ガイド 2022-2023. p 28，文光堂，2022 より改変〕

鏡検査後には行わない．

(坂口一彦)

抗グルタミン酸デカルボキシラーゼ抗体〔抗 GAD 抗体〕★

anti-glutamic acid decarboxylase antibody

基準値　陰性(5.0 U/mL 未満)
測定法　ELISA 法
検体量　血清 0.5 mL
日数　2～4 日
目的　1 型糖尿病の診断

Decision Level

●陽性

[高頻度] 1 型糖尿病　**[対策]** 抗膵島細胞質抗体(ICA)，抗 IA-2 抗体測定．主要組織適合抗原(HLA)測定．尿中 C-ペプチド(CPR)およびグルカゴン負荷テスト時の CPR 値の推

移を観察する

採取保存 4℃保存で最低2カ月は力価の低下もなく測定可．しかし，凍結融解はやはりさけるべきである．

（大原　毅）

インスリン抗体 insulin antibody

基準値
- 0.4 U/mL 未満
- インスリン抗体結合率：2.5% 未満

測定法 RIA

検体量 血清 0.3 mL

日数 3～7日

目的 インスリン自己免疫症候群の診断

Decision Level

●**陽性**

[高頻度・可能性]①インスリン自己免疫症候群，②他の自己免疫疾患，③1型糖尿病(発症初期のインスリン治療前)，④インスリン治療中の糖尿病(インスリン抵抗型糖尿病を含む)，⑤インスリンアレルギー，⑥factitious hypoglycemia，⑦SH基を有する薬剤服用(チアマゾール，チオプロニン，グルタチオン，ペニシラミン) **[対策]**インスリン注射歴の有無，低血糖症状の有無などにより，血中IRI，CPR値の測定，さらに，①，④などが疑われた場合，非標識インスリンによる抑制試験

採取保存 ①採取は常温で血清分離．②保存は冷蔵または−20℃で冷凍保存(溶解，凍結を繰り返さない限り力価は安定)．

薬剤影響 インスリン製剤の使用，チアマゾール，チオプロニン，グルタチオン，ペニシラミン服用にて，インスリン抗体が出現し陽性を示すことがある．

測定前後の患者指導 採血は空腹時に行うことを伝える．

（安田尚史）

乳酸《有機モノカルボン酸》

lactic acid《organic mono carbonic acid》

基準値
・成人：4 ～ 16 mg/dL
・小児(8 ～ 15 歳)：5 ～ 18 mg/dL

測定法 酵素法
検体量 除蛋白液 0.4 mL
日数 2 ～ 4 日
目的 乳酸アシドーシスの診断および治療の指標

Decision Level

●16 mg/dL(小児 18 mg/dL)以上(増加)

[高頻度]組織循環不全を伴うもの：骨格筋の過剰運動(痙攣，強度の筋緊張)，ショック，心筋梗塞，左心不全，大量失血，肺栓塞，呼吸不全，慢性貧血，急性シアン中毒，急性一酸化炭素(CO)中毒 **[可能性]組織循環不全を伴わないもの：**肝不全，尿毒症，糖尿病，ビタミン B_1 欠乏症，悪性腫瘍，アルカローシス，薬物，ホルモン，毒物，先天性酵素欠損症(糖原病 I 型，フルクトース-1,6-ビスホスファターゼ欠損症，ピルビン酸カルボキシラーゼ欠損症，ピルビン酸脱水素酵素欠損症，ミトコンドリア異常症) **[対策]**原疾患の診断と治療

●4 mg/dL(小児 5 mg/dL)以下(減少)

[高頻度・可能性] I 型以外の糖原病，乳酸脱水素酵素欠損症，筋ホスホグリセリン酸キナーゼ欠損症 **[対策]**原疾患の診断と治療

採取保存 ①空腹安静時の非駆血下採血が望ましい．②除蛋白して，短期は 4℃ 保存，長期は凍結保存．

薬剤影響 (上昇)ビグアナイド系経口血糖降下薬，アドレナリン，エタノール，メタノール，グルカゴン，ソルビトール，キシリトール，フルクトースの輸液，サリチル酸製剤，イソニアジド，ジアゼパム，など．

(長谷川　裕)

8. 骨・ミネラル代謝

Ⅰ型コラーゲン架橋 N-テロペプチド〔NTx〕

type Ⅰ collagen cross-linked N-telopeptides

基準値

●尿の場合
・閉経前女性：8 ～ 70 nmol BCE/mmolCr
・閉経後女性：14 ～ 100 nmol BCE/mmolCr
・男性：13 ～ 73 nmol BCE/mmolCr

●血清の場合
・閉経前女性：7.5 ～ 16.5 nmol BCE/L
・閉経後女性：10.7 ～ 24.0 nmol BCE/L
・男性：9.5 ～ 17.7 nmol BCE/L

NOTE　BCE：コラーゲン相当量(bone collagen equivalents)

測定法　ELISA

検体量　部分尿 3 mL，血清 0.6 mL

日数　1 ～ 5 日(尿)，4 ～ 6 日(血清)

目的　骨粗鬆症の診断と治療判定

Decision Level

●尿 1,000 nmol BCE/mmolCr 以上(**高度増加**)
●血清 100 nmol BCE/L 以上(**高度増加**)

[高頻度] 骨 Paget 病　**[対策]** 他の骨代謝マーカーを測定する

●尿 100 ～ 1,000 nmol BCE/mmolCr(**中等度増加**)
●血清 25 ～ 100 nmol BCE/L(**中等度増加**)

[高頻度] 甲状腺機能亢進症，骨形成不全症の小児，転移性骨腫瘍，大腿骨頸部骨折　**[可能性]** 副甲状腺機能亢進症，高 Ca 血症を伴う悪性腫瘍　**[対策]** 他の骨代謝マーカーを測定する．NOTE を参照

●尿 60 ～ 100 nmol BCE/mmolCr(**軽度増加**)
●血清 15 ～ 25 nmol BCE/L(**軽度増加**)

[高頻度] 骨粗鬆症，甲状腺機能亢進症，骨軟化症，健常小児

[可能性] 脊椎骨骨折，副甲状腺機能亢進症　**[対策]** 原疾患の診断と治療．NOTE を参照

NOTE　NTx の判断基準

単位(尿：nmol BCE/mmolCr)
　(血清：nmol BCE/L)

・副甲状腺摘出術の適応：200 以上(尿)，50 以上(血清)
・悪性腫瘍(乳癌，肺癌，前立腺癌)の骨転移の指標：100 以上(尿)，25 以上(血清)
・骨吸収亢進の指標：55 以上(尿)，16.5 以上(血清)

採取保存　凍結保存．

(高松順太)

9. 生理活性

★★★

脳性ナトリウム利尿ペプチド〔BNP〕

brain natriuretic peptide

基準値　18.4 pg/mL 以下

測定法　CLEIA

検体量　血漿 0.5 mL

日数　20 分

目的　①心不全の評価，②心肥大，心筋障害のきわめて鋭敏な指標

Decision Level

●18.4 ～ 100 pg/mL (増加)

[高頻度・可能性] うっ血性心不全(NYHA 分類クラスⅠ，Ⅱ)，高血圧症，慢性腎不全，心筋症，心肥大　**[対策]** 原疾患の診断と治療

●100 pg/mL 以上(高度増加)

[高頻度・可能性] うっ血性心不全(NYHA 分類クラスⅢ，Ⅳ)，急性心筋梗塞　**[対策]** 原疾患の診断と治療

採取保存　①早朝空腹絶飲食時，30 分間の安静臥位にて採血．②血液は EDTA アプロチニン入りのチューブに入れ，冷却遠心後血漿を凍結保存．

薬剤影響　アンジオテンシン受容体ネプリライシン阻害薬

(ARNI)の治療中，機序的には内因性Na利尿ペプチドが増加すると考えられている．ARNI治療のBNPへの影響に関してはコンセンサスが得られていないため，解釈には注意を要する．

（土居健太郎，伊藤　裕，中尾一和）

★ パニ

脳性ナトリウム利尿ペプチド前駆体N端フラグメント〔NT-proBNP〕

amino-terminal pro-brain natriuretic peptide

基準値 125 pg/mL未満
パニック値 8,000 pg/mL以上
測定法 電気化学発光免疫測定法
検体量 血清または血漿0.02 mL
日数 1～3日
目的 心不全の診断と重症度の判定

Decision Level

●125 pg/mL未満
[可能性]心不全の可能性は低い

●125～400 pg/mL
[可能性]心不全の可能性は高くないが否定はできない

●400～900 pg/mL
[可能性]心不全の可能性がある

●900 pg/mL以上
[高頻度・可能性]心不全の可能性が高い

採取保存 冷蔵で3日間保存可能．

薬剤影響 NT-proBNPは，サクビトリルバルサルタンによる影響を受けない．一方BNPは影響を受ける．

測定前後の患者指導 心不全であれば，心不全の指導を行う．

（伊苅裕二）

3 血液学的検査

1. 血球算定・血液細胞形態検査

★★★ パニ

血球計数

赤血球数〔RBC〕，血色素量《ヘモグロビン〔Hb〕》，ヘマトクリット〔Ht〕，網赤血球数〔Ret〕

red blood cell count, hemoglobin, hematocrit, reticulocyte count

基準値（静脈血）
表 11 にまとめた．

NOTE　MCV，MCH，MCHC の算出法
- MCV = Ht(%)/RBC(10^6/μL) × 10
- MCH = Hb(g/dL)/RBC(10^6/μL) × 10
- MCHC = Hb(g/dL)/Ht(%) × 100

パニック値
- Hb：7 g/dL 以下
- Ht：15% 以下

測定法　RBC と MCV は自動血球計数器により測定され，Ht は RBC と MCV から求められる．Hb はシアンメトヘモグロビン法による．RBC は視算法により，Ht はヘマトクリット管を用いて直接測定する場合もある．Ret はフローサイトメトリーで測定することが多いが，目視法による場合もある（目視法では基準値はやや少ない）

検体量　血液 2 mL（抗凝固剤は EDTA）

日数　1 日

目的　貧血・多血症のスクリーニングと経過観察

表 11　基準範囲

	基準範囲（静脈血）	共用基準範囲
RBC	男性：4.27 ～ 5.70 × 10^6/μL	男性：4.35 ～ 5.55 × 10^6/μL
	女性：3.76 ～ 5.00 × 10^6/μL	女性：3.86 ～ 4.92 × 10^6/μL
Hb	男性：13.5 ～ 17.6 g/dL	男性：13.7 ～ 16.8 g/dL
	女性：11.3 ～ 15.2 g/dL	女性：11.6 ～ 14.8 g/dL
Ht	男性：39.8 ～ 51.8%	男性：40.7 ～ 50.1%
	女性：33.4 ～ 44.9%	女性：35.1 ～ 44.4%
Ret	男性：0.2 ～ 2.7%（2 ～ 27‰）	
	女性：0.2 ～ 2.6%（2 ～ 26‰）	
平均赤血球容積（MCV）	男性：82.7 ～ 101.6 fL	83.6 ～ 98.2 fL
	女性：79 ～ 100 fL	
平均赤血球血色素量（MCH）	男性：28 ～ 34.6 pg	27.5 ～ 33.2 pg
	女性：26.3 ～ 34.3 pg	
平均赤血球血色素濃度（MCHC）	男性：31.6 ～ 36.6%	31.7 ～ 35.3 g/dL
	女性：30.7 ～ 36.6%	

Decision Level

■RBC，Hb，Ht

●高値

• Hb：18 g/dL 以上

[高頻度] 真性多血症，二次性多血症（動脈血酸素分圧の低下を伴う心肺疾患，エリスロポエチン産生腫瘍による多血など），ストレス多血症，脱水による赤血球増加症　**[対策]** エリスロポエチン測定，骨髄検査，*JAK2* 遺伝子変異検査，循環赤血球量の測定，他の血液一般検査と併せて原疾患の診断と治療

表 12　WHO の貧血の定義

	軽度貧血	中等度貧血	高度貧血
女性(妊婦以外)	Hb 11.0 ～ 11.9 g/dL	Hb 8.0 ～ 10.9 g/dL	Hb 8.0 g/dL 未満
妊婦	Hb 10.0 ～ 10.9 g/dL	Hb 7.0 ～ 9.9 g/dL	Hb 7.0 g/dL 未満
男性	Hb 11.0 ～ 12.9 g/dL	Hb 8.0 ～ 10.9 g/dL	Hb 8.0 g/dL 未満

●低値(減少)

- RBC：$3.00 \times 10^6/\mu L$ 以下
- Hb：10 g/dL 以下

WHO による貧血の定義は，女性(妊婦以外)：Hb ＜ 12 g/dL，妊婦：Hb ＜ 11 g/dL，男性：Hb ＜ 13 g/dL である(**表 12**).

- Ht：30% 以下

[高頻度]貧血　**[可能性]**貧血をきたす疾患は血液疾患以外にも非常に多い　**[対策]** MCV，MCH，MCHC による貧血の鑑別や他の血液一般検査の結果と併せて原疾患の診断と治療

■Ret(基準範囲 2.5 万～ 10 万/μL または 0.2 ～ 2.6%)

貧血の原因検索のために用いる.

貧血がない場合，Ret の絶対数は 5 万/μL 前後で 1 日当たりに作られる Ret，RBC の 1% に相当する．赤血球造血が亢進した状態では 1 日当たりに作られる Ret が増加する．貧血状態では代償として網赤血球の骨髄から末梢血への移行が早くなるため Ret はさらに増加する．溶血性貧血では一般的に赤血球造血には異常がないため Ret の増加が著しいのに対して，赤血球造血が障害されて起こるその他の貧血では Ret は相対的に低値となる．Ret は貧血の程度をふまえて評価する.

●10% 以上(高度増加)

●3 ～ 10%(軽～中等度増加)，10 万/μL 以上

[高頻度]網赤血球分利(①鉄欠乏性貧血または悪性貧血の治療時，回復時．②大量出血の回復時)，続発性貧血，溶血性貧血，DIC　**[対策]**網赤血球分利が否定されたら LD，ハプトグロビンから溶血性貧血の有無を確認し，溶血性貧血の原疾患の診断と治療を進める

NOTE　網赤血球分利
網赤血球の急速な増加を意味する．網赤血球分利後に赤血球やHbが増加し始める．

●0.2％以下，2.5万/μL未満(減少)
赤血球産生が低下した状態．
[高頻度]貧血を伴う場合，再生不良性貧血，悪性貧血増悪期，急性白血病，骨髄機能低下　**[対策]**血清鉄，TIBC，フェリチン，LD，ビタミンB_{12}，鉄染色などの検索

■赤血球恒数(MCV，MCH，MCHC)

●大球性正色素性貧血
- MCV：100 fL以上(増加)
- MCHC：32～36％(基準範囲)

[高頻度]ビタミンB_{12}欠乏性貧血(悪性貧血，胃切除後貧血)，葉酸欠乏性貧血，肝障害性の貧血，骨髄異形成症候群　**[対策]**原疾患の診断と治療

●正球性正色素性貧血
- MCV：80～100 fL(基準範囲)
- MCH：26～35 pg(基準範囲)
- MCHC：32～36％(基準範囲)

[高頻度]消化管出血(急性期)，溶血性貧血，急性出血，再生不良性貧血，白血病，腎性貧血，慢性炎症に伴う二次性貧血など　**[対策]**原疾患の診断と治療

●小球性低色素性貧血
- MCV：80 fL以下(減少)
- MCH：26 pg以下(減少)
- MCHC：32％以下(減少)

[高頻度]鉄欠乏性貧血，サラセミア症候群，鉄芽球性貧血，無トランスフェリン血症，妊娠貧血，慢性炎症に伴う二次性貧血　**[対策]**原疾患の診断と治療

採取保存　①室温では6～24時間で赤血球が膨大しMCV，Htの測定に影響するので採血後速やかに測定することが望ましい．②4℃保存にて24時間は安定．

(伊豆津宏二)

★★★ パニ

血球計数

白血球数〔WBC〕 white blood cell count

基準値 4,000 ~ 8,000/μL(静脈血)
共用基準範囲 3.3 ~ 8.6 × 10^3/μL
パニック値 1,500/μL 以下, 20,000/μL 以上
測定法 自動血球計数器, 視算法
検体量 血液 2 mL(抗凝固剤は EDTA)
日数 1 日
目的 感染症を含む炎症や血液疾患の診断と経過観察

Decision Level

WBC の異常を認めた場合, 必ず白血球分類を行い, 増加あるいは減少している白血球の種類を同定する. 増加あるいは減少している白血球の種類が明らかになれば, 診断の幅がより狭くなる. 以下に, WBC の増減をきたす疾患をあげるが, WBC のみでは確定診断は困難である

●30,000/μL 以上(高度増加)

[高頻度] 白血病, 骨髄増殖性疾患, 重篤な感染症(粟粒結核, 敗血症), 悪性腫瘍の全身散布転移 **[対策]** 骨髄検査などによる原因検索とそれに対する治療を行う

NOTE 骨髄増殖性疾患には, 慢性骨髄性白血病, 真性多血症, 本態性血小板血症, 骨髄線維症などが含まれる

●10,000 ~ 30,000/μL(軽度~中等度増加)

[高頻度] 感染症(細菌, ウイルス), 自己免疫性疾患(リウマチ熱, 膠原病など), 物理的ストレス(寒冷, 出血など), 心理的ストレス, 重症の代謝異常(腎・肝不全など), 薬物中毒, 白血病, 骨髄増殖性疾患, 脾摘, 妊娠, ステロイド剤の影響, 喫煙 **[対策]** 骨髄検査などによる原因検索とそれに対する治療を行う

●1,000 ~ 3,000/μL(軽度~中等度減少)

[高頻度] ウイルス感染症, 薬剤アレルギー(サルファ剤, 抗菌薬, 解熱剤, 抗痙攣薬, 抗甲状腺薬)・薬剤性無顆粒球症, 再生不良性貧血, 骨髄異形成症候群, 急性白血病, ビタミン B_{12} 欠乏性貧血, 骨髄線維症, 抗癌剤の投与, 放射線照射, 癌の骨髄転移, 脾機能亢進症(肝硬変, 特発性門脈圧亢進症など),

腸チフス　**[対策]**骨髄検査を含む原因検索とそれに対する治療を行う

●1,000/μL 以下(高度減少)

[高頻度]上記(軽度～中等度減少)と同様　**[対策]**骨髄検査などによる原因検索とそれに対する治療を行う．感染症に対する十分な対策を行う

採取保存　EDTA 加末梢血を採血後できるだけ速やかに測定する．特に，白血球形態の観察のためにはできるだけ速やかに標本を作製し固定する．

薬剤影響　①(上昇)G-CSF などの造血因子投与により急速に WBC が増加することがある．②(低下)抗腫瘍薬投与後には急速に WBC が減少することがある．

測定前後の患者指導　①空腹時採血を原則とする．食後，WBC は増加するが，病的な値までは増えないので外来では随時採血も可．②喫煙者で WBC が増加する．喫煙状況をあらかじめ把握しておくことが必要．

(伊豆津宏二)

★★★ パニ

血球計数

血小板数〔Plt〕 platelet count

基準値

・自動血球計数器：15 ～ 35 × 10^4/μL(静脈血)

・視算法(直接法)：14 ～ 34 × 10^4/μL(毛細管血)

共用基準範囲　158 ～ 348 × 10^3/μL

パニック値　自動血球計測器：3 × 10^4/μL 以下(静脈血)

測定法　自動血球計数器による測定が一般的だが，血小板数 2 × 10^4/μL 以下のときは値が不正確になるので，視算法(直接法)との併用がよい

検体量　血液 2 mL(抗凝固剤は EDTA)

日数　1 日

目的　出血傾向の鑑別診断，経過観察

Decision Level

●2 × 10^4/μL 以下(高度減少)

[高頻度]白血病，再生不良性貧血，特発性血小板減少性紫斑

病，血栓性血小板減少性紫斑病（thrombotic thrombocytopenic purpura；TTP），溶血性尿毒症症候群（hemolytic-uremic syndrome；HUS），血栓性微小血管障害（thrombotic microangiopathy；TMA），DIC，抗腫瘍化学療法後　**[可能性]**偽性血小板減少症　**[対策]**骨髄穿刺．原疾患の診断と治療．原因と出血症状の程度により血小板輸血を考慮する

●2～5 × 10^4/μL（中等度減少）

[高頻度・可能性]「2 × 10^4/μL 以下（高度減少）」の原因疾患に加え肝硬変　**[対策]**骨髄穿刺．原疾患の診断と治療．原因と出血症状の程度により血小板輸血

●5～15 × 10^4/μL（軽度減少）

[高頻度・可能性]「2～5 × 10^4/μL（中等度減少）」に加え，薬剤性血小板減少症〔特に，ヘパリン起因性血小板減少症（heparin-induced thrombocytopenia；HIT）〕，巨赤芽球性貧血，膠原病，脾機能亢進，ウイルス感染　**[対策]**原疾患の診断と治療

●40～80 × 10^4/μL（増加）

[高頻度]出血，鉄欠乏性貧血　**[可能性]**術後，摘脾，感染症，慢性骨髄性白血病　**[対策]**原疾患の診断

●80 × 10^4/μL 以上（高度増加）

[高頻度]本態性血小板血症，慢性骨髄性白血病　**[可能性]**真性多血症，骨髄線維症　**[対策]**原疾患の診断と治療．抗血小板療法

採取保存　EDTA 加血は室温で 5 時間，4℃ で 24 時間安定．

薬剤影響　抗菌薬大量投与で EDTA 凝集による偽性血小板減少症をきたすことがある．

NOTE　0.1～2% の患者に EDTA 血小板凝集がみられる．これは検体に EDTA が加わることによって血小板膜抗原の GPⅡb/Ⅲa のエピトープが変化し患者血清中の免疫グロブリンと反応して血小板凝集が起こる試験管内での状態で，自己免疫疾患や抗菌薬を投与された患者に多いとされる．EDTA 血小板凝集のみられる患者ではカナマイシン入り EDTA 試験管や，クエン酸ナトリウム，ヘパリン試験管を用いて測定が行われている

測定前後の患者指導　血小板減少が高度の場合，特に採血後の止血を確実に行う．

（伊豆津宏二）

★★★ パニ

血液像
白血球像，白血球分類，白血球分画
white blood cell morphology,
differential count of leukocyte

基準値
● 白血球分類(分布)
・好中球　桿状核球：2～13%
　　　　　分葉核球：38～58.9%
・リンパ球：26～46.6%
・単球：2.3～7.7%
・好塩基球：0～1%
・好酸球：0～5%
● 白血球像(形態)　正常白血球の形態を**表13**および**図3**にまとめた

パニック値　芽球の出現

測定法
・形態：鏡検法(目視)とフローサイトメトリー法(自動分析)，自動鏡検法がある
・染色：May-Grünwald-Giemsa染色，Wright-Giemsa染色

検体量　血算と併せて血液2 mL(抗凝固剤はEDTA)，あるいは血液塗抹標本2～3枚

日数　1～2日

目的　①白血球増加症および減少症の鑑別診断，②血液疾患の診断と経過観察

Decision Level
■白血球分類
各分画の増減は，割合(%)のみならず，白血球数(WBC)を乗じた絶対数でも判断することが重要である

●好中球増加 neutrophilia(60%以上，7,500/μL以上)

[高頻度・可能性]①感染症：肺炎，敗血症，髄膜炎，脳炎，猩紅熱，扁桃腺炎，胆嚢炎，尿路感染症，虫垂炎．②急性出血．③血液疾患：急性溶血，骨髄増殖性腫瘍(慢性骨髄性白血病など)，Hodgkinリンパ腫．④悪性腫瘍．⑤膠原病：関節

表13　正常白血球の形態

細胞	大きさ（μm）	形	核			細胞質	
			形	核膜	クロマチン網工	色	顆粒
■顆粒球							
●好中球							
・桿状核球	10～15	円形	桿状でくびれあり	鮮明	粗大でクロマチン網工は結節状	淡橙色	橙褐色 微細で全面に多数ある
・分葉核球			2～4個の分葉				
●好酸球	13～20	円形	分葉核は好中球に比べて丸い	鮮明	粗大で結節状	淡橙色	鮮やかな赤橙色 粗大 好中性顆粒より大きく，細胞質内に充満している
●好塩基球	10～16	円形	不整形で多くは分葉	不鮮明	核は顆粒に隠れクロマチン網工は不鮮明	淡褐色	紫褐色 粗大円形 大きさはさまざまで，数はまばら
■単球	13～21	不規則な円形	円形 腎形	鮮明 薄い	微細な網状	淡青色 淡灰色	紫赤色 微細で多数
■リンパ球	6～15	円形，類円形	円形 腎形	鮮明 厚い	粗大で比較的大きな結節	淡青色	赤紫色でアズール顆粒を少数認めるものもある 大小不同

図 3　正常白血球の形態

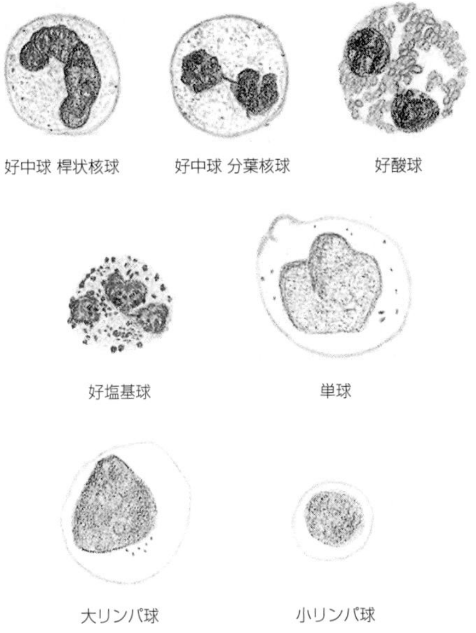

画：寺島道子(東京大学検査部)

リウマチ，炎症肉芽腫症，Behçet 病，動脈周囲炎，血管炎．⑥神経疾患：脳出血，脳腫瘍，脳梗塞．⑦内分泌代謝疾患など：Cushing 症候群，糖尿病アシドーシス，痛風，ステロイド剤投与時．⑧消化器疾患：肝硬変末期，膵炎．⑨腎疾患：腎不全．⑩中毒：ジギタリス，水銀，鉛，クロロホルム．⑪異種蛋白の注射(ワクチン)．⑫ストレス：ショック，心筋梗塞，熱傷，骨折．⑬生理的：妊娠，新生児，肉体労働，入浴

●好中球減少 neutropenia(40% 以下，1,000/μL 以下)

[高頻度・可能性]①血液疾患：再生不良性貧血，ビタミン B_{12}

欠乏性貧血，骨髄腫，骨髄線維症，骨髄異形成症候群，急性白血病．②重症感染症：粟粒結核．③感染症：チフス，ウイルス性疾患，原虫疾患，住血吸虫症．④肝脾疾患：肝硬変症，特発性門脈圧亢進症などの脾機能亢進．⑤内分泌疾患：Addison 病，Basedow 病(Graves 病)．⑥薬剤：抗腫瘍薬，アミノフィリン，バルビタール酸，砒素，クロラムフェニコール，抗甲状腺薬．⑦放射線治療

●好酸球増加 eosinophilia(5% 以上，700/μL 以上)

[高頻度・可能性]①アレルギー性疾患：気管支喘息，アトピー性皮膚炎，枯草熱，じん麻疹，薬剤アレルギー．②膠原病・血管炎症候群：アレルギー性肉芽腫性血管炎，皮膚筋炎．③好酸球増加症候群(hypereosinophilic syndrome)，好酸球性肉芽腫，PIE 症候群，Löffler 症候群．④皮膚疾患：天疱瘡，痒疹，多形滲出性紅斑．⑤血液疾患：慢性好酸球性白血病，慢性骨髄性白血病，Hodgkin リンパ腫．⑥寄生虫疾患．⑦放射線照射後．⑧悪性腫瘍の転移

NOTE　高度の好酸球増加症の鑑別に，*FIP1L1::PDGFRA* 融合遺伝子の有無を FISH 法により確認することが有用である．これが陽性の場合，チロシンキナーゼ阻害薬が有効である．

●好酸球減少 eosinopenia(2% 以下，100/μL 以下)

診断的意義は低い

[高頻度・可能性]①諸種感染症の初期(猩紅熱，麻疹を除く)：特に腸チフスでは特徴的．②血液疾患：悪性貧血，再生不良性貧血，顆粒球減少症．③内分泌疾患：Cushing 症候群．④ストレス．⑤ステロイド剤投与

●好塩基球増加 basophilia(2% 以上，150/μL 以上)

[高頻度・可能性]①アレルギー疾患：じん麻疹．②内分泌疾患：粘液水腫．③血液疾患：慢性骨髄性白血病，骨髄増殖性疾患．④慢性炎症性疾患：潰瘍性大腸炎

●リンパ球増加 lymphocytosis

•絶対的リンパ球増加(4,000/μL 以上)

[高頻度・可能性]①生理的：小児期．②急性感染症および急性中毒症の回復期：伝染性単核球症(異型リンパ球増加)，百日咳，結核，腺熱，水痘症後期．③血液疾患：慢性リンパ性白血病，悪性リンパ腫．④内分泌疾患：Basedow 病(Graves 病)，Addison 病

● 相対的リンパ球増加（40% 以上）

［高頻度・可能性］好中球減少症を起こす場合と同様

NOTE　慢性リンパ性白血病や白血化した悪性リンパ腫では腫瘍細胞と正常リンパ球との鑑別が形態のみでは困難な場合が少なくない．鑑別のためにはフローサイトメトリーの併用が有用である

●リンパ球減少 lymphopenia（25% 以下，1,000/μL 以下）

［高頻度・可能性］①急性感染症の初期．②リンパ組織の破壊：悪性リンパ腫，結核．③血液疾患：再生不良性貧血（重症例）．④全身性エリテマトーデス．⑤免疫不全：先天性免疫不全症候群，AIDS．⑥抗腫瘍化学療法後・放射線療法後

●単球増加 monocytosis（7% 以上，1,000/μL 以上）

［高頻度・可能性］①感染症（特に発疹性感染症）：活動性結核，亜急性心内膜炎，敗血症，水痘，発疹チフス，猩紅熱，麻疹，風疹．②血液疾患：急性単球性白血病，慢性骨髄性白血病，骨髄異形成症候群，慢性骨髄単球性白血病．③慢性疾患：慢性肝炎，肝硬変症，潰瘍性大腸炎．④原虫病：マラリア，トリパノソーマ病，カラアザール．⑤悪性腫瘍に対する化学療法後の骨髄回復期

●単球減少 monocytopenia（3% 以下，300/μL 以下）

診断的意義は低い

［高頻度・可能性］重症敗血症，悪性貧血，抗腫瘍化学療法後

■白血球像（形態）：顆粒球の異常

●核

● 芽球出現

［高頻度・可能性］急性白血病，類白血病性反応，骨髄異形成症候群，慢性骨髄性白血病，骨髄線維症．急性白血病では白血病裂孔（hiatus leukemicus，中間成熟段階の細胞がない血液像）を認める．悪性腫瘍に対する化学療法後の骨髄回復期（特に G-CSF 投与後）にも高頻度に一過性の芽球出現がみられる

● 左方移動（桿状核球の増加，後骨髄球・骨髄球の出現）

NOTE　造血の図（hematopoietic tree）で，未分化なものを左に，分化したものを右に書くことが多く，より未分化な細胞の出現を核の左方移動と表現する

［高頻度・可能性］類白血病性反応，慢性骨髄性白血病，骨髄線維症

● 右方移動，過分葉(4 分葉以上の増加)

[高頻度・可能性] 巨赤芽球性貧血，DNA 合成障害，抗腫瘍薬の投与，まれに先天性(機能異常はなし)

● 低分葉(2 分葉以上なし)

[高頻度・可能性] 骨髄異形成症候群(後天性の pseudo-Pelger-Huët 異常)，急性骨髄性白血病，慢性骨髄性白血病，抗腫瘍薬の投与，Pelger-Huët 異常(先天性，機能異常はなし)

● ドラムスティック(核の突起)

男性にはなく，女性では分葉核球の 1 ～ 3% にみられる．性の判別ができる

●細胞質

● 中毒顆粒(細胞質の成熟不完全)

[高頻度・可能性] 重症感染症，敗血症，G-CSF 投与，薬剤中毒，Alder-Reilly 異常(先天性)

● Döhle 小体(細胞質の成熟不完全)

[高頻度・可能性] 猩紅熱，重症感染症，敗血症，薬剤中毒，抗腫瘍薬の投与，May-Hegglin 異常(先天性)

● 空胞形成

[高頻度・可能性] 重症感染症，細胞傷害性変化(Ara-C などの抗腫瘍薬の影響)，脂質代謝障害，魚鱗癬，Jordans 異常(先天性)

● 巨大顆粒

[高頻度・可能性] 急性白血病(後天性の pseudo-Chédiak-Higashi 症候群)，Chédiak-Higashi 症候群(先天性)，好中球遊走障害

■白血球像(形態)：リンパ球の異常

●異型リンパ球

[高頻度・可能性] 伝染性単核球症，種々のウイルス・リケッチア感染症，麻疹，風疹，帯状疱疹，急性ウイルス性肝炎，大量輸血後，結核，アレルギー疾患，薬剤中毒，慢性リンパ性白血病

採取保存　①採血直後に標本を作製し，速やかに固定・染色を行う．②長時間の保存後の標本は形態観察には不適．③抗凝固剤として，EDTA が勧められる．クエン酸ナトリウムは不適．

薬剤影響　ステロイド剤の服用は白血球分類を大きく変動さ

せる．

(伊豆津宏二)

血液像
赤血球像 red blood cell morphology

基準値
- 赤血球形態正常
- ・大小不同：－
- ・多染性：－
- ・奇形：－

測定法 顕微鏡
検体量 血算と併せて血液 2 mL(抗凝固剤は EDTA)．採血当日中に検査不能な場合は血液塗抹標本 2～3 枚
NOTE 白血球像(形態)と同時に行うのが一般的である
日数 1～2 日
目的 貧血の鑑別診断

Decision Level
■主な赤血球形態異常疾患(図 4)
●大小不同
[高頻度]鉄欠乏性貧血，悪性貧血，溶血性貧血
NOTE 自動分析器では RDW(red cell distribution width)が測定されるので，赤血球分布図のパターンとこの値を用いることにより大小不同の判定ができる．RDW の基準値は施設によって異なる
●標的赤血球(target cell)
[高頻度]重症サラセミア，閉塞性黄疸，ヘモグロビン SC 症，鉄欠乏性貧血
●球状赤血球(spherocyte)
[高頻度]遺伝性球状赤血球症，自己免疫性溶血性貧血，薬剤による溶血性貧血
●楕円赤血球(elliptocyte)
[高頻度]遺伝性楕円赤血球症，その他の貧血症
●有口赤血球(stomatocyte)
[高頻度]遺伝性有口赤血球症，アルコール依存症

図4　赤血球の形態

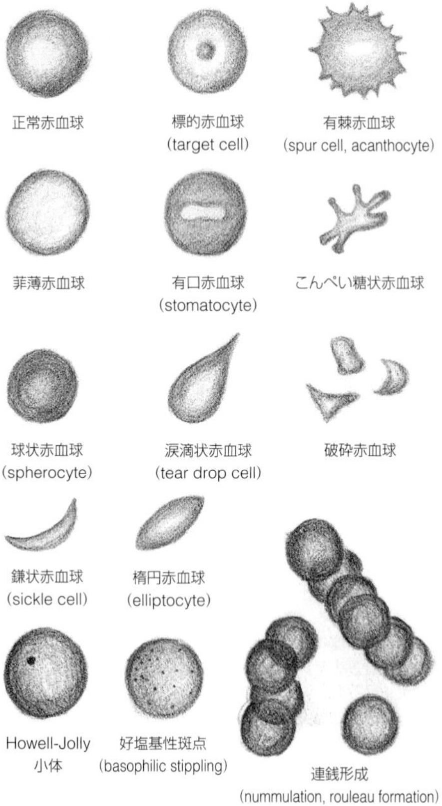
正常赤血球
標的赤血球
(target cell)
有棘赤血球
(spur cell, acanthocyte)
菲薄赤血球
有口赤血球
(stomatocyte)
こんぺい糖状赤血球
球状赤血球
(spherocyte)
涙滴状赤血球
(tear drop cell)
破砕赤血球
鎌状赤血球
(sickle cell)
楕円赤血球
(elliptocyte)
Howell-Jolly
小体
好塩基性斑点
(basophilic stippling)
連銭形成
(nummulation, rouleau formation)

画：塚本裕美(東京大学検査部)

●**鎌状赤血球**(sickle cell)
[高頻度]鎌状赤血球症(ヘモグロビン S 症)
●**分裂赤血球**(schistocyte), **断片化赤血球**(fragmented erythrocyte)
[高頻度]赤血球破砕症候群〔DIC, TTP, 溶血性尿毒症症候群(HUS), 臓器移植後の血栓性微小血管障害(TMA)〕, 人工弁など
●**有棘赤血球**(spur cell, acanthocyte)
[高頻度]肝硬変
●**連銭形成**(nummulation, rouleau formation)
[高頻度]骨髄腫, マクログロブリン血症, 多クローン性高 γ-グロブリン血症
●**涙滴状赤血球**(tear drop cell)
[高頻度]骨髄線維症
●**好塩基性斑点**(basophilic stippling)
[高頻度]急性鉛中毒, 赤血球酵素異常症
●**赤血球凝集**(hemagglutination)
[高頻度]自己免疫性溶血性貧血, 寒冷凝集素症
●Howell-Jolly **小体**
[高頻度]摘脾後, 悪性貧血, 骨髄異形成症候群
●**マラリア原虫**
[高頻度]マラリア
NOTE　ほとんどの赤血球形態異常は正常の場合でも少数みられる. したがって, 形態異常をもつ赤血球の割合をも加味して判定する.
採取保存　採血後すぐに塗抹し, 急速に乾燥させる.

(伊豆津宏二)

major *BCR*: : *ABL1* mRNA 定量

major *BCR*: : *ABL1* mRNA〔BCR: : ABL1〕

基準値　キメラ mRNA を検出せず〔国際標準(IS)値の場合血液で 0.0007% 未満〕
測定法　マルチプレックス・ワンステップ定量 RT-PCR 法, 定量リアルタイム RT-PCR 法
検体量　血液 7 mL(EDTA), 骨髄液 1 mL

日数　4～7日

目的　慢性骨髄性白血病の診断，治療効果のモニタリング，major *BCR*::*ABL1* を有する Ph 染色体陽性急性リンパ性白血病(ALL)の診断，治療効果のモニタリング

NOTE　融合遺伝子の表記にはダブルコロン(::)を使用することが 2021 年末に HUGO により推奨された．

Decision Level

■慢性骨髄性白血病(CML)に対するチロシンキナーゼ阻害薬開始後の治療効果判定

●至適効果(3 カ月後 *BCR*::*ABL1* 定量 IS 値≦ 10%，6 カ月後≦ 1%，12 カ月後≦ 0.1%，その後≦ 0.1%)

●要注意(3 カ月後 *BCR*::*ABL1* 定量 IS 値＞ 10%，6 カ月後 1 ～ 10%，12 カ月後 0.1 ～ 1%)

●不成功(6 カ月後 *BCR*::*ABL1* 定量 IS 値＞ 10%，12 カ月後＞ 1%)

■CML に対する治療効果判定

●分子遺伝学的大(major)**奏効**(*BCR*::*ABL1* 定量 IS 値≦ 0.1%)

●分子遺伝学的に白血病未検出〔$MR^{4.0}$(*BCR*::*ABL1* 定量 IS 値≦ 0.01%)，$MR^{4.5}$(*BCR*::*ABL1* 定量 IS 値≦ 0.0032%)〕

異常値のでるメカニズムと臨床的意義

フィラデルフィア染色体(Ph 染色体)は，第 9 染色体と第 22 染色体の相互転座によりできた短い異常第 22 染色体である．分子生物学的には Ph 染色体によって *BCR* 遺伝子と *ABL1* 遺伝子のキメラ遺伝子(*BCR*::*ABL1*)が作られる．慢性骨髄性白血病(CML)は全例が *BCR*::*ABL1* 陽性である．急性リンパ性白血病(ALL)の約 20% にも *BCR*::*ABL1* 陽性例が認められ予後不良因子とされる．ただし，この場合，多くは minor *BCR*::*ABL1* である．

BCR::*ABL1* キメラ遺伝子 mRNA の定量は治療反応性の評価に有用で，形態検査，染色体検査では検出できないような測定可能残存病変(measurable residual disease；MRD)の評価が可能である．*BCR*::*ABL1* での *BCR* 遺伝子側の切断点は major *BCR* と minor *BCR* の 2 カ所に集中しており，CML では主に前者，ALL では主に後者である．*BCR*::*ABL1* 定量の方法としてリアルタイム RT-PCR 法を用いる

方法がある．血液検体での mRNA 量は IS 値で記載する．

[関連する検査]　①染色体検査(G 分染法)や FISH 検査によっても *BCR::ABL1* の存在が確認できるが，本検査のほうが鋭敏である．②チロシンキナーゼ阻害薬不応性の患者では *BCR::ABL1* 変異解析(保険適用外)を行う．

採取保存　反応を阻害するためヘパリン混入をさける．

(伊豆津宏二)

★

JAK2 遺伝子検査　*JAK2* gene testing

基準値　1.000％以下

測定法　アレル特異的定量 PCR(AS-qPCR)法

検体量

・血液：2～5 mL

・骨髄液：0.5～1 mL

日数　6～14 日

目的　骨髄増殖性腫瘍の各種疾患の診断補助

Decision Level

●≧1.000％

[高頻度]真性多血症，原発性骨髄線維症，本態性血小板血症 **[可能性]**骨髄異形成症候群，急性骨髄性白血病，非定型慢性骨髄性白血病，慢性好中球性白血病 **[対策]**血算，白血球分画，骨髄像，他の遺伝子異常の有無と併せ，総合的に WHO 分類に従って診断する

採取保存　骨髄液はヘパリンを使用しないシリンジを用いて吸引し，容器に入れた後，速やかに転倒混和する．シリンジ内でヘパリンを混入させない．

(伊豆津宏二)

★

WT1 mRNA

基準値

・末梢血：50 コピー/μgRNA 未満(検出下限)

・骨髄液：設定なし

測定法 定量リアルタイム RT-PCR 法
検体量 RNA として 1 μg(目安として全血 7 mL，骨髄液 1 mL)
日数 3～7 日
目的 ①急性骨髄性白血病(AML)症例または急性リンパ性白血病(ALL)症例の微小残存病変(MRD)モニタリング，②骨髄異形成症候群(MDS)症例の診断補助・進行度モニタリング

Decision Level
●基準値以上
[高頻度] AML の再発，AML の MRD の存在(末梢血：50 コピー/μgRNA 以上)，AML の分子再発(末梢血：200 コピー/μgRNA 以上，骨髄液：1,300 コピー/μgRNA 以上)．不応性貧血(RA)と再生不良性貧血(AA)の鑑別診断のカットオフ値(末梢血：50 コピー/μgRNA，骨髄液：500 コピー/μgRNA)，MDS の早期 AML 移行のハイリスク(末梢血・骨髄液ともに 10,000 コピー/μgRNA)，ALL の寛解の判定の参考基準値(末梢血：220 コピー/μgRNA，骨髄液：1,820 コピー/μgRNA) **[可能性]** AML の化学療法後の急激な骨髄回復期，G-CSF 投与後など **[対策]** 骨髄液採取による芽球率などの検査．2～4 週間後再度末梢血 mRNA 測定や他の関連する検査結果，臨床症状などに基づき，総合的に判断する
採取保存 採取後 RNA を速やかに抽出．できない場合は冷蔵保存．冷凍不可．

(杉山治夫)

★ パニ

直接 Coombs(クームス)試験《直接抗グロブリン試験〔DAT〕》

direct Coombs' test《direct antiglobulin test》

基準値 陰性(健常者における陽性率は数%)
パニック値 陽性
測定法 患者赤血球に抗ヒトグロブリン血清(Coombs 血清)を加え，凝集の有無をみる．体内で赤血球に不完全抗体が結合しているかをみる

NOTE 間接 Coombs 試験

患者血清を O 型赤血球と反応させ，その後抗ヒトグロブリン血清(Coombs 血清)を加え，凝集の有無をみる．血清中の抗赤血球不完全抗体を検出する．

検体量 血液 1 mL(抗凝固剤は EDTA)

日数 2～4 日

目 的 溶血の鑑別診断

Decision Level

Coombs 試験には，直接 Coombs 試験と間接 Coombs 試験があり，自己抗体の検出には主に直接 Coombs 試験が行われ，間接 Coombs 試験の適応は血液型不適合輸血，血液型不適合妊娠など，輸血検査関連に限られる．

●陽性

[高頻度] 自己免疫性溶血性貧血，各種膠原病に伴う溶血性貧血，薬剤(ペニシリン，メチルドーパなど)による溶血性貧血，発作性寒冷血色素尿症，寒冷凝集素症，血液型不適合妊娠の新生児 **[可能性]** 輸血副作用(血液型不適合輸血)，ときに HB 抗体陽性者 **[対策]** 原疾患の診断と治療

採取保存 寒冷凝集素症を疑う場合は，検体を冷却しないようにする．

薬剤影響 ペニシリン系薬剤，メチルドーパで，自己免疫性溶血性貧血を起こすことがある．薬剤に対する抗体が赤血球に cross-react(交差反応)するためと考えられている．

(神田善伸)

エリスロポエチン〔EPO〕 erythropoietin

基 準 値 8～30 mU/mL(施設・測定キットにより若干異なる)

測定法 RIA

検体量 血清または血漿 0.5 mL(抗凝固剤は EDTA-2 Na)

日数 5～7 日

目 的 貧血，多血症の鑑別診断

Decision Level

●高値(増加)

[高頻度]再生不良性貧血，赤芽球癆，酸素分圧の低下する病態(肺疾患，動静脈シャントのある心疾患などは多血症を伴う) **[可能性]**各種貧血(貧血の程度に応じてEPO値が上昇する)，EPO産生腫瘍(肝癌，小細胞性肺癌，小脳腫瘍など) **[対策]**原疾患の診断と治療

●低値(減少)

[高頻度]腎性貧血(腎臓がEPO産生臓器であるため)，真性多血症(基準範囲の場合もある) **[対策]**原疾患の診断と治療

採取保存 凍結保存.

薬剤影響 薬剤として投与されたEPOも測り込むので，投与中は内因性EPO値は測定できない.

(神田善伸)

2.凝固・線溶系検査

出血時間 bleeding time

基準値

・Duke法：1～3分

・Ivy法：1～5分

測定法 Duke法，Ivy法

目的 生体を用いた出血傾向の存在の評価

Decision Level

●20分以上(高度延長)

[高頻度]血小板減少症(再生不良性貧血，白血病，DICなど)，von Willebrand病 **[可能性]**血小板の質的異常(血小板無力症など)，血管異常 **[対策]**血小板数測定，血小板機能検査，毛細血管抵抗試験を追加して検査する

●10～20分(軽度延長)

[高頻度]血小板減少症(特発性血小板減少症)，抗血小板薬，クマリン系など薬剤の投与，技術的ミス **[対策]**前項と同様であるが，病歴の検討，出血時間の再検も必要

薬剤影響 アスピリン，インドメタシンなど，血小板機能を

抑制する薬剤により出血時間が延長することがある.
測定前後の患者指導 切創が残る可能性があり，検査後には絆創膏などを貼る手当てが必要である.

(尾崎由基男)

★★★ パニ

プロトロンビン時間〔PT〕 prothrombin time

基準値
- 凝固時間：11 ～ 13 秒
- INR(international normalized ratio)：0.9 ～ 1.1
- プロトロンビン比：0.85 ～ 1.15
- プロトロンビン活性：80 ～ 120%

パニック値
- 凝固時間：18 秒以上
- INR：2 以上(ただし，ワルファリン服薬時は 3 以上)

測定法 凝固法
検体量 血漿 0.4 mL(クエン酸加)
日数 即時
目的 ①出血傾向のスクリーニング，②播種性血管内凝固(DIC)診断，③ワルファリン治療のモニター(PT-INR を用いる)，④肝障害モニター(劇症肝炎では% PT を用いる)

Decision Level

●13 ～ 18 秒(延長)

[高頻度]肝硬変，急性肝炎，肝癌，DIC，ワルファリン・DOAC・ヘパリンの投与，ビタミン K 欠乏症(新生児，母乳栄養児，閉塞性黄疸，下痢，抗菌薬長期投与など) **[可能性]** L-アスパラギナーゼ投与，フィブリノゲン，第Ⅱ，Ⅴ，Ⅶ，Ⅹ因子の欠乏症・異常症，自己抗体の出現 **[対策]**クロスミキシング試験，APTT，フィブリノゲン，トロンボテスト(TT)，ヘパプラスチンテスト(HPT)，インヒビターの測定など．肝機能のチェック．ビタミン K 投与による改善の有無の確認

●18 秒以上(高度延長)

[高頻度]非代償性肝硬変，劇症肝炎，肝癌，DIC，ワルファリン投与，ビタミン K 欠乏症 **[可能性]**フィブリノゲン，第Ⅱ，

V，Ⅶ，X因子の欠乏症・異常症，自己抗体の出現 **[対策]** APTT，TT，HPT，DICの確認，フィブリノゲンおよび各因子活性測定，PIVKA測定，ビタミンK投与による改善の有無．欠乏因子の補充(血漿など)の考慮，基礎疾患の診断と治療

●10秒以下

[可能性] 採血時の組織液混入，採血手技の不具合など

採取保存 ①クエン酸血漿を用いる．②EDTA採血不可．③ヘパリンロックされた輸液ラインからの採血(ヘパリン採血と同じ)は不可．

薬剤影響 (延長)ワルファリン，ヘパリン，抗FXa阻害薬，セフェム系抗菌薬の長期投与．(低下)ビタミンK投与の影響を受ける．

測定前後の患者指導 ワルファリンのコントロール推奨値はPT-INR 2～3．70歳以上の高齢者はワルファリンによる出血合併症に注意してPT-INRは1.6～2.6が推奨されている．ワルファリンコントロール中の納豆，クロレラ，青汁の摂取はPT-INRを低下させる．

(橋口照人)

★★★

活性化部分トロンボプラスチン時間 〔APTT〕 activated partial thromboplastin time

基準値 25～40秒

測定法 凝固法

検体量 血漿0.4 mL(クエン酸加)

日数 即日

目的 ①内因系凝固異常の把握，②ヘパリン投与時のモニター，③トロンビン阻害薬の効果のチェック，④先天性血友病，後天性血友病，ループスアンチコアグラント，von Willebrand病のスクリーニング

Decision Level

●40～55秒(延長)

[高頻度] ヘパリン治療中，肝硬変，肝癌，ビタミンK欠乏症(新生児，母乳栄養児，閉塞性黄疸，下痢，抗菌薬長期投与)

[可能性] 血友病 A，血友病 B，DIC，von Willebrand 病，ループスアンチコアグラント(LA)，第V，Ⅷ，Ⅸ因子などに対するインヒビター　**[対策]** クロスミキシング試験，プロトロンビン時間(PT)，ヘパプラスチンテスト(HPT)，トロンボテスト(TT)，DIC のチェック，LA，凝固因子活性，von Willebrand 因子(VWF)活性，インヒビターの測定

●55 秒以上(高度延長)

[高頻度] ヘパリン治療中，非代償性肝硬変，劇症肝炎，ビタミン K 欠乏症　**[可能性]** フィブリノゲン，第Ⅱ，V，Ⅷ，Ⅸ，X，Ⅺ，Ⅻ因子，高分子キニノゲン(HMWK)，プレカリクレインの欠乏症あるいは異常症，DIC，抗リン脂質抗体症候群，後天性血友病，von Willebrand 病，ワルファリン治療中，インヒビター　**[対策]**「延長」と同様．原疾患の診断と治療．ビタミン K や不足因子の投与の考慮．投与薬剤(ヘパリン，ワルファリン，抗トロンビン薬など)のチェック

●24 秒以下(高度短縮)

[可能性] 採血時の組織液混入，採血手技の不具合など

採取保存　①クエン酸血漿を用いる．② EDTA 採血やヘパリン採血は不可．

薬剤影響　(上昇)ヘパリン治療中，抗トロンビン薬，FXa 阻害薬服薬．

(橋口照人)

★★★

フィブリノゲン　fibrinogen

基準値　200 ～ 400 mg/dL

測定法　Clauss 法

検体量　血漿 0.4 mL(クエン酸加)

日数　即日

目的　出血，血栓，DIC，感染症，悪性腫瘍，重症肝障害，炎症，膠原病などの病態把握

Decision Level

●100 mg/dL 以下(高度減少)

[高頻度] DIC，急性肝不全，非代償性肝硬変　**[可能性]** 無フィブリノゲン血症，低フィブリノゲン血症，異常フィブリ

ノゲン血症，L-アスパラギナーゼ投与，バトロキソビン投与 **[対策]**原疾患の診断と治療．フィブリン/フィブリノゲン分解産物(FDP)，トロンビン・アンチトロンビン複合体(TAT)，プラスミン・α_2-プラスミンインヒビター複合体(PPIC)，血小板数，プロトロンビン時間(PT)などの測定．血漿輸注の考慮

●100 ~ 200 mg/dL（減少）

[高頻度] DIC，肝硬変，肝癌 **[可能性]**急性肝炎，ウロキナーゼ投与，組織プラスミノゲンアクチベータ(t-PA)投与，L-アスパラギナーゼ投与，バトロキソビン投与，Kasabach-Merritt症候群，異常フィブリノゲン血症 **[対策]**原疾患の診断と治療，予想外に低値を示した際には抗ヒトフィブリノゲン抗血清を用いた免疫法で再検する

●400 ~ 700 mg/dL（増加）

[高頻度]感染症，悪性腫瘍，血栓症 **[可能性]**膠原病，閉塞性黄疸，ネフローゼ症候群，経口避妊薬 **[対策]**原疾患の治療

●700 mg/dL 以上（高度増加）

[高頻度・可能性]感染症，悪性腫瘍 **[対策]**原疾患の治療．血栓傾向にはバトロキソビン投与も考慮する

採取保存 ①クエン酸血漿を用いる．②ヘパリン採血不可．③血清不可．④凍結保存．

薬剤影響 (低下)抗トロンビン阻害薬(著減)．

測定前後の患者指導 炎症があるとき，妊娠中は高値を示すことがある．

(橋口照人)

フィブリン/フィブリノゲン分解産物〔FDP〕

fibrin/fibrinogen degradation products

基準値

- 10 μg/mL 未満(total-FDP)(血清)
- 100 ng/mL 未満(FDP-E)(血清)
- 5 μg/mL 未満(P-FDP)(血漿)
- 100 ng/mL 以下(尿)

測定法 ラテックス凝集反応，ELISA 法，LPIA 法(尿)
検体量 0.3 mL
日数 1～4日
目的 ① DIC の診断，②フィブリノゲンとフィブリン分解の存否の確認

Decision Level

■total-FDP

●10～40 μg/mL(増加)

[高頻度] DIC，血栓症，心筋梗塞，肝硬変，悪性腫瘍術後，抗凝固療法(ウロキナーゼ投与など) **[可能性]** 血性腹水，組織プラスミノゲンアクチベータ(t-PA)投与，バトロキソビン投与，異常フィブリノゲン血症 **[対策]** D ダイマー，フィブリノゲン，血小板数の測定．再検査

●40 μg/mL 以上(高度増加)

[高頻度] DIC，劇症肝炎，非代償性肝硬変，悪性腫瘍，ウロキナーゼ投与 **[可能性]** 血栓症，t-PA 投与，バトロキソビン投与 **[対策]** D ダイマー，フィブリノゲン，トロンビン・アンチトロンビン複合体(TAT)，プラスミン・α_2-プラスミンインヒビター複合体(PPIC)，血小板数，プロトロンビン時間(PT)などの測定，原疾患の治療．DIC があればヘパリンなどの抗凝固療法および支持療法

●100 μg/mL 以上

[高頻度] ネフローゼ症候群，腎糸球体病変，尿路結石や尿路悪性腫瘍では出血に応じて増加

採取保存 ①血清作製にはフィブリノゲンをフィブリンにして除去する目的でトロンビンを添加し，また線溶が起きないようにアプロチニンを添加した容器に採血する．②凍結保存．

薬剤影響 トロンビンで血清を作製する場合，ヘパリンが混入すると凝固の抑制により十分フィブリン形成ができないことがある．

(橋口照人)

★★

D ダイマー《D-D ダイマー》

D dimer《D-D dimer》

基準値
- LPIA：1.0 μg/mL 以下
- ELISA：0.5 μg/mL 以下
- ラテックス凝集法：0.15 μg/mL 以下

測定法 ラテックス免疫比濁法，酵素(蛍光)免疫測定法，ELISA，イムノクロマト法

検体量 血漿 0.4 mL

日数 即日

目的 DIC，二次線溶，肺血栓塞栓症の診断，組織プラスミノゲンアクチベータ(t-PA)やウロキナーゼによる治療効果判定

Decision Level

■LPIA

●1 ～ 5 μg/mL(増加)

[高頻度] DIC，血栓症(DVT，PE)，血栓溶解療法，心筋梗塞，脳梗塞，白血病　**[可能性]**肝硬変，術後，大動脈瘤，悪性腫瘍，血栓性血小板減少性紫斑病(TTP)，溶血性尿毒症症候群(HUS)　**[対策]**トロンビン・アンチトロンビン複合体(TAT)，プラスミン・α_2-プラスミンインヒビター複合体(PPIC)，フィブリノゲン，プロトロンビン時間(PT)の測定

●5 μg/mL 以上(高度増加)

[高頻度] DIC，肺血栓塞栓症，血栓溶解療法，心筋梗塞，白血病　**[可能性]**血栓症，悪性腫瘍　**[対策]** TAT，PPIC，フィブリノゲン，PT，血小板数測定など DIC 存否の確認．原疾患の治療．DIC があればヘパリンなどの抗凝固療法および支持療法

採取保存 ①フィブリノゲンは反応しないので，血漿でも血清でも測定できる．②凍結保存．

薬剤影響 (上昇) t-PA，ウロキナーゼ．

測定前後の患者指導 1 回の採血からの検査を 3 項目以上行った場合は点数制限がある．

(橋口照人)

★

血小板機能検査
血小板凝集能 platelet aggregation

基準値
- コラーゲン 2～5 μg/mL：刺激で明らかな二次凝集を生じる(最大凝集率 45% 以上)
- アデノシン二リン酸(ADP) 2～10 μM：刺激で解離を起こさない二次凝集を生じる

測定法 下記のように採血した血液を遠心し，多血小板血漿(PRP)を得る．このPRPを血小板凝集計にかけ，刺激剤添加後のPRPの透光度の変化を測定し，血小板凝集能を判定する

検体量 3.8% クエン酸ナトリウム 1 容と全血 9 容，採血 10 mL

日数 当日

目的 ①血小板機能の評価，②抗血小板薬のモニタリング

Decision Level

●凝集能亢進(コラーゲン 0.5 μg/mL 以下，ADP 0.5 μM 以下でも明らかな二次凝集を認める場合，また凝集惹起剤なしに攪拌のみで凝集が起きる場合)

[高頻度・可能性]冠動脈疾患，虚血性脳血管障害，糖尿病，脂質異常症など **[対策]**原疾患の治療，抗血小板薬の投与

●凝集能低下(コラーゲン 5 μg/mL 以上，ADP 10 μM，リストセチン 1.5 mg/mL 以上の刺激を使用しても二次凝集の低下や解離が認められる場合)

[高頻度・可能性]先天性血小板機能障害(血小板無力症，血小板放出異常症など，Bernard-Soulier 病および von Willebrand 病では，リストセチン凝集低下，欠如が特徴的である)，薬物投与(アスピリンなど)，骨髄増殖性疾患，尿毒症など **[対策]**原疾患の診断，他の血小板機能の測定，血小板膜蛋白測定

採取保存 採血後 3 時間以内に測定を終えるようにする．

薬剤影響 (低下)アスピリンなどの抗血小板薬，また非ステロイド系消炎鎮痛薬(NSAIDs)の投与は血小板機能を低下させる可能性がある．

測定前後の患者指導　①血小板機能は，特にADP凝集において日内変動を示すことが多い．よって同一の患者における血小板機能の経時的変化を評価するときは，なるべく一定の時刻に採血をするのがよい．②抗血小板薬，NSAIDsなど，薬剤の服用について十分に確認すべきである．

（尾崎由基男）

4 免疫学的検査

1. 補体

★★

補体価《CH 50》

complement titer
《50% hemolytic unit of complement》

基準値 25.0～48.0 U/mL (SRL), 30.0～45.0 U/mL (BML), 30.0～46.0 U/mL (FALCO, LSI)
測定法 Mayer 変法(SRL, FALCO, LSI), 免疫溶血濁度測定法(BML)
検体量 血清 0.5 mL (SRL, BML), 血清 0.4 mL (FALCO, LSI)
日数 2～4日 (SRL), 2～3日 (BML, LSI), 4～6日 (FALCO)
目的 補体系の活性の全体的把握

Decision Level

●低値

[高頻度・可能性] 全身性エリテマトーデス(SLE), 悪性関節リウマチ(MRA), 溶連菌感染後急性糸球体腎炎, 膜性増殖性糸球体腎炎, C 3 腎症, 肝炎, 肝硬変, 細菌性心内膜炎, クリオグロブリン血症, 先天性補体欠損症, I(C 3 b インアクチベータ)欠損症, 遺伝性血管浮腫〔C 1 インアクチベータ欠損症(HAE)〕, 多臓器不全, 播種性血管内凝固(DIC), 血清病, cold activation **[対策]** 補体の病態を考えるうえで, CH 50 と後述の C 3, C 4 を測定することで疾患鑑別の糸口となる. C 3, C 4 が正常な場合はまず cold activation を疑う. cold activation が否定された場合は, C 3, C 4 以外の補体の成分を検討する. CH 50 の低下には上記の疾患の鑑別を行うことが重要であるが, CH 50 の著明低下を示す可能性のある疾患として, 活動期の SLE やクリオグロブリン血症, 先天性補体欠損症がある. なお, 日本では C 9 の欠損症が比較的多く,

heteroの異常も含めると2,000人に1人の発生ともいわれている．補体活性系の欠損症については，欠損している成分を患者血清に加えることで，CH 50値が回復するので確定診断が可能である．ただし現在ではC 3，C 4，CH 50，C 1 q以外の補体活性系の成分の測定は，海外の受託測定か研究室レベルの測定にとどまる

●48.0 U/mL 以上(高値)

[高頻度・可能性] 炎症性疾患〔感染症，関節リウマチ(RA)など〕，悪性腫瘍

採取保存 採取された血液はできるだけ早く血清分離し，すぐに測定するのでなければ冷凍保存(−70℃ 以下)する．

(水野正司)

★

C 3 complement 3

基準値 86 ～ 160 mg/dL (SRL)，80 ～ 140 mg/dL (BML)，65 ～ 135 mg/dL(FALCO，LSI)

共用基準範囲 73 ～ 138 mg/dL

測定法 免疫比濁法(TIA 法)

検体量 血清 0.4 mL(SRL)，血清 0.5 mL(BML，FALCO，LSI)

日数 2 ～ 4 日(SRL)，2 ～ 3 日(BML)，3 ～ 5 日(FALCO)，1 ～ 2 日(LSI)

目的 膠原病や腎炎が疑われた場合の測定

Decision Level

●86 mg/dL 以下(低値)

[高頻度・可能性] 全身性エリテマトーデス(SLE)，悪性関節リウマチ(MRA)，溶連菌感染後急性糸球体腎炎，膜性増殖性糸球体腎炎，C 3 腎症，非定型溶血性尿毒症症候群(aHUS)，肝炎，肝硬変，細菌性心内膜炎，クリオグロブリン血症，先天性補体欠損症(C 3 欠損症，I 因子欠損症，H 因子欠損症)

[対策] C 4 や CH 50 と併せ鑑別診断を行う

●160 mg/dL 以上(高値)

[高頻度・可能性] 炎症性疾患〔感染症，関節リウマチ(RA)など〕，悪性腫瘍

採取保存 「CH 50」の項(151 頁)参照.

(水野正司)

★

C 4 complement 4

基準値 17 ~ 45 mg/dL (SRL), 11.0 ~ 34.0 mg/dL (BML), 13 ~ 35 mg/dL(FALCO, LSI)
共用基準範囲 11 ~ 31 mg/dL
測定法 免疫比濁法(TIA 法)
検体量 血清 0.4 mL(SRL), 血清 0.5 mL(BML, FALCO, LSI)
日数 2 ~ 4 日(SRL), 2 ~ 3 日(BML), 3 ~ 5 日(FALCO), 1 ~ 2 日(LSI)
目的 膠原病や腎炎が疑われた場合の測定

Decision Level

●17 mg/dL 以下(**低値**)
[高頻度・可能性] 全身性エリテマトーデス(SLE), 悪性関節リウマチ(MRA), 肝炎, 肝硬変, 細菌性心内膜炎, 低補体性血管炎, クリオグロブリン血症, 先天性補体欠損症(C 4 欠損症), 遺伝性血管性浮腫 **[対策]** C 3 と併せ鑑別診断を行う
採取保存 「CH 50」の項(151 頁)参照.

(水野正司)

2. 免疫グロブリン

★★

免疫グロブリン G〔IgG〕

immunoglobulin G

基準値 870 ~ 1,700 mg/dL
共用基準範囲 861 ~ 1,747 mg/dL
測定法 免疫比濁法(TIA 法)
検体量 血清 0.4 mL
日数 2 ~ 4 日
目的 液性免疫の異常の判定

Decision Level

●200 mg/dL 以下(高度減少)

[高頻度]原発性免疫不全症候群(X連鎖無γ-グロブリン血症，高IgM症候群，分類不能型免疫不全症など) **[可能性]**IgG型以外の多発性骨髄腫 **[対策]**他の免疫グロブリンやT細胞・B細胞数を測定し原発性免疫不全症候群の鑑別診断

●200～870 mg/dL(軽度～中等度減少)

[高頻度]ステロイド，免疫抑制薬の投与，放射線照射，ネフローゼ症候群，蛋白漏出性胃腸症，低栄養 **[可能性]**原発性免疫不全症候群(分類不能型免疫不全症，重症複合型免疫不全症，Wiskott-Aldrich症候群，Good症候群，DiGeorge症候群，アデノシンデアミナーゼ欠損症など)，リンパ系腫瘍，IgG型以外の多発性骨髄腫 **[対策]**他の免疫グロブリンやT細胞・B細胞数を測定し原発性免疫不全症候群の鑑別診断，薬物投与の確認，総蛋白，アルブミン，尿蛋白の測定，M蛋白の有無の確認

●1,700～4,000 mg/dL(軽度～中等度増加)

[高頻度]膠原病，自己免疫疾患〔全身性エリテマトーデス(SLE)，関節リウマチ(RA)，Sjögren症候群，皮膚筋炎，慢性甲状腺炎など〕，肝疾患(肝硬変，慢性肝炎)，慢性感染症，リンパ増殖性疾患，意義不明の単クローン性免疫グロブリン血症(MGUS)，多発性骨髄腫，IgG4関連疾患 **[対策]**増加しているIgGが単クローン性か多クローン性かを調べる．CRP，赤沈，抗核抗体，抗SS-A抗体，IgG4，肝酵素，尿蛋白，尿潜血のチェック

●4,000 mg/dL 以上(高度増加)

[高頻度]多発性骨髄腫 **[可能性]**活動性の高い膠原病 **[対策]**増加しているIgGが単クローン性か多クローン性かを調べる

採取保存 分離した血清を長期に保存する場合は，冷凍保存する．ただし，凍結，融解の繰り返しはさける．

薬剤影響 (低下)長期の免疫抑制薬，ステロイド剤使用で軽～中等度減少．

測定前後の患者指導 低または無γ-グロブリン血症の場合，感染症の予防のため，免疫グロブリン製剤の投与を検討する．

(廣村桂樹)

★★

免疫グロブリンA〔IgA〕

immunoglobulin A

基準値 110～410 mg/dL
共用基準範囲 93～393 mg/dL
測定法 免疫比濁法(TIA法)
検体量 血清0.4 mL
日数 2～4日
目的 液性免疫の異常の判定

Decision Level

●10 mg/dL以下(高度低下)

[高頻度] 原発性免疫不全症候群(選択的IgA欠損症，X連鎖無γ-グロブリン血症，高IgM症候群など)，生下時 **[可能性]** IgA型以外の多発性骨髄腫，新生児期 **[対策]** 他の免疫グロブリン，T細胞・B細胞数を測定し原発性免疫不全症候群の鑑別診断

●10～110 mg/dL(軽度～中等度低下)

[高頻度] 蛋白喪失性疾患(ネフローゼ症候群，蛋白漏出性胃腸症など)，低栄養，薬剤(免疫抑制薬，ステロイド剤，フェニトイン投与など) **[可能性]** 原発性免疫不全症候群(分類不能型免疫不全症，重症複合型免疫不全症，毛細血管拡張性運動失調症など)，リンパ系腫瘍，小児期，IgA型以外の多発性骨髄腫 **[対策]** 他の免疫グロブリン，T細胞・B細胞数を測定し原発性免疫不全症候群の鑑別診断，薬物投与の確認，総蛋白，アルブミン，尿蛋白の測定，M蛋白の有無の確認

●410～800 mg/dL(増加)

[高頻度] 慢性炎症性疾患(慢性感染症，膠原病，自己免疫疾患)，リンパ増殖性疾患，意義不明の単クローン性免疫グロブリン血症(MGUS)，慢性肝疾患，IgA腎症，IgA血管炎，Wiskott-Aldrich症候群 **[可能性]** IgA型多発性骨髄腫 **[対策]** 増加しているIgAが単クローン性か多クローン性か確認，CRP，赤沈，抗核抗体，肝酵素，尿蛋白，尿潜血の測定

●800 mg/dL以上(高度増加)

[高頻度] IgA型多発性骨髄腫 **[対策]** 増加しているIgAが単クローン性か多クローン性か確認

採取保存　「IgG」の項(153 頁)参照.

薬剤影響　(低下)長期の免疫抑制薬，ステロイド剤，フェニトイン使用で軽～中等度低下.

（廣村桂樹）

免疫グロブリン M〔IgM〕 ★★

immunoglobulin M

基準値

・男性：33 ～ 190 mg/dL

・女性：46 ～ 260 mg/dL

共用基準範囲

・男性：33 ～ 183 mg/dL

・女性：50 ～ 269 mg/dL

測定法　免疫比濁法(TIA 法)

検体量　血清 0.4 mL

日数　2 ～ 4 日

目的　液性免疫の異常の判定

Decision Level

●男性：33 mg/dL 以下，女性：46 mg/dL 以下(減少)

[高頻度・可能性] 原発性免疫不全症候群(X 連鎖無 γ-グロブリン血症，分類不能型免疫不全症，重症複合型免疫不全症，Wiskott-Aldrich 症候群，選択的 IgM 欠損症など)，生下時，多発性骨髄腫，リンパ系腫瘍，蛋白漏出性胃腸症，低栄養，薬剤(免疫抑制薬，ステロイド剤など)　**[対策]** 他の免疫グロブリン，T 細胞・B 細胞数を測定し原発性免疫不全症候群の鑑別診断，薬物投与の確認，総蛋白，アルブミン，M 蛋白の有無の確認

●男性：190 mg/dL 以上，女性：260 mg/dL 以上(増加)

[高頻度・可能性] 原発性免疫不全症候群(高 IgM 症候群)，原発性マクログロブリン血症，意義不明の単クローン性免疫グロブリン血症(MGUS)，肝疾患，膠原病，自己免疫疾患，感染症　**[対策]** 増加している IgM が単クローン性か多クローン性か確認．CRP，赤沈，抗核抗体，肝酵素の測定

採取保存　「IgG」の項(153 頁)参照.

薬剤影響 (低下)長期の免疫抑制薬，ステロイド剤使用で減少.

(廣村桂樹)

免疫グロブリン G 4〔IgG 4〕 ★

immunoglobulin G 4

基準値 4.5～117 mg/dL

測定法 免疫比濁法（TIA 法)，免疫比朧法(ネフェロメトリー法)

検体量 血清 0.5 mL

日数 2～4 日

目的 IgG 4 関連疾患の診断

Decision Level

●**117 mg/dL 以上**

[高頻度] IgG 4 関連疾患 **[可能性]** アトピー性皮膚炎，天疱瘡，喘息，血管炎症候群，IgG 4 型多発性骨髄腫 **[対策]** IgG 4 関連疾患の鑑別

●**4.5 mg/dL 未満**

[可能性] IgG 4 欠損症 **[対策]** 他の IgG サブクラスや IgA，IgM，IgE の測定

採取保存 「IgG」の項(153 頁)参照.

(廣村桂樹)

免疫グロブリン E〔IgE〕 ★★

immunoglobulin E

基準値

■**FEIA 法**

●**成人** 170 IU/mL 以下

●**小児**

・1 歳未満 20 IU/mL 以下

・1～3 歳 30 IU/mL 以下

・4～6 歳 110 IU/mL 以下

・7 歳以上　170 IU/mL 以下
■CLEIA 法　170 IU/mL 以下
測定法
・FEIA 法：蛍光酵素免疫測定法
・CLEIA 法：化学発光酵素免疫測定法
検体量　血清 0.3 mL
日数　2～4 日
目的　アレルギー性疾患が疑われた場合の判定

Decision Level
●**FEIA 法：170 IU/mL 以上(増加)**
●**CLEIA 法：170 IU/mL 以上(増加)**
[高頻度・可能性] IgE 型多発性骨髄腫，アトピー性疾患，気管支喘息，好酸球性多発血管炎性肉芽腫症，寄生虫疾患，原発性免疫不全症候群の一部(Wiskott-Aldrich 症候群，DiGeorge 症候群，高 IgE 症候群など)，木村病，Hodgkin リンパ腫　**[対策]** アレルギー性疾患の有無を検討し，アレルギー性疾患の場合は，原因となるアレルゲンについて，詳細な問診，皮膚テスト，アレルゲン特異的 IgE 抗体，負荷・誘発試験などで検索する
採取保存　① IgE は易熱性であり，冷凍保存が望ましい．② 凍結・融解は反復しない．
薬剤影響　重症喘息に対して承認された抗 IgE 抗体であるオマリズマブ(ゾレア®)の投与時は，オマリズマブと IgE の免疫複合体が形成するため，血清 IgE 濃度が増加する．

(久田剛志)

多項目抗原特異的 IgE 同時測定〔MAST〕
multiple antigen simultaneous test

基準値　クラス 0
測定法
・MAST 48 mix®：CLEIA 法
・View アレルギー 39®：FEIA 法
検体量
・MAST 48 mix®：血清 0.6 mL

・View アレルギー 39®：血清 0.9 mL

日数

・MAST 48 mix®：4～6 日

・View アレルギー 39®：2～3 日

目的 アレルギー性疾患のアレルゲン検索

Decision Level

●陽性(クラス 2～6)

[高頻度]各種アレルギー性疾患(気管支喘息，アレルギー性鼻炎，アトピー性皮膚炎，アレルギー性胃腸障害) **[対策]**詳細な問診，皮膚テスト，負荷・誘発試験などを適宜組み合わせて原因となるアレルゲンかどうかを検討する．イムノキャップ®などによるシングルアレルゲンに対する抗原特異的 IgE 定量で確認し，治療後の経過観察を行う

採取保存 ①採血後速やかに血清分離して冷凍保存．②凍結・融解の反復はさける．

(久田剛志)

TARC《CCL 17》

thymus and activation-regulated chemokine
《chemokine ligand 17》

基準値

①アトピー性皮膚炎の重症度評価の補助とした場合

●小児

・6 カ月以上 12 カ月未満：1,367 pg/mL 未満

・1 歳以上 2 歳未満：998 pg/mL 未満

・2 歳以上：743 pg/mL 未満

●成人 450 pg/mL 未満

② COVID-19 と診断された患者(呼吸不全管理を要する中等症以上の患者を除く)の重症化リスク判定の補助とした場合

・95.1 pg/mL 以上(SARS-CoV-2 陽性患者の重症化リスクの判定補助のカットオフ値は 95.0 pg/mL であり，SARS-CoV-2 陽性患者において，呼吸不全を伴う中等症 II 以上の重症化をきたす患者の TARC 濃度は発症初期からカットオフ値以下の値を示すことが確認されている)

測定法 CLEIA
検体量 血清 0.3 ～ 0.4 mL
日数 2 ～ 4 日
目的 ①アトピー性皮膚炎の重症度評価の補助，②COVID-19 と診断された患者（呼吸不全管理を要する中等症以上の患者を除く）の重症化リスク判定の補助

Decision Level
①アトピー性皮膚炎の重症度評価の補助を目的とした場合
●基準値以上
［高頻度・可能性］アトピー性皮膚炎の他，じん麻疹，炎症性角化症，菌状息肉症，水疱性類天疱瘡など
② COVID-19 と診断された患者（呼吸不全管理を要する中等症以上の患者を除く）の重症化リスク判定の補助を目的とした場合
●基準値以下
SARS-CoV-2 陽性患者において，呼吸不全を伴う中等症 II 以上の重症化をきたす患者の TARC 濃度は発症初期からカットオフ値以下の値を示すことが確認されている．
測定前後の患者指導 病状を判断し治療方針を決定するうえでの参考となる情報として共有する．

（久田剛志）

3. 自己抗体

★★

リウマチ因子〔RF〕《リウマトイド因子》 rheumatoid factor

基準値
●定性
・RA（RA テスト）：陰性
・RAPA（rheumatoid arthritis particle agglutination）：40 倍未満
●定量
・RF：15 IU/mL 以下
・TIA-RF：10 U/mL 以下

測定法
・RA：ラテックス凝集反応
・RAPA：間接赤血球凝集反応
・RF：ラテックス凝集比濁法
・TIA-RF：免疫比濁法

検体量 血清 0.3 ～ 0.5 mL

日数 1 ～ 3 日

目的 関節リウマチの診断

Decision Level

●陽性〔RF 15 ～ 45 IU/mL は低値陽性，RF 45 IU/mL 以上は高値陽性（関節リウマチ分類基準：2010 年 ACR/EULAR 新分類基準）〕

［高頻度］関節リウマチ（RA），悪性関節リウマチ **［可能性］**Sjögren 症候群，混合性結合組織病，全身性硬化症，全身性エリテマトーデス（SLE），多発性筋炎・皮膚筋炎（PM/DM），ウイルス性肝炎，慢性感染症（特に結核，感染性心内膜炎），悪性腫瘍，クリオグロブリン血症，サルコイドーシスなど **［対策］**関節の腫脹，疼痛の有無を確認し，炎症所見（CRP，赤沈），抗核抗体を測定する．多発性関節炎，炎症所見が陽性であれば，抗 CCP 抗体，MMP-3 を測定し，罹患関節の X 線，必要に応じて MRI，エコーなどを検査する

採取保存 凍結保存．

薬剤影響 (低下)副腎皮質ホルモン剤，抗リウマチ薬，免疫抑制薬，生物学的製剤の治療反応性がある例では測定値が減少することがある．

測定前後の患者指導 健常者でも 5% は陽性となり，RA 以外の疾患（Sjögren 症候群や SLE など）でも陽性となることから，必ずしも RA だけではないことを告げる．また，RF 陽性健常者を平均約 10 年経過観察すると，約 5% が RA へ進展することを伝える．関節の腫れや痛みがあれば，RA や膠原病の可能性があり，追加検査が必要であることを説明する．RF 値はある程度疾患活動性を反映するとされるが，疾患活動性にかかわらず，ほとんど変化しない症例もあることを説明する．

（横田和浩，三村俊英）

★★

抗核抗体〔ANA〕 anti-nuclear antibody

基準値 陰性(40倍未満，カットオフ値・index値は20.0)
測定法 間接蛍光抗体法(主にHEp-2細胞を用いる)，ELISA(疾患特異的抗核抗体検出)
検体量 血清0.5 mL
日数 2～4日
目的 膠原病診断のスクリーニング

Decision Level

●強陽性(640倍以上)
[高頻度] 全身性エリテマトーデス(SLE)，全身性硬化症(SSc)，混合性結合組織病(MCTD)，Sjögren症候群 **[可能性]** 自己免疫性肝炎，円板状エリテマトーデス(DLE) **[対策]** 染色型の判定(speckledなら抗ENA抗体系の各抗体)，原疾患の診断と治療

●中等度陽性(160～640倍)
[高頻度] 前項に加え，自己免疫性肝炎，DLE，薬剤誘発性ループス，レイノー(Raynaud)症候群，多発性筋炎・皮膚筋炎(PM/DM) **[可能性]** 関節リウマチ(RA)，原発性胆汁性胆管炎(PBC)，慢性甲状腺炎 **[対策]**「強陽性」の対策参照

●弱陽性(40～160倍)
[高頻度] 前項に加え，RA，PBC，慢性甲状腺炎，間質性肺炎 **[可能性]** 他の疾患，健常者 **[対策]** 染色型の判定，原疾患の診断

NOTE ELISA：index値20以上陽性

採取保存 血清凍結保存(短期間なら4℃)．

薬剤影響 ①プロカインアミド：1年以内に15～100%の患者でANA陽性となる．②ヒドララジン：24～50%の患者でANA陽性となる．③その他，イソニアジド，リチウム，フェノチアジン，ジフェニルヒダントイン，キニジンなどの内服でANA陽性となることが知られている．薬剤誘発性ANAは主に抗ヒストン抗体であり，ANA陽性は薬剤中止後も，長期間持続する．

測定前後の患者指導 上記薬剤の内服歴がないか確認する．

(和田 琢，三村俊英)

★★

抗 DNA 抗体，
抗 2 本鎖 DNA〔抗 ds-DNA〕IgG 抗体，
抗 1 本鎖 DNA〔抗 ss-DNA〕IgG 抗体

anti-DNA antibody
anti-double stranded DNA IgG antibody
anti-single stranded DNA IgG antibody

基準値
- 抗 ds-DNA IgG 抗体
  - ・ELISA，CLEIA：12 IU/mL 以下
  - ・FEIA：10.0 IU/mL 未満
- 抗 ss-DNA IgG 抗体
  - ・ELISA，CLEIA：25 AU/mL 以下
  - ・FEIA：7.0 U/mL 未満
- 抗 DNA 抗体　RIA 法(Farr 法)：6.0 IU/mL 以下

測定法　EIA(ELISA，CLEIA，FEIA)，RIA
検体量　血清 0.2 ～ 0.3 mL
日数　2 ～ 4 日
目的　全身性エリテマトーデス(SLE)の診断と活動性の判定

Decision Level

■**抗 ds-DNA IgG 抗体**(ELISA，CLEIA)

●100 IU/mL 以上(高値)

[高頻度] SLE，特に活動期　**[対策]** 他の SLE の活動性の指標の動きとともに総合的に疾患活動性を検討し，治療を考慮

●50 ～ 100 IU/mL(陽性)

[高頻度] SLE　**[対策]** 活動性の評価

●12 ～ 50 IU/mL(弱陽性)

[高頻度] SLE　**[可能性]** 他の膠原病　**[対策]** 原疾患の診断

■**抗 ss-DNA IgG 抗体**(ELISA，CLEIA)

●50 AU/mL 以上(高値)

[高頻度] SLE　**[可能性]** 全身性硬化症(SSc)，Sjögren 症候群，混合性結合組織病(MCTD)，関節リウマチ(RA)，多発性筋炎，薬剤誘発性ループス，抗リン脂質抗体症候群，重症筋無力症　**[対策]** 他の疾患特異的自己抗体などによる原疾患の

診断

●25 ～ 50 AU/mL(陽性)

[高頻度・可能性]「高値」と同様　**[対策]**「高値」と同様

採取保存　①血清凍結保存が可能．②凍結，融解は繰り返さない．③ ELISA では非働化した検体は用いない．

(佐藤浩二郎，三村俊英)

抗 Sm 抗体　anti-Sm antibody

基準値

・定性(二重免疫拡散：DID 法)：陰性

・定量(ELISA 法)：陰性(7.0 index 未満)，判定保留(7.0 ～ 29.9 index)

測定法　DID 法，ELISA 法

検体量　血清 0.3 ～ 0.5 mL

日数　4 ～ 6 日

目的　全身性エリテマトーデス(SLE)の診断と病型の把握

Decision Level

●**陽性(定量法で 30.0 index 以上)**

[高頻度] SLE　**[可能性]** 混合性結合組織病，重複症候群，Sjögren 症候群，全身性硬化症，関節リウマチなど　**[対策]** より SLE の感度の高い抗 ds-DNA IgG 抗体と SLE の病勢を反映する補体価，免疫複合体を測定する

採取保存　凍結保存．

薬剤影響　(低下)副腎皮質ホルモン剤，免疫抑制薬などの治療により測定値が低下することがあるが，持続高値を示すこともある．

測定前後の患者指導　抗 Sm 抗体陽性の場合には SLE の可能性が高く，診断確定のためには自己抗体の測定のみならず，臓器病変の評価が必要であることを伝える．抗 Sm 抗体陽性 SLE は一般的には疾患活動性が高いことが多く，定期的な通院や検査が必要であることを説明する．

(横田和浩，三村俊英)

抗 SS-A/Ro 抗体 anti-SS-A/Ro antibody

基準値
・二重免疫拡散法(DID)：陰性
・ELISA：陰性(10 index 未満)
・CLEIA：陰性(10 U/mL 未満)
・FEIA：陰性(7 U/mL 未満)

測定法 DID，ELISA，CLEIA，FEIA
検体量 血清 0.5 mL
日数 1～4日
目的 Sjögren 症候群(SS)の診断

Decision Level

●陽性(CLEIA では 10 U/mL 以上)
[高頻度] SS **[可能性]** 全身性エリテマトーデス(SLE)，混合性結合組織病(MCTD)，関節リウマチ(RA)，原発性胆汁性胆管炎(PBC)でも検出されるが，SS を合併していることが多い **[対策]** SS を疑い精査を行う．膠原病患者(特に SS，SLE)や先天性心ブロック(CHB)の児を有する母親が妊娠した場合，本抗体を測定する．SS の有無にかかわらず本抗体陽性が判明した妊婦の場合，出産児に CHB を発症することがあるため，慎重な経過観察を行う．CHB や新生児の突然死の既往を有する本抗体陽性の妊婦では副腎皮質ホルモン剤の治療も考慮する

採取保存 血清凍結保存．
測定前後の患者指導 ①本抗体陽性だからといって膠原病と確定したわけではない．本抗体陽性の母体は胎児の心臓，突然死などに関する精査が必要となることがある．②まれに NLE を招来することがある．CHB や新生児の突然死などを経験した場合，母親に対し本抗体を検索する意義がある．

(荒木靖人，三村俊英)

抗 SS-B/La 抗体　anti-SS-B/La antibody

基準値
- DID(二重免疫拡散法)：陰性
- ELISA：陰性(15 index 未満)
- CLEIA：陰性(10 U/mL 未満)
- FEIA：陰性(7 U/mL 未満)

測定法　DID, ELISA, CLEIA, FEIA
検体量　血清 0.5 mL
日数　1～4日
目的　Sjögren 症候群(SS)の診断

Decision Level
●**陽性**(CLEIA では 10 U/mL 以上)
[高頻度] SS　**[可能性]** 全身性エリテマトーデス, 混合性結合組織病, 関節リウマチ, 原発性胆汁性胆管炎(PBC)でも検出されるが SS を合併していることが多い　**[対策]** 原疾患の診断と治療
採取保存　血清凍結保存.
測定前後の患者指導　本抗体陽性だからといって膠原病と確定したわけではない.

(荒木靖人, 三村俊英)

抗好中球細胞質抗体〔ANCA〕
抗好中球細胞質ミエロペルオキシダーゼ抗体〔MPO-ANCA, p-ANCA〕
myeloperoxidase-anti-neutrophil cytoplasmic antibody
perinuclear-anti-neutrophil cytoplasmic antibody

基準値
- 10 EU 未満(ELISA)
- 9.0 U/mL 未満(CLEIA)

NOTE　判定基準(ELISA)
- 10～20：判定保留
- 20 以上：陽性

測定法 蛍光抗体法，ELISA，CLEIA
検体量 血清 0.3 mL
日数 外注先に事前確認が必要
目的 MPO-ANCA 関連血管炎の診断と活動性の評価

Decision Level
●**陽性**〔20 EU 以上(ELISA)，9.0 U/mL 以上(CLEIA)〕
[高頻度] 顕微鏡的多発血管炎(microscopic polyangiitis；MPA)，半月体形成性糸球体腎炎〔急速進行性糸球体腎炎(rapidly progressive glomerulonephritis；RPGN)〕，好酸球性多発血管炎性肉芽腫症(eosinophilic granulomatosis with polyangiitis；EGPA) **[可能性]** 多発血管炎性肉芽腫症(granulomatosis with polyangiitis；GPA，旧 Wegener 肉芽腫症)，結節性多発動脈炎，Goodpasture 症候群，自己免疫性肝疾患，HIV 感染症 **[対策]** 原疾患の診断と治療
採取保存 血清凍結保存.
薬剤影響 (上昇)プロピルチオウラシル，D-ペニシラミン，ヒドララジンなどの内服患者で MPO-ANCA が陽性となることがある.

(舟久保ゆう，三村俊英)

★

抗好中球細胞質抗体〔ANCA〕
細胞質性抗好中球細胞質抗体〔PR 3-ANCA，c-ANCA〕
serine proteinase 3-anti-neutrophil cytoplasmic antibody
cytoplasmic-anti-neutrophil cytoplasmic antibody

基準値 10 EU 未満
測定法 ELISA
検体量 血清 0.3 mL
日数 3～5 日
目的 多発血管炎性肉芽腫症(granulomatosis with polyangiitis；GPA)の診断と活動性の評価

Decision Level

●**陽性**(10 EU 以上)

[高頻度] GPA(旧 Wegener 肉芽腫症)　**[可能性]** 顕微鏡的多発血管炎　**[対策]** 原疾患の診断，活動性の評価と治療

採取保存　血清凍結保存

(舟久保ゆう，三村俊英)

抗 Jo-1 抗体　anti-Jo-1 antibody

基準値

・二重免疫拡散法(DID)：陰性
・ELISA：10 index 以下

測定法　ELISA，DID

検体量　血清 0.3 mL

日数　3～5日

目的　多発性筋炎・皮膚筋炎(PM/DM)の診断と病型予測

Decision Level

●**陽性**

[高頻度] PM/DM　**[対策]** PM/DM の診断と治療

採取保存　血清凍結.

(梶山　浩，三村俊英)

抗カルジオリピン抗体《抗リン脂質抗体》

anti-cardiolipin antibody〔aCL〕
《anti-phospholipid antibody〔aPL〕》

基準値

・抗カルジオリピン IgG 抗体：12.3 U/mL 以下
・抗カルジオリピン IgM 抗体：20.8 U/mL 以下
・抗カルジオリピン-β_2-グリコプロテイン I 複合体抗体(抗 CL-β_2-GP I 抗体)：3.5 U/mL 未満

NOTE 「スピロヘータ類　梅毒血清検査」(233 頁)の項も参照されたい

測定法　ELISA，FEIA，CLIA

検体量 血清 0.5 mL

日数 2～5日

目的 抗リン脂質抗体(anti-phospholipid antibody；aPL)の存在の確認

Decision Level

●強陽性

[高頻度]全身性エリテマトーデス(SLE)，原発性抗リン脂質抗体症候群(primary APS)，2次性抗リン脂質抗体症候群(2次性 APS)，梅毒　**[対策]**原疾患，基礎疾患の診断と治療

●弱～中等度陽性

[高頻度]「強陽性」と同様　**[可能性]** Sjögren 症候群，全身性硬化症(SSc)，関節リウマチ(RA)，多発性筋炎・皮膚筋炎(PM/DM)，感染症，悪性腫瘍　**[対策]**原疾患，基礎疾患の診断．血栓症状などがみられるか確認し，その既往があれば治療

採取保存 血清凍結保存可．

測定前後の患者指導 ループスアンチコアグラントとは異なり，抗凝固療法中でも問題なく検査できる．

(梶山　浩，三村俊英)

抗血小板自己抗体《血小板関連 IgG〔PAIgG〕》

anti-platelet autoantibody《platelet associated IgG》

基準値 10 ng/10^7 血小板未満

測定法 PAIgG：competitive solid-phase EIA，ELISA

検体量 血液 7 mL

日数 3～5日

目的 血小板減少症の鑑別

Decision Level

●10 ng/10^7 血小板以上(陽性)

[高頻度]特発性血小板減少性紫斑病(ITP)　**[可能性]**全身性エリテマトーデス(SLE)などの膠原病，敗血症，担癌患者，多発性骨髄腫など　**[対策]**基礎疾患の診断，流血中免疫複合

4 免疫学的検査 3 ● 自己抗体

体の検出

採取保存 ①EDTA-2 Na 添加血液．②冷蔵保存(半日以内)．③血小板数 3 万/μL 以下の場合には，10 mL 以上採血する．

(三村俊英)

抗アセチルコリン受容体抗体〔抗 AChR 抗体〕

anti-acetylcholine receptor antibody

基準値 陰性〔0.2 nmol/L 以下(検査キットによっては 0.1 nmol/L 以下)〕

測定法 RIA

検体量 血清 0.3 mL

日数 5～11 日

目的 重症筋無力症(MG)の診断，診断後の経過観察・病勢把握

Decision Level

●陽性

［高頻度］ MG **［対策］** 原疾患の診断(電気生理検査など)と治療，胸腺腫有無の検索

採取保存 血清凍結保存．

薬剤影響 (上昇) D-ペニシラミン服用中に MG 症状が出現して抗 AChR 抗体が陽性になった例が報告されている．免疫チェックポイント阻害薬(抗 PD-1 抗体)であるニボルマブの市販後調査では 0.12% に MG の発症が報告され，抗体価は境界領域であることが多いものの本抗体が 60～70% で陽性であった．また MG と筋炎の特徴を併せもつ症例も報告されている．

(吉田佳弘，三村俊英)

4. 免疫細胞

T 細胞百分率，B 細胞百分率
T lymphocyte ratio, B lymphocyte ratio

基準値
・T 細胞百分率：66 ～ 89%
・B 細胞百分率：4 ～ 13%
・E ロゼット形成細胞(T 細胞)：65 ～ 92%

測定法　モノクローナル抗体を用いたフローサイトメトリー法，まれにロゼット形成法
検体量　血液 3 mL(保存液加)
日数　3 ～ 5 日
目的　末梢血など試料中の T 細胞，B 細胞の量的な変化に伴う免疫機能の変化の測定

Decision Level
■T 細胞・B 細胞百分率
●T 細胞増加
[高頻度]伝染性単核球症，T 細胞白血病，百日咳　**[対策]**原疾患の診断と治療
●T 細胞減少
[高頻度]ウイルス感染，全身性エリテマトーデス，白血病，リンパ腫，AIDS，免疫抑制薬治療，副腎皮質ホルモン治療，先天性免疫不全症候群(重症複合免疫不全症，胸腺無形成症，毛細血管拡張性運動失調症，アデノシンデアミナーゼ欠損症，Wiskott-Aldrich 症候群，DiGeorge 症候群など)　**[対策]**原疾患の診断と治療
●B 細胞増加
[高頻度] B 細胞白血病，胸腺無形成症，反応性高 γ-グロブリン血症，百日咳　**[対策]**原疾患の診断と治療
●B 細胞減少
[高頻度]重症複合免疫不全症，無または低 γ-グロブリン血症，抗 CD 20 抗体(リツキサン®)などを用いた B 細胞除去療法時　**[対策]**原疾患の診断と治療
判読　① T 細胞と B 細胞の増減は相対関係にあるので，一

方の増加は絶対的増加だけでなく，他方の減少によって生じる相対的な増加であることにも注意する．その場合，リンパ球の総数からそれぞれの絶対数を算定すれば，どちらが異常を示しているのか確認できる．②加齢とともにT細胞が減少し，B細胞が増加する(特に女性にその傾向が認められる)．③日内変動があるという報告もあるので，採血は一定の時間に行う．④T細胞，B細胞の比率を単独測定するのではなく，Tサブセット(CD 3，CD 4，CD 8)やNK細胞，その他のマーカーと同時に測定することにより病態が把握されうる．⑤シクロスポリンなどの免疫抑制薬は細胞数を減らさずに，T細胞の機能だけを抑制する．⑥ロゼット法はほとんど行われない．

採取保存　①採血後は速やかに測定することが望まれる．②保存する場合は室温で保存する．

薬剤影響　副腎皮質ホルモン薬の投与でCD 4陽性T細胞が減少する．

(三﨑義堅)

CD 3，CD 4，CD 8

基準値

- CD 3：58～84%
- CD 4：23～52%
- CD 8：22～54%
- CD 4/CD 8比：0.4～2.3

測定法　フローサイトメトリー

検体量　血液3 mL(抗凝固剤はEDTAまたはヘパリン)

日数　3～5日

目的　CD 3を表出しているT細胞をCD 4陽性ヘルパーとCD 8陽性細胞傷害性T細胞に分けることによる異常の測定

Decision Level

●CD 3増加

[高頻度]伝染性単核球症，百日咳，T細胞白血病　**[対策]**原疾患の診断と治療

●**CD 3 減少**
[高頻度]ウイルス感染，AIDS，先天性免疫不全症候群　**[対策]**原疾患の診断と治療

●**CD 4 増加**
[高頻度]成人T細胞白血病，HHV-6感染　**[対策]**原疾患の診断と治療

●**CD 4 減少**
[高頻度] HIV感染，特発性CD 4陽性細胞減少症，先天性免疫不全症候群，ウイルス感染症，結核，真菌感染症，関節リウマチ，全身性エリテマトーデス(SLE)，副腎皮質ホルモン投薬時，妊娠，高齢　**[対策]**原疾患の診断と治療

●**CD 8 増加**
[高頻度] EBウイルス感染症(伝染性単核球症：形態は異型リンパ球が多い)　**[対策]**原疾患の診断と治療

●**CD 8 減少**
[高頻度]先天性免疫不全症候群　**[対策]**原疾患の診断と治療

●**CD 4/CD 8 比低下**
[高頻度] HIV感染症・AIDS(CD 4の減少)，原発性胆汁性胆管炎(CD 4の減少)，伝染性単核球症(CD 8の増加)　**[対策]**原疾患の診断と治療

採取保存　①採血後，速やかに測定することが望ましい．②保存する場合は室温．

薬剤影響　副腎皮質ホルモン薬の投与でCD 4陽性T細胞が減少する．

(三﨑義堅)

インターロイキン2レセプター〔IL-2 R〕《可溶性インターロイキン2レセプター〔sIL-2 R〕》

interleukin-2 receptor《soluble interleukin-2 receptor》

基準値　220～530 U/mL

測定法　ELISA

検体量　血清0.3 mL

日数　3～9日

目的 非 Hodgkin リンパ腫，成人 T 細胞白血病(ATL)の治療効果判定，寛解，再発の推定

Decision Level

■sIL-2 R

●530 ～ 1,000 U/mL(**軽度上昇**)

[高頻度] T 細胞性非 Hodgkin リンパ腫の寛解期，ATL の寛解期，肝炎，自己免疫疾患 **[可能性]** 肺癌

●1,000 ～ 2,000 U/mL(**中等度上昇**)

[高頻度] 非 Hodgkin リンパ腫，成人 T 細胞白血病，間質性肺炎 **[可能性]** 肝炎，自己免疫疾患

●2,000 U/mL 以上(**高度上昇**)

[高頻度] 非 Hodgkin リンパ腫，成人 T 細胞白血病の増悪期

●上記異常値の対策

①高度上昇の場合はリンパ腫などの原疾患の再発，再燃を強く疑い，LD など他のマーカーの動向を検討すると同時に，画像診断，骨髄穿刺，生検を積極的に行う．②軽度～中等度上昇の場合は，絶対値よりも時系列による判断が重要である

採取保存 凍結保存．

薬剤影響 IL-2 R に対する抗体が免疫抑制薬として開発されている．

(三﨑義堅)

★★★

血液型検査 blood groups test

基準値

・ABO 式血液型検査：判定を**表 14** に示す
・Rh 式血液型検査：判定を**表 15** に示す

測定法 スライド法，試験管法

検体量

・ABO 式：全血 1 mL
・Rh 式：全血 1 mL

日数 当日

目的 ABO および Rh 式血液型の判定による不適合輸血の防止

表 14 ABO 式血液型検査の判定

オモテ試験		ウラ試験		判定
抗 A 血清	抗 B 血清	A 型血球	B 型血球	
＋	−	−	＋	A
−	＋	＋	−	B
＋	＋	−	−	AB
−	−	＋	＋	O

表 15 Rh 式血液型検査の判定

抗 D 血清	Rh-hr コントロール	判定
＋	−	陽性
−	−	陰性(要確認試験) *1
＋	＋	判定保留 *2

*1：D 陰性確認試験(間接抗グロブリン法)を行う.

*2：再採血のうえ再検査し, 直接抗グロブリン試験も行う.

採取保存 受血者血液は抗凝固剤の入っていないガラス試験管にて提出する.

(三﨑義堅)

★★★

交差適合試験《血液交差試験》

cross matching test

基準値 判定を**表 16** に示す

測定法 生理食塩水法, ブロメリン法, アルブミン法, 間接抗グロブリン法, 低イオン強度塩類溶液法(LISS)など

検体量 全血 1 ～ 2 mL(輸血量により必要検体量が異なる)

日数 当日

目的 ABO 式および Rh 式検査では見出せない抗体による副作用の防止

表 16　交差適合試験の判定

主試験	副試験	自己対照	判定
−	−	−	輸血してよい
−	+	−	原則として輸血しない*
−	+	+	原則として輸血しない*
+	−	−	輸血してはいけない
+	−	+	輸血してはいけない
+	+	−	輸血してはいけない
+	+	+	輸血してはいけない

+：凝集または溶血
−：非凝集または非溶血
*：主，副試験ともに陰性である血液がない場合，副試験陽性でも主試験が陰性であれば，輸血が許される．

Decision Level

輸血できるのは，主試験：陰性，副試験：陰性の場合のみ

採取保存　①受血者血液には抗凝固剤を入れずにガラス試験管にて提出する．②できるだけ採血後 48 時間以内に採血された検体を用いる．③頻回輸血患者は不規則性抗体が新たに出現することがあるので，その都度採血した血液を用いる．

（三﨑義堅）

5 感染症検査

1. 塗抹検査

★★ パニ

塗抹検査
《細菌顕微鏡検査，顕微鏡検査〔鏡検〕》
smear test

基準値 塗抹検査は，臨床材料(喀痰・膿・髄液・尿・穿刺液など)をスライドグラスに塗布し，染色を施し細菌菌体の有無(陽性・陰性)，量(+，2+，3+)を表現する検査をいう．抗酸菌検査(結核菌を含む)では蛍光法やチール・ネールゼン法により陽性の場合，菌量を(−，±，1+，2+，3+)と記載する(**表 17**)．検査材料によっては，常在菌叢の存在する部位からの検査と，通常無菌の検体からの検査があり，意義づけは著しく異なるばかりでなく，染色形態と検査材料から菌名が推定可能な場合がある．菌体の観察に加えて，その検査材料中の白血球や上皮細胞の存在の有無も感染症の迅速検査の一助となる．原虫などは無染色生鮮標本で観察することが多い

パニック値 無菌材料(血液など)からの菌陽性，または抗酸菌陽性

測定法 主としてグラム染色，他にチール・ネールゼン染色，蛍光染色，ヒメネス染色，墨汁法など

検体量 約 5 ～ 50 μL(スライドグラス上に塗布した標本が厚すぎると染色時に剝がれて，顕微鏡下で形態観察ができないので注意)を滴下し塗り広げる．生鮮標本では検査材料を滴下した無染色で，カバーグラスをかぶせて観察する

日数 1 時間程度(院内検査)

目的 検査材料中の病原菌の有無と菌種の推定

Decision Level

塗抹検査は，顕微鏡検査とも表現され，通常油浸レンズを用い 1,000 倍で鏡検する．細菌の菌量と，白血球などの生体

表 17　鏡検における抗酸菌の検出菌数記載法

記載法	蛍光法(200 倍)	チール・ネールゼン法(1,000 倍)
−	0/30 視野	0/300 視野
±	1〜2/30 視野	1〜2/300 視野
1+	1〜19/10 視野	1〜9/100 視野
2+	≧20/10 視野	≧10/100 視野
3+	≧100/1 視野	≧10/1 視野

表 18　Geckler の分類

グループ	白血球	細胞数/1 視野(100 倍) 扁平上皮細胞
1	<10	>25
2	10 〜 25	>25
3	>25	>25
○ 4	>25	10 〜 25
○ 5	>25	<10
6	<25	<25

○：細菌検査に適したグループ

細胞の量などを観察報告する．細菌の培養・同定には時間を要するため，適切な臨床検体が得られれば，迅速に原因菌を推定し，治療薬を選択するための重要な情報となる．喀痰の品質管理にも応用され，低倍率(100 倍)で観察し，白血球を優位に認め，ほとんど上皮細胞の混入のみられないものを良質喀痰とし，上皮細胞が 1 視野 25 個以上みられる場合は，唾液の混入と考え，培養不適とする喀痰の評価法がある．**表 18** に示す．

1 視野当たりの菌が 1 個以下を(＋)，10 個以下を(2 ＋)，10 個以上を(3 ＋)として報告しているが，スライドグラスに塗布する試料の量も一定量を滴下したとしても，それぞれの検体により粘度などの違いで標本の厚さが異なり，各施設でおおよその菌量と理解し，各々量的表現をしている．

以下に塗抹検査から推定できる菌種，菌属を示すが，菌種，菌属の推定をより確実に行うには，検査材料の種類や採取部位，患者の年齢，外科的処置の有無，抗菌薬使用の有無とその種類が重要な手がかりとなるので，臨床医側から検査室への細やかな連絡が，より質の高い検査結果に結びつく．

■まれに遭遇するが，ほぼ確実に菌名が推定できるもの

●通常無菌の検査材料

●髄液

髄膜炎の起因菌検索になるので，迅速な染色所見の報告が望まれる．菌体と細胞所見は，治療方針決定に役立ち，予後を左右する．

グラム染色

・グラム陽性酵母様菌体，墨汁法で莢膜検出：*Cryptococcus* を推定
・グラム陽性双球菌，菌体周囲が抜けてみえる：肺炎球菌を推定
・グラム陽性ブドウ状球菌：ブドウ球菌の可能性
・グラム陽性短桿菌：*Listeria* など
・グラム陰性桿菌（幼児か高齢者で市中感染）：*Haemophilus* の可能性
・グラム陰性桿菌（院内発症）：腸内細菌か緑膿菌などの可能性
・グラム陰性双球菌（市中感染）：髄膜炎菌の可能性

●胸水などの穿刺液

グラム染色で，繊細で長く分岐したグラム陽性の桿菌を検出したときは，キニヨン法で抗酸菌染色陽性：*Nocardia* の可能性．

●関節液

グラム陽性ブドウ状球菌：ブドウ球菌（*Staphylococcus aureus*）の可能性．

●常在菌の存在する検査材料

検査材料に存在する常在菌の形態的特徴と推定菌名を**表19**に示す．

この他にも糞便中に白血球が多数検出されれば，感染性腸炎を疑い検索を行ったり，術後の下痢症で，グラム陽性球菌がほぼ1種類だけみられるような場合はMRSA腸炎を推測できる．また長期抗菌薬投与後の糞便からグラム陽性桿菌が多数検出されたときは，*Clostridioides difficile* であることが多いため患者情報を得ることで，より詳細に菌名を推定することができる．

表 19　検査材料と常在菌

検査材料	形態的特徴	推定菌名
呼吸器系材料	グラム陽性双球菌，菌体周囲が抜けてみえる	*Streptococcus pneumoniae*
	グラム陽性で群がった球菌	*Staphylococcus*
	グラム陽性連鎖状球菌・長短・単在	口腔内常在 *Streptococcus, Enterococcus*
	グラム陽性桿菌 棍棒状 N，Y，V 字配列	*Corynebacterium*
	グラム陽性桿菌 長短・無芽胞・連鎖	*Lactobacillus*
	グラム陽性桿菌 繊細で長く分岐	*Nocardia*
	グラム陽性桿菌 繊細で屈曲	*Mycobacterium*
	グラム陰性双球菌	口腔内常在 *Neisseria*
	グラム陰性双球菌・桿菌状	*Acinetobacter*
	グラム陰性球菌，双球菌状，不規則好中球内貪食	*Moraxella* (*Branhamella*) *catarrhalis*
	グラム陰性 多形性球桿菌	*Haemophilus influenzae*
	グラム陰性 先端が尖った紡錘状	*Fusobacterium nucleatum*
	グラム陰性 先端が尖った太い紡錘状	*Capnocytophaga*
	グラム陰性 やや太い桿菌，莢膜あり	*Klebsiella pneumoniae* ムコイド型緑膿菌
泌尿・生殖器系材料	グラム陽性で群がった球菌	*Staphylococcus*
	グラム陽性連鎖状球菌・長短・単在	*Enterococcus*
	グラム陽性桿菌 棍棒状 N，Y，V 字配列	*Corynebacterium*
	グラム陽性桿菌 長短・無芽胞・連鎖	*Lactobacillus*
	グラム陰性双球菌，好中球内に貪食	*Neisseria gonorrhoeae*
	グラム陰性双球菌・桿菌状	*Acinetobacter*
	グラム陰性三日月型桿菌（腟から）	*Mobiluncus*
	グラム不定小桿菌（腟から）	*Gardnerella vaginalis*
糞便	グラム陽性桿菌 直，長短，太細，芽胞	*Clostridioides* (*Clostridium*)
	グラム陰性 S 字，らせん状桿菌	*Campylobacter*
	グラム陰性 多形性，球状，フィラメント	*Fusobacterium necrophorum*
胃・十二指腸	グラム陰性 カモメ状，くの字状	*Helicobacter pylori*

■塗抹検査の注意点

①迅速性に優れている(培養に比較して).
②菌数が少ない場合，検出できない可能性がある(10^5 CFU/mL 以上の菌数が必要).
③菌種，菌属を推定することができる.
④特殊染色をしなければ見落としやすい菌がある.
・*Legionella*：ヒメネス染色
・*Mycobacterium*：チール・ネールゼン染色など
⑤鏡検の検査結果は，材料の性質(粘稠度，不均一)などによりバラツキが生じる.
⑥鏡検の検査結果は，熟練度に左右されやすい.
⑦鏡検の検査結果は，適切な患者情報・採取時期・検査指示により的中率が上がる.

判読

●常在菌の多数存在する喀痰や糞便を塗抹した場合

①各種形態の細菌が多数多種類存在し，白血球がみられない状態のときは，細菌による感染症はほぼ否定できる．②ほぼ1種類の形態の細菌で占められ白血球がみられるときは，大多数を占める細菌による感染症を推定する．③常在菌が多数多種類存在するはずの検体で，染色したときに細菌がみられないか，ごく少数の細菌しか検出できない場合は，抗菌薬の投与中などが考えられる．④喀痰は，グラム染色による品質評価法(Geckler の分類，**表 18**)がある．この方法では，扁平上皮細胞が多くみられるグループ 1～3 の検体は唾液の混入・汚染があり，細菌検査に適した喀痰はグループ 4 と 5 であるといわれる．気管支肺胞洗浄液ならグループ 6 であっても検査に適するとされる.

●通常無菌の検査材料(髄液，胸水などの穿刺液)

細菌を検出するだけでなく，白血球の有無も記載する.

●尿などの菌数が感染の指標とされる検体

①スライドグラスに 1 滴滴下し，そのまま乾燥し染色したとき，1 視野に 1 個以上の細菌がみられた場合，菌数は 10^5 個/mL 以上あるといわれ，さらに白血球がみられれば感染尿とされる．②同様にして観察した尿に，菌は観察されたにもかかわらず白血球が検出されないときは，単なる細菌尿とされる．③単なる細菌尿は，採取後検査までに時間がかかって尿中で細菌が増殖したり，留置カテーテル尿で汚染増殖した

ものであったりすることがある．④末梢血白血球数が低下した患者など易感染患者の場合は，菌数・白血球の存在だけでは判断できない．

NOTE　肝膿瘍の疑いのとき，グラム染色を行い，特に細菌が検出されない場合は，アメーバを疑い生標本で観察するが，検体採取後，時間の経過とともにアメーバの運動性が活発でなくなり判断が困難となる．

採取保存　塗抹検査は，炎症細胞も観察できるため，採取後できるだけ早く細胞融解が進行しないうち(2時間以内)に行う．やむをえず保存するときは，冷蔵保存．細胞の観察は困難になる場合がある．

薬剤影響　β-ラクタム薬投与時の検査材料中の細菌は，スフェロプラスト化，プロトプラスト化し，菌体は本来の形態より長大・膨満化し高浸透圧培地に生育するように形態変化をしていることもある．

測定前後の患者指導　塗抹検査は，感染症の起因微生物の有無を迅速に推定検出できる検査である．迅速ではあるが，感度・特異度は検体の品質や，検査者の熟練度に左右される．さらに，検出感度を考慮に入れると，塗抹陰性であっても他の検査法(培養，遺伝子検査，抗原検出法)で検出可能なこともある．検査材料は身体各部位から採取されるため，採取時に飛散したり周囲を汚染したりしないように注意する．塗抹検査で検出できるということは，その検体中に大量に起因微生物が排出されていると考える．もし空気感染，飛沫感染，接触感染などを起こす微生物が，塗抹検査で検出された場合，感染が家族(特に乳幼児，高齢者など)・職場・学校や他の医療従事者に拡大しないように，速やかに推定病原体の感染経路を把握し遮断する工夫が必要である．

（佐藤智明）

2. 一般細菌の培養検査

呼吸器系の細菌培養検査

culture of the respiratory system's test

基準値 口腔内常在菌叢

NOTE 上気道(鼻咽頭・口腔)には *Streptococcus* 属, *Neisseria* 属などの常在菌が存在するため, 喀出痰, 咽頭分泌物, 口腔分泌物などの検査材料ではこれらの常在菌が検出される. 下気道のうち気管から分岐部まではほぼ無菌, 気管支や肺胞は無菌である. 鼻腔分泌物からは, 皮膚の常在菌である *Staphylococcus* 属や *Corynebacterium* 属が検出される

測定法 好気培養, 炭酸ガス培養, 嫌気培養

検体量 喀出痰は少なくとも全体の1/3膿性痰の存在が望ましい

日数 2～7日

目的 呼吸器感染症の起炎菌検出

Decision Level

●陽性

[高頻度]鼻炎, 副鼻腔炎, 咽頭炎, 気管・気管支炎, 肺炎, 胸膜炎, 慢性気道感染症の増悪 **[対策]**グラム染色所見, 培養検査の結果, および臨床症状を総合的に判定し, 有効な抗菌薬の投与を考慮する

異常値のでるメカニズムと臨床的意義

呼吸器感染症の起炎菌を特定するには, なるべく常在菌が混入しないように検体を採取することが望ましい. 呼吸器系検体(**表20**)を示す. 採取法により分離される菌種の意義づけが異なることに注意する. ⑤～⑦は患者側の負担が大きいので, ①, ②の方法が多く用いられている.

喀出痰は, 肉眼的品質評価(**表21**)と顕微鏡的品質評価(**表18**, 178頁参照)があり, 一般的には, 膿性痰で多核白血球の多くみられる痰が培養検査に適している. 良質な痰が採取された場合には, グラム染色による起炎菌の推定が可能である.

表 20　呼吸器系検体

①喀出痰または誘発痰
②咽頭ぬぐい液
③気管内採痰(メトラゾンデなどによる)
④後鼻腔分泌物
⑤経皮的肺穿刺または肺生検
⑥経気管吸引採痰(TTA)
⑦気管支・肺胞洗浄液(BALF)

表 21　喀出痰の肉眼的品質評価
(Miller & Jones の分類)

M_1	唾液，完全な粘性痰
M_2	粘性痰の中に膿性痰が少し含まれる
P_1	膿性部分 1/3 以下
P_2	〃　1/3～2/3
P_3	〃　2/3 以上

検出された菌が呼吸器感染症を起こしているかは，検体の肉眼的評価，グラム染色での貪食の有無などの顕微鏡的評価をもとにして，嚥下困難や呼吸状態，胸部 X 線，血液ガス分析などを参考に総合的に判断する．

■呼吸器感染症の主要起炎菌

上気道(鼻炎，咽頭炎，気管・気管支炎)感染症と下気道感染症(肺炎など)の 2 つに大きく分けられる．

●上気道感染症

鼻腔分泌物はインフルエンザウイルス検出や MRSA 保菌調査に，咽頭分泌物はアデノウイルス，RS ウイルス，溶血性連鎖球菌検出に用いられることが多い．*Corynebacterium diphtheriae*, *Mycoplasma pneumoniae*, *Bordetella pertussis*(百日咳菌)の検出には専用培地が必要なため，疑う場合は検査室に一報すること．

●下気道感染症

•急性気管支炎

ウイルスによるものが大部分であるが，まれに *M. pneumoniae* や *Chlamydophila pneumoniae* が関与している場合もある．膿性痰の喀出時には，細菌の二次感染と推定され，その菌種は *Haemophilus influenzae* や *Streptococcus pneumoniae* が多い．

● **慢性気道感染症(慢性気管支炎，びまん性汎細気管支炎など)**

膿性痰を頻繁に大量喀出するときの増悪菌種は，*H. influenzae*，*S. pneumoniae*，*Moraxella catarrhalis* が 90％ 程度を占める．まれに *Mycoplasma* 属や *Staphylococcus aureus* も原因となる．中等症では腸内細菌目細菌，重症では *Pseudomonas aeruginosa* が原因となる．

● **市中肺炎**

Mycoplasma 属，*C. pneumoniae*，*S. pneumoniae*，*H. influenzae*，*M. catarrhalis* の占める割合が多い．*Legionella pneumophila* による肺炎は，発症数は他に比べ少ないものの，症状が急速に悪化するため注意を要する．また，専用培地(WYO など)が必要なため，検査室に情報が届かないと見逃されやすい．結核菌は常に念頭においておくこと．なお，*S. pneumoniae*，*L. pneumophila* は尿中抗原により迅速に検出可能である．

● **院内肺炎**

入院後 48 時間以上経過して新規発症する肺炎．腸内細菌目細菌，*S. aureus* および MRSA，*Acinetobacter* 属 *P. aeruginosa* によることが多い．人工呼吸器関連肺炎も多い．

[関連する検査]　SARS-CoV 2 抗原検査，インフルエンザウイルス A・B 型抗原検査，アデノウイルス抗原検査，RS ウイルス抗原検査，A 群溶血性連鎖球菌抗原検査，尿中肺炎球菌抗原検査，尿中レジオネラ抗原検査は，呼吸器感染症において POCT の概念に基づく迅速診断として有用である．

採取保存　①喀出痰を採取するときには，常在菌の混入を少しでも減らすよう患者に協力を求め指導する．採取時間は，早朝・起床時が望ましい．検体の採取は原則的に化学療法前に行う．もし治療中なら薬剤血中濃度の最低時を選ぶ．②担当医は，提出前に受け持ち患者の喀出痰を観察し，適切な検体であることを確認する．採取した検体はすぐ検査するのが望ましい．検体の室温放置により，腸内細菌目細菌，*P. aeruginosa* などのブドウ糖非発酵グラム陰性桿菌や酵母などが増殖する一方，呼吸器系感染症の起炎菌と考えられる *S.*

pneumoniae や *H. influenzae* など栄養要求の厳しい菌種は死滅しやすい．③喀痰が出せない小児の場合，スワブにて上咽頭(後鼻腔)から採取するとよい．ただし，小児では常に *S. pneumoniae* や *M. catarrhalis* を保菌していることもまれではない．④保存には 4℃，24 時間以内に提出のこと．室温に 2 時間以上放置してはならない．

●検査

ヒツジ血液寒天培地，チョコレート寒天培地を用いることが多いが，目的に応じ他の各種培地を組み合わせる．

薬剤影響　ペニシリン耐性 *S. pneumoniae*(PRSP，PISP)や β-ラクタマーゼ陰性 ABPC 耐性 *H. influenzae*(BLNAR)が出現・増加している．これらの菌はペニシリン系抗菌薬だけでなく，多くのセフェム系抗菌薬にも耐性を示すため注意する．また，マクロライド系抗菌薬に耐性を示す *M. pneumoniae* が確認されている．

測定前後の患者指導　①喀出痰採取の際には必ずうがいをしてから採取すること．ティッシュなどに包んだりしないことを指導する．②採取時間は起床時が望ましいことを指導する．

(加藤維斗，小林昌弘)

泌尿器系の細菌培養検査

culture of urological test

基準値　尿の培養陰性

測定法　好気培養，炭酸ガス培養，嫌気培養(膀胱穿刺尿)

検体量　5 mL(少なくても可)

日数　2～4 日

目的　泌尿生殖器感染症の起炎菌検出

Decision Level

●陽性

[高頻度]尿路感染症：尿道炎，膀胱炎，尿管炎，腎盂腎炎．生殖器感染症：腟炎，頸管炎，前立腺炎，バルトリン腺炎，骨盤内炎症性疾患など　**[対策]**臨床症状，検査材料，検出菌から総合的に判断し有効な抗菌薬の投与を考慮する

異常値のでるメカニズムと臨床的意義

■尿の細菌培養検査

尿路から微生物が分離される場合には，尿道開口部から上行性に感染するルートと血流から腎臓を経由し尿路に入るルートの2つが存在する．尿路感染症では，まれにウイルス，真菌，寄生虫が原因の場合もあるが，ほとんどは細菌によって引き起こされる．男性よりも女性のほうが圧倒的に多く，これは女性の尿道が男性に比べ短いことや，常在菌が存在する膣・肛門と尿道の距離が近いことが原因とされている．

基礎疾患をもたない単純性尿路感染症の起炎菌の多くは *Escherichia coli* であるのに対し，構造的または機能的に何らかの基礎疾患を有する複雑性尿路感染症では，*Pseudomonas aeruginosa* をはじめとするブドウ糖非発酵グラム陰性桿菌や *Staphylococcus* spp.，*Enterococcus* spp. などが認められ，複数菌種分離されることが多い．思春期の女性では *Staphylococcus saprophyticus* が起炎菌になることもある．感染部位によって，腎盂腎炎，尿管炎，膀胱炎，尿道炎に分けられる．年に数回再発する場合には，腎結石や尿道狭窄などが原因になることもあるので注意する．

●採取・保存

採取には中間尿採取法，導尿カテーテル法，経皮膀胱穿刺法などがあるが，特別な場合を除いて中間尿の採取で十分である．ただし，尿道口周辺の常在菌混入を避けるよう採取法に注意する．

留置カテーテルからの採取は避け，カテーテル使用のときには，挿入直後か交換したときのみ採取する．

検査には新鮮尿を用いること．採尿後直ちに検査を行うことが望ましいが，できなければ4℃ に保存する(24時間以内)．ただし，淋菌を目的とする場合は室温保存とする．

NOTE　尿そのものが細菌に対してよい培地であるため，室温に2時間以上放置しないこと．細菌検査には長時間室温放置した検体を提出しない

●検査

提出された尿は，よく混和し，寒天平板(ヒツジ血液寒天培地やBTB乳糖加寒天培地など)に塗布，分離培養する．培養1日目，2日目に集落を観察し，同定や薬剤感受性検査を施行する．定量培養の簡易法として，ディップ・スライドを用い

表 22　グラム染色標本による細菌性腟症のスコア診断

スコア	①*Lactobacillus* form の個数/視野	②*Gardnerella* form の個数/視野	③*Mobiluncus* form (グラム染色不定彎曲桿菌)の個数/視野
0	>30	0	0
1	5 ～ 30	<1	<1 または 1 ～ 4
2	1 ～ 4	1 ～ 4	5 ～ 30 または >30
3	<1	5 ～ 30	
4	0	>30	

Nugent スコア＝①＋②＋③
clue cell の存在は細菌性腟症の診断に有用．
［診断］正常群：0 ～ 3，中間群：4 ～ 6，細菌性腟炎：7 ～ 10

る方法や白金耳での塗布量から推定する半定量法などが一般的に用いられている．*Salmonella* Typhi，Paratyphi A では，感染後，血流～腎を経て発病 2 ～ 3 週目に尿中へ排出される．取りこぼしのないよう遠心後，沈渣をセレナイト培地で増菌し，SS 寒天培地や DHL 寒天培地にて検出する．尿は淋菌の検出に適しているとはいえないが，目的として提出された場合には遠心し，沈渣を使用する．

■生殖器系の細菌培養検査

性感染症(STD)疑いや骨盤内炎症性疾患，周産期感染予防のため(B 群連鎖球菌検査)などの目的で検査される．STD では，淋菌，*Chlamydia trachomatis*，梅毒，腟トリコモナス，*Candida*，単純ヘルペス，ヒトパピローマウイルス(HPV)などが原因となる．多くは人工培地に発育しないため，イムノクロマト法，PCR 法，抗体測定法などにより検出する．

腟分泌物のグラム染色によるスコア化(**表 22**)は，細菌性腟症の診断に有用である．

●採取・保存

輸送用培地付スワブで提出することが多い．擦過・採取した検体は，すぐ培地に塗布するのが望ましいが，できないときには 4℃ に保存．ただし，淋菌は冷気に触れると急速に発育能力が低下するため，目的とするときには室温保存とする．膿瘍を形成しているような場合には，偏性嫌気性菌検出のため嫌気輸送容器に採取し，その旨検査室に連絡する．

●検査

腟トリコモナスは，体温程度に温めたスライドを用い，検体採取後すぐに鏡検することで活発な運動を確認することができる．淋菌や *Candida* はグラム染色でも比較的判断しやすい．培養は目的に応じ各種培地を選択する．淋菌目的の検体は Thayer-Martin 寒天培地などを用いて高湿潤・炭酸ガス培養を行う．膿瘍では偏性嫌気性菌を考慮し嫌気培養を行う．

[関連する検査] ①尿沈渣，亜硝酸塩との同時測定により総合的な診断を行う．②淋菌，*C. trachomatis* の抗原検査および遺伝子検査を行うことにより，STD の診断を高めることが可能である．

薬剤影響 ①抗菌薬の多くは腎臓で濃縮後，尿中に排出されるため，抗菌薬投与中では菌の発育に強く影響を及ぼす．治療中の場合，24 時間休薬後の採取が原則である．また，長期抗菌薬投与中の患者では，尿バッグなどから多剤耐性緑膿菌や ESBL 産生菌が検出されることもめずらしくない．感染管理・感染防止上，排泄物の扱いには十分注意をはらうこと．②淋菌では，ペニシリナーゼ産生株に加え，テトラサイクリンやニューキノロン薬に耐性を示す株も増加傾向にある．

測定前後の患者指導 ①尿採取前にクレンジングコットンなどで清拭し，中間尿を採取することを指導．② STD を疑う場合は初尿を採取．尿路感染症を疑う場合は，起床時の中間尿が検査には最も望ましい．それができないときには前回排尿より 2 時間以上あけることを指導する．

（佐藤智明，森屋恭爾）

★ パニ

消化器系の細菌培養検査

culture of the digestive organ's test

基準値 正常腸内細菌叢

NOTE 健常者の糞便中の菌数は，偏性嫌気性菌 $10^6 \sim 10^{12}$/g，腸内細菌目細菌 $10^4 \sim 10^{10}$/g，連鎖球菌 $10^4 \sim 10^{12}$/g くらい

パニック値 表 23

測定法 好気培養，嫌気培養，微好気培養

検体量 3～5g
日数 2～5日
目的 腸管感染症における起炎菌の検索

Decision Level

●陽性

[高頻度] 急性胃腸炎，腸管感染症，コレラ，細菌性赤痢，サルモネラ症，腸管出血性大腸菌感染症，腸炎ビブリオ，偽膜性腸炎，*Helicobacter pylori* 感染症，カンピロバクター感染症，黄色ブドウ球菌感染症など **[対策]** 感染性胃腸炎では十分な水分補給とともに，場合によっては抗菌薬の投与を考慮する

異常値のでるメカニズムと臨床的意義

■糞便の培養検査

糞便における培養の目的は，腸管感染症の原因検索，抗菌薬関連下痢症・腸炎によるもの，化学療法に伴う菌交代症，臓器移植患者や免疫不全患者などの菌叢の動態把握(いわゆる監視培養)など多岐にわたっている．また，腸管には偏性嫌気性菌や腸内細菌目細菌や腸球菌などの常在菌が多数存在するため，目的とする菌種を絞り，適切な選択培地を用いて検査しなければならない．そのため，検査目的や患者情報(**表24**)を検査室へ明確に伝えることは必須である．下痢の起炎菌を示す(**表25**)．

●判読

食中毒統計資料の原因物質別食中毒発生状況によると，細菌による食中毒では *Campylobacter jejuni/coli* によるものが最も多く，次いで *Clostridium perfringens*，非チフス性 *Salmonella* spp．となっており，発症時期は夏季に多い．また，感染性胃腸炎として検出されるウイルスではノロウイルスが最多である．

●採取・保存

採便カップは清潔で乾燥した密閉できる広口容器がよく，未滅菌のものを用いる．採取量としては親指の頭大ぐらいで，特別の場合を除き，採便棒やスワブによる直接採便はさける．細菌性腸管感染症の検査において，糞便は抗菌薬投与前の有症期に採取するのが望ましく，下痢便や水様便，血便などの液性～軟性状態であるものが適切である．すでに症状

表 23　糞便検査におけるパニック値

検査項目	内容
塗抹検査	*Campylobacter* 陽性，原虫(赤痢アメーバ，ランブル鞭毛虫，クリプトスポリジウムなど)陽性，蟯虫卵陽性
培養検査	腸管感染症原因微生物検出：*Shigella* spp., *Salmonella* spp., *Escherichia coli* O157, *E. coli* O157 以外の EHEC, *Campylobacter jejuni*, *Yersinia enterocolitica*, *Vibrio parahaemolyticus*, *Vibrio cholera*(O1 および non-O1)など 薬剤耐性菌検出：VRE(Van A，Van B タイプ)
毒素検査	ベロ毒素陽性(*E. coli* O157 および他の EHEC)，コレラエンテロトキシン陽性

EHEC：腸管出血性大腸菌，VRE：バンコマイシン耐性腸球菌

表 24　糞便の微生物検査に必要な患者情報

項目	内容
基本情報	氏名，性別，年齢，入院/外来，居住地，診療科
活動歴	喫食歴，海外渡航歴，野外活動歴，保育施設，介護施設などの入所歴，同性愛者
症状・徴候	下痢の発症時期，糞便の性状，発熱，腹痛，悪心，嘔吐
抗菌薬投与歴	種類，投与期間
易感染性	基礎疾患，外科手術，免疫不全状態(HIV 感染，臓器移植後など)

が消失している時期と予想される固形便は，急性の腸管感染症を疑う場合には不適切な検体である．抗菌薬投与後の場合は，1～2 日間薬剤の投与を中止後に採取する．採取後の糞便は速やかに検査することが大切で，検査までに 6 時間以上かかる場合は適当な輸送培地を用いることが推奨されている．冷蔵保存すると pH が変化して *Shigella* spp.，一部の *Salmonella* spp. では死滅する場合があり，*Campylobacter* spp. や *Vibrio* spp. も低温では死滅する可能性がある．

表 25　細菌腸管感染症の起炎菌と症状

起炎菌	原因	潜伏期間	症状						
			血便	水様便	発熱	嘔吐	悪心	腹痛	神経症状
サルモネラ	鶏肉・卵	1～5日	○	○	○	○		○	
腸炎ビブリオ	生食魚介類	12～24時間	○	○		○		○	
コレラ	水・食物	1～3日		○		○			
赤痢	水・食物	1～5日	○	○	○			○	
腸管出血性大腸菌(EHEC)	水・食物	2～14日	○	○	○	○		○	
カンピロバクター	鶏肉	1～10日	○		○	○		○	
黄色ブドウ球菌	調理者の手	1～5時間		○		○	○	○	
セレウス	穀物・香辛料	1～16時間		○		○	○	○	
ボツリヌス	缶・ビン詰・真空パック	18時間				○	○		○
ウェルシュ	加熱不足	8～22時間		○		○		○	
エルシニア	水・食物	1～4日		○	○			○	
ビブリオ・フルビアリス	食物			○	○	○		○	
エロモナス	食物			○	○	○		○	
プレジオモナス・シゲロイデス	水・海外渡航者			○	○			○	
クロストリジオイデス・ディフィシレ	抗菌薬		○	○					

●検査

SS寒天培地，DHL寒天培地，CT-SMAC寒天培地などの選択培地を有効に使用する他，検出率を上げるため，セレナイト培地(*Salmonella*用)やアルカリ性ペプトン水(*Vibrio*用)などの増菌培地を使用する．*Campylobacter*の培養はスキロー培地などを用い微好気環境下で行う．

●測定前後の患者指導

①便は紙の膿盆などで受けてから容器に採取する．ティッシュなどには包まない．②感染管理・感染防止上，排泄物の扱いには十分注意をはらい，手洗いをしっかり行う．

■十二指腸液・胆汁の培養検査

十二指腸液，胆汁，膵液の混合物を総称して十二指腸液と呼ぶ．胆汁は肝胆道感染症(急性・慢性胆嚢炎，胆管炎，肝膿瘍など)の検査に用いられ，腸管感染症の検査目的で採取されるケースは少ない．

表 26　肝・胆道感染の経路

●上行性感染
・腸内細菌 → 十二指腸上部 → 胆管 → 胆囊 → 肝
●血行性感染
・腸内細菌 → 腸管壁 → 門脈 → 肝 → 胆囊
・遠隔病巣 → 血行 → 肝動脈 ──→ 胆囊
　　　　　　　　　↘ 胆囊動脈 ↗
●リンパ行性感染
・近接炎症巣 → リンパ管 → 胆囊

肝・胆道感染症の感染経路としては，3 経路が考えられ(**表 26**)，そのなかでも上行性感染が最も多い．これらは偏性嫌気性菌を含む複数菌感染のことが多いため，培養時には嫌気培養を組み入れるほうがよい．

●採取・保存

①十二指腸ゾンデにより十二指腸液を吸引して採取する方法(Meltzer-Lyon 法)，PTGBD(経皮経肝胆囊ドレナージ)により胆汁を採取する方法，内視鏡的経乳頭的胆囊ドレナージにより胆汁を採取する方法や直接穿刺して採取する方法などがある．採取した検体は，嫌気性菌検査用容器や滅菌スピッツ管などに分注し提出する．②室温に 2 時間以上置かない．すぐに提出できない場合は冷蔵(4℃)保存(24 時間以内)．

■消化管生検組織の培養検査(*H. pylori* の検出)

H. pylori は胃・十二指腸潰瘍疾患や胃癌をはじめとする種々の胃腸疾患の主要な病原体であり，発症機序に *H. pylori* 感染が関連している疾患や，除菌によって症状の改善などが期待できる疾患が知られている．

Helicobacter spp. は生息部位によって，胃に感染する Gastric *Helicobacter* と腸管・肝胆道系に感染する Enterohepatic *Helicobacter* に大別される．

H. pylori の診断・培養には，胃生検材料を用いる．

迅速にできる検査法として，迅速ウレアーゼテスト，尿素呼気試験などが行われている．

●採取・保存

採取された生検検体を速やかに滅菌生理食塩水(約 5 mL)に入れ，氷冷しながら検査室へ搬送し，約 4 時間以内に培養処理を行う．速やかに処理できない場合は，*H. pylori* 用輸送培地などを使用すると，4℃ で 48 時間の保存が可能である．

［関連する検査］ ①便中毒素検査：CD トキシン，大腸菌ベロ毒素(VT)〔志賀毒素(Stx)，志賀毒素様毒素(SLT)〕，ボツリヌス毒素．②菌体抗原検査：グルタミン酸デヒドロゲナーゼ(GDH)．③便中遺伝子検査：*Clostridioides difficile* 遺伝子検査，大腸菌ベロ毒素遺伝子検査〔志賀毒素遺伝子検査，志賀毒素様毒素遺伝子検査〕．④ロタウイルス：ロタウイルス検出迅速キット．⑤ノロウイルス：ノロウイルス検出迅速キット．⑥アデノウイルス：便中アデノウイルス検出迅速キット．⑦胃：尿素呼気試験，迅速ウレアーゼ試験，抗 *H. pylori* 抗体検査．

（大濱侑季）

★ パニ

血液・髄液の細菌培養検査

blood and liquor culture

基準値 培養陰性

パニック値 菌陽性

測定法 炭酸ガス培養，嫌気培養，自動細菌培養測定法

検体量

・血液：5 ～ 10 mL(各社，血液培養ボトルごとに採取量は異なる)

・髄液：1 ～ 2 mL

日数 2 ～ 7 日(特殊な場合：2 ～ 4 週間)

目的 敗血症や髄膜炎などの起炎菌検出

Decision Level

●陽性

血液・髄液は，平素無菌的な検体であるため，正しく採取された検体から細菌・真菌が分離された場合の診断的意義は非常に大きい

［対策］有効な抗菌薬の投与を積極的に考慮する

異常値のでるメカニズムと臨床的意義

■血液の細菌培養検査

血液培養陽性例は敗血症や心内膜炎患者だけでなく，泌尿

生殖器感染，呼吸器感染，膿瘍，術後感染，胆道感染などでも多く認められる．そのため血液培養は感染症診断上，最も重要な検査といえる．

●感染性心内膜炎

弁膜や心内膜，大血管内膜に細菌の集簇を含む疣腫(vegetation)を形成し，敗血症，血管塞栓，心障害など多彩な臨床症状を呈する全身性敗血症性疾患である．検出頻度の高い原因菌として，*Streptococcus viridans*, HACEK 群，*Staphylococcus aureus* および *Enterococcus* spp. があげられる．

●カテーテル関連血流感染

カテーテル挿入が菌の侵入門戸となり発症する菌血症で，カテーテル抜去と抗菌薬の投与が基本的治療となる．*Candida* spp. や *Staphylococcus* spp. などが起炎菌となりやすい．

●採血と保存

適切な採血時期は発熱直前の悪寒戦慄発生時，38℃ 以上の発熱時，抗菌薬治療開始前などである．その他，血圧低下，原因不明の意識障害，低体温，代謝性アシドーシス，白血球の異常高値または異常低値なども検査の対象となる．

採血は，抗菌薬投与前に行うのが原則であるが，抗菌薬投与時には，抗菌薬の血中濃度が最低となる時間帯(次回の抗菌薬投与の前)を見計らって採血する．

1 回の検査には採血部位を替えて 2 カ所から採血し，2 セットのボトルに採血する．回数は 24 時間以内に 2 ～ 3 回とされている．検体採血後できる限り速やかに培養を開始すること．やむをえない場合は室温にて保存する．冷蔵保存してはならない．

血液培養は採血・検査過程で雑菌が混入すると誤った判断がなされてしまう(**表 27**)．したがって，採血・検査には十分な注意が必要である．

●関連検査

血液培養陽性検体は，内容物をグラム染色および目的菌種に応じて各種寒天培地へ塗布し，培養後同定・感受性検査を行う．また，グラム染色の結果は速やかに担当医へ連絡する．

■髄液の細菌培養検査

髄液の培養検査は化膿性髄膜炎など中枢神経系感染症の診

表 27　混入しやすい皮膚常在菌

coagulase negative staphylococci
Corynebacterium spp.
Cutibacterium acnes(*Propionibacterium acnes*)
Bacillus spp.

これらの菌が複数の血液培養のうち 1 回だけ陽性であれば皮膚常在菌混入の可能性が強いが，感染性心内膜炎患者や好中球減少患者では，*Corynebacterium jeikeium* や *Bacillus cereus* による敗血症例も認められるため慎重に判断する．

断および経過観察に必須の検査である．発熱，頭痛，嘔吐，痙攣などで施行されるが，新生児や易感染患者では特有な症状を欠くことが多いので注意する．

●髄膜炎

髄膜炎には①細菌性(化膿性)髄膜炎，②結核性髄膜炎，③無菌性髄膜炎などがあり，一般的に①は多核球が，②，③は単核球が優位となる．糖量は①，②が減少し(髄液糖/血糖比が 0.4 以下)，③は正常で，蛋白量はいずれも増加する．髄液の外観は，①混濁・膿性，②水様，ときにキサントクロミー，③水様(日光微塵)である．なお，正常な髄液は水様透明であり，細胞数 5 個/μL 以下，総蛋白 15 ～ 45 mg/dL，グルコース 50 ～ 75 mg/dL である．

●採取保存

採取時は，皮膚常在菌を髄腔内に入れないように，また，培養検査での汚染を避けるために穿刺部位を中心とする広範囲の十分な消毒が重要である．細菌培養に提出する髄液は室温(24 時間以内)に保ち，冷蔵庫へ入れてはいけない．

●主な起炎菌

Streptococcus pneumoniae, *Haemophilus influenzae* などがあげられるが，年齢により分離される菌が異なる(**表 28**)．

●関連検査

提出された検体を肉眼的に観察し，培養とともにグラム染色(必要に応じて，墨汁染色を加える)を行い，速やかに結果報告する．

[関連する検査]　白血球中細菌核酸同定検査：菌血症を強く疑うが，菌の培養が陰性であった場合には本検査を併用する

表 28　年齢別起炎菌：髄液

年齢		主たる起炎菌
乳幼児	3カ月未満	*Escherichia coli* *Streptococcus agalactiae*
	3～6カ月	*S. pneumoniae* *Listeria monocytogenes*
	6カ月～6歳未満	*S. pneumoniae* *H. influenzae* *Listeria monocytogenes*
6歳～成人		*S. pneumoniae* *Cryptococcus neoformans* *N. meningitidis*

ことにより，菌血症診断を高めることが可能となる．

薬剤影響　抗菌薬投与後に検体を採取すると，培養発育不良または通常の生化学的性状を示さない菌が発育することがある．検体採取は必ず抗菌薬投与前に行うこと．

（児矢野早穂）

★

膿・穿刺液の細菌培養検査

bacterial culture of discharge

基準値

・閉鎖性膿瘍：培養陰性

・開放性膿瘍：皮膚常在菌叢

測定法　好気培養，炭酸ガス培養，嫌気培養

検体量　少量でも検査可能

日数　2～5日

目的　閉鎖性膿瘍または開放性膿瘍における起炎菌の検索

Decision Level

●陽性

［高頻度］腹膜炎，腹腔内感染症，胸膜炎，肝膿瘍，膿胸，骨盤内膿瘍，壊死性筋膜炎，蜂窩織炎，感染性関節炎，中耳炎，

表 29　採取上の注意点

①開放性病巣の膿
・周辺組織を消毒し，膿表面，周囲の痂皮・異物を取り除き，深部の膿を検体とする．
②閉鎖性病巣の膿・穿刺液
・皮膚はヨードチンキで，粘膜はクロルヘキシジンやポビドンヨードで消毒し，経皮膚・経粘膜的に穿刺・吸引する．
③ガーゼ片
・深部に留置された部分のみを採取．
④血管内カテーテル
・抜去カテーテルは，先端から 3 ～ 5 cm 程度で無菌的に切断し検体とする．
⑤眼・耳からの検体
・眼からの分泌液は綿棒やスパーテルを用いて，結膜面や潰瘍部のみに触れるようにして採取する．
・耳漏は，自然に鼓膜が破れて流出してきたものを検体としたときと，切開や穿刺で採取したときでは，検出菌に違いが生ずる．

骨髄炎，外傷，手術部位感染症など **[対策]**臨床症状，検査材料，検出菌から総合的に判断し有効な抗菌薬の投与を考慮する

異常値のでるメカニズムと臨床的意義

一定の臓器・部位に由来しない検体として閉鎖性膿や穿刺液などがある．これらの検体は，採取部位や疑われる感染症に応じて検査内容が異なるが，本来“無菌部位からの採取”と考えて検査されるものであるため，採取するときに皮膚常在菌を混入させないよう十分注意する(**表 29**)．なお，嫌気培養が必要と考えられる検体は，目的に応じて嫌気性輸送用容器に採取するか多量に採取し，数時間以内に培養を開始する．培養は一般細菌の分離培養法に加えて，必要に応じて嫌気培養，抗酸菌検査，真菌検査を実施し，液体培地を用いた増菌培養を並行して行う．

開放性膿部位の検出菌で最も多いのが *Staphylococcus aureus* であり，coagulase negative staphylococci と併せて約 50% 近くを占める．3 番目が *Pseudomonas aeruginosa* で 10% 強である．

また，膿瘍検体では放線菌である *Actinomyces* spp. や *Mycobacterium* Ⅳ群（迅速発育菌群）を含む抗酸菌などの日常検査で検出が困難な菌も考慮すべきである．

A 群または G 群連鎖球菌による感染症は，急速な経過をたどり，壊死性筋膜炎，筋炎など軟部組織の壊死を伴う劇症型連鎖球菌感染症を引き起こすことがある．検出された場合には，直ちに担当医へ連絡する．

外耳炎では *S. aureus*，中耳炎では肺炎球菌や *Haemophilus influenzae* が主な起炎菌となりうる．

［関連する検査］ 嫌気性培養検査：すべての検査材料で行う必要はない．

採取保存 膿疱内容物の採取は，中心部の膿よりも体細胞組織と接している部分のほうが望ましい（菌が活発に活動しており，培養時発育しやすい）．検体は採取後，速やかに検査を開始し，やむをえず保存する場合には，冷蔵（4℃）し，24 時間以内に検査を開始する．

（大濱侑季）

★

嫌気性培養検査 anaerobic culture

基準値 培養陰性

測定法 嫌気培養（ガスパック法，グローブボックス法，嫌気チャンバー法など）

NOTE 嫌気性輸送用容器に入れて提出する

日数 2～7日

目的 嫌気性菌の検出

Decision Level

●陽性

［高頻度］腹腔内感染症，骨盤炎症性疾患，ガス壊疽，破傷風，偽膜性腸炎，誤嚥性肺炎，口腔顔面の感染症，軟部組織膿瘍など **［対策］**臨床症状，検査材料，検出菌から総合的に判断し有効な抗菌薬の投与を考慮する

異常値のでるメカニズムと臨床的意義

嫌気性菌感染症には，*Clostridium botulinum* や *C. tetani* などの菌体外毒素を産生する有芽胞嫌気性菌による感染症と

表 30　各部位の常在嫌気性菌

	皮膚*	口咽頭	大腸	腟
Bacteroides spp.		±	++	±
Prevotella spp.		++	+	±
Fusobacterium spp.		+	±	±
Propionibacterium spp.	+	+	+	+
Clostridium spp.		±	+	±
Bifidobacterium spp.		+	++	±
Eubacterium spp.		+	++	±
Peptostreptococcus spp.	±	+	++	++
Veillonella spp.		+	+	+

±：60% 以下　+：存在　++：多数存在
*：外耳道，結膜，鼻腔も含む

ヒトの皮膚や粘膜面に存在する無芽胞嫌気性菌が中心の感染症がある．膿瘍や壊死を起こす化膿性感染症が主流であるが，ほとんどがヒトの常在嫌気性菌(**表 30**)による内因性感染症といわれ，組織の虚血・壊死などで常在しない部位への侵入，あるいは，常在するところでもその均衡を崩して増殖し，感染症を惹起したものである．

閉鎖性の膿瘍(脳膿瘍，肺膿瘍，膿胸，腹腔内膿瘍，肝膿瘍，直腸周囲膿瘍，骨盤内膿瘍，女性性器や副鼻腔の膿瘍など)から採取した膿は嫌気培養が不可欠である．また，血液からも嫌気性菌が分離されるため，血液培養を行う際には，好気用ボトルと嫌気用ボトルの両方を採取し，嫌気ボトルが陽性となった場合は，嫌気状態での分離培養を実施する．

鼻咽頭および歯肉スワブ，創部や潰瘍部表面をスワブで拭ったもの，腟や頸管のスワブ，排泄尿およびカテーテル尿，喀痰，腸管内容物(*Clostridioides difficile* を除く)，子宮内避妊器具(IUD)などは嫌気性培養に不適な検体といわれているので，嫌気性菌を強く疑うときには採取方法に十分に注意して施行する．

悪臭や臨床材料中のガス，偏性嫌気性菌全般に無効な抗菌薬(アミノグリコシド系薬やモノバクタム系薬など)の使用中に発生または増悪した感染症がある場合には，嫌気培養を行う1つの目安となる．

表 31　嫌気性菌検査の対象とする検体

カテゴリー A：常に嫌気培養の対象となる検体	
A-1	常在菌の汚染を最小限にできる検体：無菌材料 血液，髄液，心嚢液，胸水，関節液，骨髄，脳膿瘍の膿・肺穿刺液，手術時に採取した検体(脳，心，骨，関節，軟部組織)，生検材料
A-2	常在菌の汚染はあるが嫌気培養の価値が高い検体 TTA の吸引液，気管支鏡検査の検体(定量培養)，膀胱穿刺尿 骨盤腔，子宮内，軟部組織，瘻孔深部，皮膚深部の穿刺吸引液
A-3	常在菌が多数存在する口腔内や下部消化管粘膜の破綻が原因となった検体 口腔・耳鼻咽喉部の膿瘍からの穿刺吸引液，腹水，腹腔の穿刺液 骨盤内膿瘍の穿刺液，胆汁，ドレナージ液，手術時のスワブ
カテゴリー B：通常は嫌気培養の対象としないが，場合によって嫌気培養を行う検体	
B	常在菌の汚染が避けられず，分離菌の病原的意義の解釈がきわめて困難な検体 咽頭，鼻咽頭，歯肉のスワブ・創部，潰瘍表面のスワブ・腟，頸管スワブ，排泄尿，カテーテル尿，喀痰，腸管内容物

■嫌気性培養法(嫌気性の環境を作る)

検体数の多い施設では嫌気性培養装置・嫌気チャンバーを用いたほうが便利であるが，なければ，パウチ袋やジャーに酸素吸収・炭酸ガス発生剤を入れ，嫌気状態にして培養する方法も手軽でよい方法である．嫌気性菌分離培地には通性菌もよく発育するため，耐気性試験を行い，発育した細菌が偏性嫌気性菌であることの確認を行う必要がある．

[関連する検査]　CD トキシン，ボツリヌス毒素，テタノスパスミン．

採取保存　偏性嫌気性菌の検出を目的とする場合(**表 31**)は，採取後直ちに分離培養に着手するのが理想的である．やむなく保存する場合は，嫌気性輸送容器や嫌気性輸送培地を使用し，冷蔵庫に保管する．また，試験管に吸引材料を採取する場合は，なるべく採取量を多くし，空気と遮断される部分を多くする．嫌気性輸送容器に入れ，直ちに冷所に保存した検体は，検体採取量が少量の場合でも，3～6時間以内に分離培養すれば，嫌気性菌の分離は可能である．

薬剤影響　アミノグリコシド系以外の抗菌薬の影響を受ける可能性がある．

（大濱侑季）

3. 薬剤感受性試験

一般細菌薬剤感受性試験

antibacterial susceptibility test

基準値　米国Clinical and Laboratory Standards Institute（CLSI）が提唱する基準が，国内で最も多く用いられるが，European Committee on Antimicrobial Susceptibility Testing（EUCAST），日本化学療法学会のブレイクポイントも利用される場合がある

測定法　ディスク拡散法と希釈法（寒天平板希釈法と微量液体希釈法）があり，国内の多くの施設が微量液体希釈法を用いている．代表的な菌種におけるディスク拡散法と希釈法の培養条件などの概略を下記に示す（**表 32**）．

日数

・院内の場合：2日（薬剤感受性検査のみの日数．被検菌の発育条件などにより異なる場合がある）

・外注の場合：4～7日（薬剤感受性検査のみの日数．被検菌の発育条件などにより異なる場合がある．詳細は各施設に問い合わせること）

目的　一般細菌の薬剤感受性の判定

異常値のでるメカニズムと臨床的意義

■測定法の種類および概略

●希釈法の判定

抗菌薬不含有培地の菌の発育を対照として，抗菌薬を含む希釈系列のうち，肉眼的に菌の発育が認められないウエルの最小濃度をMICとし，μg/mLで表される．被検菌のMICから感性（susceptible；S）・中間（intermediate；I）・耐性（resistant；R）と判定される（**図 5**）．

表 32　代表的な菌種における感受性測定条件

菌種	測定法	培地	菌液	培養条件	
Entero bacterales	希釈法	CAMHB ※	McFarland 0.5	好気 35±2℃	16～20 時間
	ディスク拡散法	MHA			16～18 時間
P. aeruginosa	希釈法	CAMHB	McFarland 0.5	好気 35±2℃	16～20 時間
	ディスク拡散法	MHA			16～18 時間
Streptococcus spp.*	希釈法	CAMHB＋LHB	McFarland 0.5	好気 35±2℃	20～24 時間
	ディスク拡散法	MHA＋5% 羊血液		5%CO_2	20～24 時間
Staphylococcus spp.	希釈法	CAMHB＋2%NaCl	McFarland 0.5	好気 35±2℃	16～20 時間
	ディスク拡散法	MHA			16～18 時間
嫌気性菌	寒天平板希釈法	ブルセラ寒天培地＋hemin＋VK_1	McFarland 0.5	嫌気 36℃	42～48 時間
	微量液体希釈法	ブルセラ寒天培地＋hemin＋VK_1＋5% 羊血液			46～48 時間

※CAMHB：二価イオン調整ミューラーヒントン（Ca^{2+} 20 ～ 25 mg/L，Mg^{2+} 10 ～ 12.5 mg/L）

＊口腔内常在菌として同定され，感染性心内膜炎（IE）の起因菌となる *Streptococcus* spp. のうち，ビタミン B_6 や L-システインを要求する菌種が存在する．これらは，NVS（nutritionally variant streptococci）と呼ばれ，*Abiotrophia defectiva*，*Granulicatella adiacens*，*G. elegans*，*G. balaenopterae* がある．通常の血液寒天培地には発育せず，チョコレート寒天培地やブルセラ HK 寒天培地に炭酸ガス培養または嫌気培養で発育することから，薬剤感受性試験を実施する場合は，適切な培地を選択する必要がある．

●KB 法の判定

被検菌が塗布された培地上に，一定濃度の抗菌薬を含有させたディスクを置き，形成される阻止円の直径から感性（S）・中間（I）・耐性（R）と判定される（**図 6**）．

■嫌気性菌感受性の注意点

CLSI では，*Bacteroides*，*Parabacteroides* のみカテゴリーの記述がある．

嫌気性菌の感受性測定ではディスク拡散法は実施してはいけない．

■結果の判定および解釈

被検菌の MIC または阻止円直径から，感性（S）・中間（I）・耐性（R）と判定される．また，SDD（susceptible-dose de-

図 5　希釈法の判定

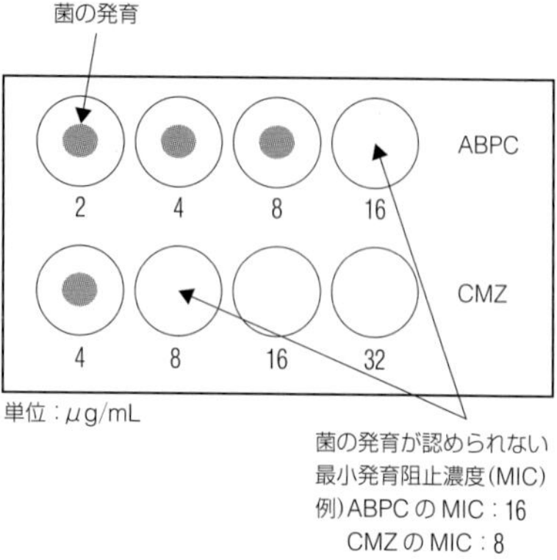

図 6　KB 法の判定

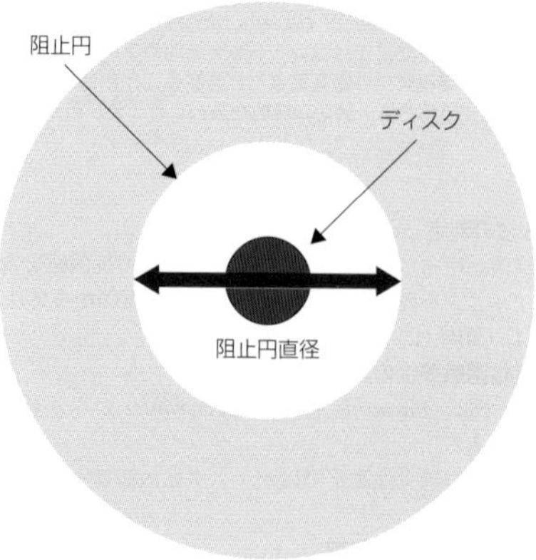

表 33　腸内細菌の自然耐性の一例

	ABPC	AMPC/CVA	ABPC/SBT	PIPC	第一世代セファロスポリン	セファマイシン系	第二世代セファロスポリン
C. freundii	R	R	R		R	R	R
C. koseri	R						
E. cloacae complex	R	R	R		R	R	
K. pneumoniae	R						
S. marcescens	R	R	R		R	R	

(CLSI M100-30th Edition より引用，一部改変)

pendent)は，抗菌薬の投与量に依存して判定される．

近年，同定・感受性検査が可能な自動細菌検査装置が普及し，結果判定はCLSIが提唱するガイドラインに従う場合が多い．しかし，CLSIの基準は，米国で使用可能な抗菌薬，投与量を基準として記載されているため，国内での薬剤選択に合致しない場合がある．

●結果解釈の注意事項

感受性試験の結果，測定値が感受性(S)の結果であっても，耐性(R)と報告されることがある．

一部の菌は，抗菌薬に対し自然耐性(intrinsic resistance)を示す．その一例を**表 33** に記載する．詳細は，CLSI：M 100シリーズのガイドラインに記述されている．

腸内細菌では，第三世代セファロスポリン系抗菌薬，セフェピム(CFPM)，アズトレオナム(AZT)，ピペラシリン・タゾバクタム(PIPC/TAZ)，カルバペネム系抗菌薬に対し，intrinsic resistanceを示す株は存在しないが，獲得性の薬剤耐性機序を保有する株は，この限りではない．

ブドウ糖非発酵菌は，ペニシリン，第一世代セファロスポリン系抗菌薬，第二世代セファロスポリン系抗菌薬，セファマイシン系抗菌薬にintrinsic resistanceを示す(**表 34**)．

[見逃してはならない異常値]　①薬剤耐性菌による感染症は，「感染症の予防及び感染症の患者に対する医療に関する法律」に記載され，管轄の保健所への報告義務などがある．

表 34　ブドウ糖非発酵菌の自然耐性

	ABPC, AMPC	PIPC	ABPC/SBT	AMPC/CVA	PIPC/TAZ	CTRX	AZT	IPM	アミノグリコシド系
A. baumannii/calcoaceticus complex	R			R			R		
B. cepacia complex	R	R	R	R	R	R	R	R	R
P. aeruginosa	R		R	R		R			
S. maltophilia	R	R	R	R	R	R	R	R	R

（CLSI M100-30th Edition より引用，一部改変）

②基質拡張型 β-ラクタマーゼ（ESBL）産生菌をはじめ，薬剤耐性菌の分離・同定は増加傾向にある．薬剤耐性菌の分離動向の監視または感染対策の実施は，各施設のルールに従い，実施する必要がある．

［関連する検査］　ブドウ球菌メチシリン耐性遺伝子検出．

採取保存　①分離当初の株を用いて検査する．②継代を重ねると，分離当初の感受性値とは異なる場合が多い．③菌株の保存は，菌株保存用容器も市販されているが，ゼラチンディスク法およびスキムミルク法がある．④精度管理に用いる標準株は－60℃ 以下で保存する．

（鶴留えりか，日暮芳己，森屋恭爾）

★

耐性菌，多剤耐性〔MDR〕についての概説

antibacterial agents resistance, multiple drug resistance

●多剤耐性菌の現状

耐性菌の問題は，抗菌薬が臨床現場に登場してからすぐに問題となり始め，すでに数十年が経過している．なかでもメチシリン耐性黄色ブドウ球菌（methicillin resistant *Staphylococcus aureus*；MRSA）が 1961 年に英国で初めて報告されてからすでに約 60 年が経過している．MRSA につい

ては，医療現場で，医療者の手を介して蔓延することが知られており，その対応は世界的にも最も重要視されてきた．オランダ，デンマーク，スウェーデンなどの欧州諸国では，戦略的な対応で，“Search and Destroy”（検査と除去）を実施し，オランダではMRSAの蔓延率が1%以下を実現してきた．患者，医療従事者，外国からの患者，見学者などに対してMRSAの鼻腔スクリーニングを施行し，保菌者に除菌クリームでの対応がされてきたのである．

そのほかのグラム陽性球菌では，バンコマイシン耐性腸球菌(vancomycin resistant *Enterococci*；VRE)の問題が，1980年代から北米および欧州で報告され，現在も，免疫不全患者，集中治療患者を中心に大きな問題となっている．本邦では幸いにも，蔓延する状況にはなっていない．腸球菌は，腸内細菌であるがゆえに，患者が保菌する性質もあり，また患者周辺の環境表面(カルテ，ベッドなど)にも長く定着することも知られ，対応が困難である．標準予防策，接触感染対策の遵守が望まれる．またペニシリン耐性肺炎球菌，ペニシリン低感受性緑色連鎖球菌などの問題もある．

一方で，グラム陰性桿菌の耐性化の問題は，1990年代初頭に，日本から世界で初めてカルバペネム耐性緑膿菌が報告された．その後，国内では多剤耐性緑膿菌(multi-drug resistant *Pseudomonas aeruginosa*；MDRP)が問題となり始めて久しい．さらに2010年代の主たる課題として世界を震撼させてきた，いわゆる治療に使用できる抗菌薬がない耐性グラム陰性菌，腸内細菌の問題がある．多剤耐性アシネトバクター，カルバペネム耐性腸内細菌などである．現在，非常に複雑になってきているのは，特にカルバペネマーゼ産生グラム陰性菌(carbapenemase producing Gram negative bacilli)が，検査現場で正確に診断できるのか，という点である．検査基準値をめぐる北米および欧州での相違や議論，度重なるブレイクポイントの変更など，現場での対応が非常に困難になっている．また国外で承認された新規抗菌薬は，国内では未承認である場合があり，検査方法，治療戦略で，国内外での相違が再度，生まれている状況である．

そのようななか，国内での耐性菌の疫学データを十分に蓄積し現場で活用しながら，エビデンスの多い標準的な保険承認された抗菌薬での治療が望まれる．また抗菌薬耐性

(AMR)への対応として国のアクションプランも提示されており，抗菌薬の適正使用が強調される時代となっている．抗菌薬の適正使用には，正確な細菌同定検査と感受性検査が重要であり，今後，感染症領域での感受性検査の重要性はますます大きくなると予想される．耐性菌の耐性遺伝子を迅速検査で検出する方法も実用化されてきている．

●重要な多剤耐性菌の概要

1. グラム陽性球菌

1) メチシリン耐性黄色ブドウ球菌(MRSA)

現場ではよく知られた耐性菌の1つである．*Staphylococcus aureus* は，1961年にメチシリン耐性株(MRSA)が報告されて以来，臨床現場で問題となり続けている．メチシリン耐性の本質は，βラクタム系抗菌薬が結合し作用するペニシリン結合蛋白が変化しているため，βラクタム系薬はすべて治療薬とならない．メチシリン耐性黄色ブドウ球菌に対しては，作用機序の異なるグリコペプチド系薬のバンコマイシンやテイコプラニン，リネゾリド，ダプトマイシンなどが静脈注射薬では標準薬である．

黄色ブドウ球菌は，ヒトの鼻腔に保菌されることが知られる．医療現場では，医療従事者の手を介して蔓延することが知られ，医療従事者の手指消毒などの標準予防策の遵守がきわめて重要である．現在，血流感染を中心とし，市中および医療関連の感染症では頻度が高い病原体である．感染対策および診断法の変化で，*mecA* という遺伝子をリアルタイムPCRで検出し，対応する医療機関も国外では増えている状況である．

2) バンコマイシン耐性腸球菌(VRE)

腸球菌は，ヒトの腸内細菌叢の一種である．腸球菌は，ヒトに対して，市中感染，医療関連感染を起こすことで知られる．特に血流感染，感染性心内膜炎，尿路感染，腹腔内感染，皮膚軟部組織感染(糖尿病性壊疽などの複合菌感染)などは市中感染の代表である．医療関連感染では，血管内留置カテーテル感染，尿路カテーテル感染，手術部位感染，髄膜炎などが代表である．腸球菌の標準薬は，アンピシリン，アンピシリン耐性の場合にはバンコマイシンである．そのバンコマイシンに耐性の株がVREとして知られる．

VREは，1980年代に米国，欧州でほぼ同時に報告され，それ以来，免疫不全患者，手術後の患者，臓器移植後の患者，集中治療の患者などに甚大な影響を与えてきた．*Enterococcus faecalis*，*Enterococcus faecium* の 2 種が代表である．グリコペプチドの最小発育阻止濃度(MIC)は次のとおりである．*VanA* タイプは，バンコマイシン 64～＞1,000 μg/mL，テイコプラニン 4～＞1,000 μg/mL，*VanB* タイプは，バンコマイシン 16～512 μg/mL，テイコプラニン 0.5～＞32 μg/mL．

2. グラム陰性菌

1) 多剤耐性緑膿菌(MDRP)

緑膿菌は，同時に複数の耐性機序を獲得することで知られ，多剤に対して同時耐性を起こしやすい．代表的な耐性メカニズムでは，βラクタマーゼ産生(AmpCβラクタマーゼ，メタロβラクタマーゼなど)，細胞外膜のポーリン変化，薬剤の排出ポンプによるもの，リボゾーム変化によるアミノグリコシド耐性，DNA ジャイレースの変化によるニューキノロン系薬耐性などがある．MDRP は感染症法で第 5 類感染症に分類されており，定点病院では，カルバペネム系薬，アミノグリコシド系薬，ニューキノロン系薬の 3 剤に耐性の場合，報告義務がある．**表 35** に届け出基準を示す．

2) 多剤耐性アシネトバクター(MDRA)

Acinetobacter は，環境に広く生息する菌の 1 つである．環境条件に相対的に強いことが知られ，乾燥している環境にも長時間生息できる．また水が多い環境にも生息可能であるため，病院内でのアウトブレイクでは制圧がきわめて困難であることで知られる．

MDRA は感染症法で第 5 類感染症に分類されており，カルバペネム系薬，アミノグリコシド系薬，ニューキノロン系薬の 3 剤に耐性の場合，7 日以内に全例，報告義務がある．**表 36** に届け出基準を示す．

3) ESBL産生グラム陰性菌

Extended-spectrum beta-lactamase(ESBL)を産生するグラム陰性菌である．第 3 世代セフェム系薬に耐性を示すことでその可能性があり，確定検査が必要となる．通常，セフタジジムとクラブラン酸のディスクを用い，クラブラン酸で発育阻止が認められた場合，ESBL 産生と判定される．ESBL を産生するグラム陰性菌は，プラスミドなどの可動する遺伝

表 35　感染症法に基づく届出基準：薬剤耐性緑膿菌感染症

無菌検体の場合（血液，髄液，腹水，胸水など）

分離・同定による緑膿菌の検出，かつ，以下の 3 つの条件をすべて満たした場合

ア　イミペネムの MIC 値が 16 μg/mL 以上または，イミペネムの感受性ディスク（KB）の阻止円の直径が 13 mm 以下

イ　アミカシンの MIC 値が 32 μg/mL 以上または，アミカシンの感受性ディスク（KB）の阻止円の直径が 14 mm 以下

ウ　シプロフロキサシンの MIC 値が 4 μg/mL 以上または，シプロフロキサシンの感受性ディスク（KB）の阻止円の直径が 15 mm 以下

無菌以外の検体の場合（喀痰，膿，尿など）

分離・同定による緑膿菌の検出，かつ，以下の 3 つの条件をすべて満たし，**かつ，分離菌が感染症の起因菌と判定された場合**

ア　イミペネムの MIC 値が 16 μg/mL 以上または，イミペネムの感受性ディスク（KB）の阻止円の直径が 13 mm 以下

イ　アミカシンの MIC 値が 32 μg/mL 以上または，アミカシンの感受性ディスク（KB）の阻止円の直径が 14 mm 以下

ウ　シプロフロキサシンの MIC 値が 4 μg/mL 以上または，シプロフロキサシンの感受性ディスク（KB）の阻止円の直径が 15 mm 以下

（厚生労働省）

子の受け渡しにより同一属のグラム陰性桿菌および別の属のグラム陰性桿菌で爆発的に蔓延する可能性があり，医療現場では，厳格な接触感染対策が必要である．

一方，AmpCβ ラクタマーゼ産生菌は，ESBL とは別の第 3 世代セフェム系薬に耐性を示す菌として知られるが，AmpCβ ラクタマーゼは，染色体遺伝子上に耐性遺伝子が存在することが知られ，自然耐性であり同一種や別の属のグラム陰性桿菌に遺伝子の受け渡しがないため，標準予防策での対応で十分であり，接触感染対策は不要である．

4）カルバペネマーゼ産生腸内細菌（CPE）とカルバペネム耐性腸内細菌科細菌（CRE）

CPE，CRE による感染症は，他のグラム陰性菌同様にさまざまなリスク因子を伴う．代表的なリスク因子としては，免疫不全，集中治療室（ICU）入室患者，人工呼吸器装着患者，

表 36　感染症法に基づく届出基準：薬剤耐性アシネトバクター感染症

無菌検体の場合（血液，髄液，腹水，胸水など）

分離・同定によるアシネトバクター属菌の検出，かつ，以下の 3 つの条件をすべて満たした場合

ア　イミペネムの MIC 値が 16 μg/mL 以上または，イミペネムの感受性ディスク（KB）の阻止円の直径が 13 mm 以下

イ　アミカシンの MIC 値が 32 μg/mL 以上または，アミカシンの感受性ディスク（KB）の阻止円の直径が 14 mm 以下

ウ　シプロフロキサシンの MIC 値が 4 μg/mL 以上または，シプロフロキサシンの感受性ディスク（KB）の阻止円の直径が 15 mm 以下

無菌以外の検体の場合（喀痰，膿，尿など）

分離・同定によるアシネトバクター属菌の検出，かつ，以下の 3 つの条件をすべて満たし，**かつ，分離菌が感染症の起因菌と判定された場合**

ア　イミペネムの MIC 値が 16 μg/mL 以上または，イミペネムの感受性ディスク（KB）の阻止円の直径が 13 mm 以下

イ　アミカシンの MIC 値が 32 μg/mL 以上または，アミカシンの感受性ディスク（KB）の阻止円の直径が 14 mm 以下

ウ　シプロフロキサシンの MIC 値が 4 μg/mL 以上または，シプロフロキサシンの感受性ディスク（KB）の阻止円の直径が 15 mm 以下

（厚生労働省）

抗菌薬の投与歴，長期療養施設からの入院，臓器移植，末梢幹細胞移植，長期入院などがあげられる．

カルバペネム耐性の主要な原因であるカルバペネマーゼ（カルバペネムを分解できるβラクタマーゼ）には，Ambler 分類と呼ばれる分子生物学的な分類がある．腸内細菌により産生されるカルバペネマーゼは，Ambler 分類のクラス A, B, Dβラクタマーゼに分類されている．クラス A, C, Dβラクタマーゼは，活性中心にセリン残基をもつ．一方，クラス Bβラクタマーゼは亜鉛を保有している．カルバペネマーゼのうち，クラス Aβラクタマーゼの代表が KPC 型（北米，欧州，中国に蔓延），クラス Bβラクタマーゼの代表が NDM 型（インドからスエーデン，欧州に拡散），IMP（日本における主

要カルバペネマーゼ)，クラス Dβ ラクタマーゼの代表が，OXA 型(欧州からインド亜大陸，トルコ，北アフリカなどで蔓延)である．

現在，国内外のカルバペネマーゼ産生菌を検出するための検査では，自動感受性検査機器，ディスク拡散法，選択培地，修正 Hodge 法，変法カルバペネム不活化法(mCIM 法)，阻害剤併用検査(Etest，SMA ディスク)，MALDI-TOF(質量分析機械)，全遺伝子解析(全遺伝子シークエンス)などが使用されている．

カルバペネム耐性検査は，薬剤感受性(phenotype「表現型」)に基づいた検査と遺伝子型(genotype)に基づいた検査に大きく分けられる．感受性(表現型)にのみ基づいた検査では，カルバペネマーゼ産生菌を見逃すことがあり，臨床的に大きな問題となっている．

現在，感受性検査結果の解釈基準は，米国臨床・検査標準協会(Clinical & Laboratory Standards Institute；CLSI)，European Committee on Antimicrobial Susceptibility Testing(EUCAST)などのものが世界中で使用されている．国内では主に CLSI の解釈基準に基づいて判定されているのが現状である．腸内細菌科細菌に関しては，CLSI M 100 S 21 (2011 年版)以降，カルバペネム系薬(イミペネム，メロペネム，ドリペネム)の MIC(最小発育阻止濃度)の感性クライテリアは，腸内細菌では≦1 μg/mL に変更され，アシネトバクターおよび緑膿菌の感性クライテリアの≦2 g/mL と異なる．

世界的に問題となっている，カルバペネム系薬で治療ができないカルバペネマーゼ産生腸内細菌(CPE)は，細菌検査室で正確に検出することが困難である．つまり，検査上のブレイクポイントでは「感性」と判定される範疇に入るが，実は，カルバペネマーゼ産生である菌が紛れている場合がある．その場合，「カルバペネム感性」と判定されるため，カルバペネム系薬で治療されるが，臨床的には治療不良を呈することがあり臨床現場でのリスクが大きい．国内での検査上の問題点として，カルバペネマーゼをコードする遺伝子が国内と欧米諸国で異なっている点があげられる．具体的には，国内では，IMP 型カルバペネマーゼが多く，海外で多い KPC 型などに比べカルバペネム系薬の MIC が低めである．このような場合，CLSI，EUCAST の基準を適用しにくい場合がある．

表現型に基づいたカルバペネム耐性の検出方法では，修正 Hodge 法がある．ただし，修正 Hodge 法は，KPC 型以外では，感度，特異度ともに低く，CLSI は現在では，mCIM 法と CarbaNP 法が推奨されている．CarbaNP 法は，一般の施設では施行困難であるが，mCIM 法はどの施設でも施行可能であり，カルバペネマーゼ産生腸内細菌 CPE の可能性がある場合，ルーチンの検査になっているところもある．また欧米では，発色基質を用いた簡易スクリーニング用寒天培地の CHROMagar™ なども使用されている．遺伝子型の検査法としては，FilmArray®や Verigene®が日本でも承認され導入されてきている．

最後に各カルバペネマーゼ型に関する留意点をまとめる．IMP 型は 1990 年代に日本から報告されたカルバペネマーゼである．KPC 型は，北米，欧州，中国で広く蔓延しており，臨床上，特に重要である．NDM 型は，インドのニューデリーで水道水や下水などの環境からも検出されており，現在，インド亜大陸と欧州の一部で蔓延している．OXA 型は，欧州からインド亜大陸，トルコ，北アフリカなどにかけて蔓延している．国外の医療機関入院歴・受診歴のある患者や外国人患者の診療では，KPC 型，NDM 型，OXA 型などのカルバペネマーゼ産生菌のリスクも生じるため，事前の考慮が必要であり，細菌検査や感染対策に留意が必要である．

（矢野晴美）

4. 抗酸菌

抗酸菌培養検査

culture and isolation of acid fast bacilli

基準値 陰性(抗酸菌の発育を認めない)

測定法 抗酸菌培養検査は，採取された検査材料を「前処理」した後，「培養検査」を実施する．「前処理」は，発育の遅い抗酸菌を分離するために，検査材料中に存在する抗酸菌以外の常在菌を除去することを目的に，消化・汚染除去が必要である．「前処理」が終了した後，培地に接種し，培養検査を開始する．無菌的に採取された組織や体液は，消化・汚染除去を必要とせず，培地に接種可能である

検体量 呼吸器系材料(喀痰などは1回喀出量．蓄痰不可)．結核菌は，あらゆる臓器に感染を起こすので生体材料すべてが検体として提出される(詳細は検査室に問い合わせること)

日数

・院内の場合：8週間 (液体培地は6週間が多い)

・外注の場合：8週間 (詳細は各施設に問い合わせること)

目的 検査材料中からの抗酸菌の分離

■測定法の種類および概略

●前処理

消化・汚染除去の代表的な方法である，NALC-NaOH法が広く用いられている．また，検査材料の粘稠性を除去し，均一化と濃縮を目的としたセミアルカリプロテアーゼ(SAP)をNALC-NaOH法と併用する場合がある．なお検査材料により，前処理方法が異なる

●培養法

・固形培地は，卵または寒天を含む培地が用いられ，集落形成，複数菌の存在，外観を目視にて確認が可能である．日本国内では，卵を基礎とした小川培地が用いられることが多い

・液体培地は，Middlebrook 7H9培地を基礎とした培地に，CO_2消費またはCO_2産生の検知を自動で行う機器が市販されている．

・結核菌を含む*Mycobacterium*属の多くは，発育至適温度が37℃であるが，表在性病変の原因菌(*M. marinum*, *M.*

表 37　抗酸菌の分類

群別	分類	Runyon 分類	代表的な菌種
遅発育菌	結核菌群		*M. tuberculosis*, *M. bovis*
	非結核性抗酸菌	Ⅰ群；光発色菌	*M. kansasii*, *M. marinum*
		Ⅱ群；暗発色菌	*M. scrofulaceum*, *M. xenopi*, *M. ulcerans*
		Ⅲ群；非光発色菌	*M. avium* subsp. *avium*, *M. intracellulare*
迅速発育菌		Ⅳ群；迅速発育菌	*M. abscessus*. *M. chelonae*, *M. fortuitum*, *M. massiliense*

shinshuense, *M. ulcerans*, *M. haemophilum*, *M. chelonae* など)の発育至適温度は 30℃ 前後である．また，リンパ節炎の原因菌となる *M. genavense* は固形培地に発育せず，液体培地にのみ発育し，8 週間以上の培養期間を要す．代表的な菌種の分類を**表 37** に記す．

■結果の判定および解釈

固形培地は, 培養開始から 3 ～ 5 日目に培地の観察を行う．その後，4 週までは週 2 回，8 週までは週 1 回の観察を行う．集落数は，**表 38** に従い記録する．

液体培地は，発育インジケーターにより抗酸菌の発育が判定される．

固形培地または液体培地に菌の発育を認めたら，抗酸菌染色により，“抗酸菌”であることを確認する必要がある．“抗酸菌”であることを確認した後，「抗酸菌培養検査陽性」と報告される

■結果解釈の注意事項

固形培地，液体培地は，“抗酸菌以外”の菌も発育する場合があり，「発育≠抗酸菌」である

Decision Level

●陽性(抗酸菌の発育を認める)

結核症を含めた抗酸菌感染症の原因菌として可能性が高い

採取保存　検体材料は冷蔵保存.

薬剤影響　①抗結核薬服薬中：発育が遅延する場合がある．②塗抹検査陽性・培養検査陰性：死菌の場合または前処理が

表 38　培養における集落数の記載方法

記載法	集落数に関する所見	集落数
－	集落を認めない	0
1＋(実数)[a]	集落が 200 未満	1 ～ 199
2＋(概数)[a]	大多数の集落は個々に分離しているが，一部融合	200 ～ 499[b]
3＋	初期には分離しているが，発育に伴いほとんどが融合	500 ～ 1,999[b]
4＋	融合．集落がきわめて多く，培地全体を覆う	2,000 以上

a)：1＋ は実数を，2＋ は概数をカッコ内に併記する．
b)：定量的な実験結果より導かれた推定値であり，実際は所見の記述を参考に大まかに区分する．
〔青野昭男：抗酸菌分離培養．日本結核・非結核性抗酸菌症学会　抗酸菌検査法検討委員会(編)：抗酸菌検査ガイド 2020．p 44，南江堂，2020〕

不適切な場合．

測定前後の患者指導　画像診断や他の臨床所見から結核が強く疑われ咳が認められる場合は，培養の結果や遺伝子検査の結果を待たず患者に結核が空気感染することを説明し，マスクの装着を指導する．結核専門医療機関への転院の可能性も示唆する．また，喀痰から直接塗抹で抗酸菌を確認した場合には，できうる限り早急に遺伝子検査を実施する．その結果，結核菌の DNA が検出されたときは，マスクなどの装着と，家族構成，生活環境の把握に努め，結核の感染経路・防御法を指導する．結核菌や *Mycobacterium kansasii* 以外の抗酸菌の DNA を検出した場合，ヒトからヒトへの感染が少ないこと，検出菌量が問題であることを説明し，培養の結果と併せて照合し判断する．

（日暮芳己，森屋恭爾）

抗酸菌遺伝子検査

acid fast bacterium genetic screening
《nucleic acid amplification tests to detect acid fast bacilli》

基準値 陰性(検査対象検体から，目的の核酸が検出されなかったことを示す)

測定法 抗酸菌遺伝子検査は，①検査材料より目的遺伝子を増幅し検出する方法，②分離菌を対象に目的遺伝子を増幅し検出する方法がある．目的遺伝子として，菌種同定に関わる遺伝子，薬剤耐性に関わる遺伝子を検出する試薬が市販されている(**表 39**)(使用機器の詳細は検査室に要問い合わせ)．

■臨床での使用方法

●診断時 3日間の塗抹検査および培養検査に加え，核酸増幅法による検査を1回保険診療で実施可能である．喀痰塗抹検査陽性の際，結核菌か非結核性抗酸菌かの鑑別が早急に可能である

●治療中のフォローアップ 核酸増幅法を治療中の患者の経過判定に使用しない．入院患者の退院時期は，塗抹検査と小川培地による培養検査で判断する

●*M. avium* および *M. intracellulare* の場合 現在市販されている検出キットは定性試験であり，検体中の菌量を知ることはできない

●迅速発育抗酸菌同定 研究用試薬であるが，菌懸濁液または，菌培養液を用い，菌種同定や抗菌薬耐性遺伝子と同時に測定可能なキットも販売されている

検体量 喀痰：2 mL，尿：5 ～ 10 mL など(詳細は検査室に要問い合わせ)

日数 即日または翌日(詳細は検査室に要問い合わせ)

目的 抗酸菌症の診断(結核菌と非結核性抗酸菌の迅速な鑑別)

Decision Level

●陽性(検体中に目的とした抗酸菌由来の遺伝子の存在を表す)

●再検査(使用する測定キットによりカットオフ値が異なることから，詳細は検査室に問い合わせること)

表 39 主要な抗酸菌遺伝子検査法

対象	原理	対象遺伝子	最小検出感度	測定時間
臨床検体	TaqMan PCR	結核菌群, *M. avium*, *M. intracellulare*	—	約 5 時間（用手法による核酸抽出を含む）
	TRC	結核菌群, MAC	—	30 ～ 60 分（用手法による核酸抽出を含む）
	LAMP	結核菌群	0.38 ゲノム相当/test	1 時間以内（核酸抽出法に左右される）
	Q probe	結核菌群, MAC	結核菌群, MAC：15 copy/test	1 時間以内（抽出・増幅・検出を全自動）
	PCR-CE	結核菌群, *M. avium*, *M. intracellulare*	結核菌群：1,000 copy/mL *M. avium*, *M. intracellulare*：750 copy/mL	約 45 分（自動核酸抽出）
	hemi-nested リアルタイム PCR	結核菌群, RFP 耐性遺伝子	1,00 CFU/mL	約 2 時間（自動核酸抽出）
	PCR＋LiPA	結核菌群, RFP 耐性遺伝子, PZA 耐性遺伝子, INH 耐性遺伝子	RFP＋TB, PZA＋TB：5 copy/test INH＋TB：100 copy/test	5 ～ 6 時間
分離菌	DDH	結核菌群を含む 18 菌種	—	—

MAC：*M. avium* complex, PCR：polymerase chain reaction, TRC：transcription-reverse transcription concerted reaction, LAMP：loop-mediated isothermal amplification, Q probe：quenching probe, LiPA：line probe assay, DDH：DNA-DNA hybridization, —：記載なし

採取保存　冷蔵(NALC-NaOH 処理済み検体は，凍結保存).

薬剤影響　治療中は，塗抹陽性・培養陰性・遺伝子検査陽性となることがある.

測定前後の患者指導　採取された検体の性状は検査精度に大きな影響を及ぼす．喀痰の採取は，患者に依存することから，適切な検査目的の説明，採取法の指導が必要である．結核症を疑う患者の診療の際は，サージカルマスクの利用や咳エチケットの指導を行うなど，各施設の感染対策を確実に実施すること．

（日暮芳己，森屋恭爾）

抗酸菌薬剤感受性試験

antimicrobial susceptibility test of mycobacteria

基準値　1% 耐性率

測定法　比率法(固形培地，液体培地)，微量液体希釈法，遺伝子検査

日数　最大 3 ～ 4 週間(方法による)

目的　結核治療効果の推定

Decision Level

■判定方法

抗酸菌に対する薬剤感受性試験は，結核菌，非結核性抗酸菌および迅速発育性抗酸菌の分類によって方法が異なる．しかし，薬剤感受性試験であることから，分離した抗酸菌を一定濃度の抗結核薬に曝露したのち，発育の有無を評価する「表現型試験」と，抗結核薬の作用に関連する遺伝子の変異を評価する「遺伝子型試験」に分類ができる．本項では，日常的に利用可能である，比率法，微量液体希釈法，遺伝子検査について記す

●表現型試験

①比率法：結核菌の集団中に含まれる耐性菌の比率を測定する定性試験で，1% 以上の耐性菌の有無を判定する．多剤耐性結核菌の場合は，10% の耐性菌の有無が参考になる場合がある

②微量液体希釈法：得られた MIC 値から，感性(S)，耐性(R)および判定保留(I)を判定する

●**遺伝子型試験**

抗結核薬の耐性に関連する遺伝子の変異を検出した場合，該当の抗結核薬は耐性である

（日暮芳己，森屋恭爾）

★★

ツベルクリン反応〔ツ反〕

tuberculin skin test《Mantoux test》

基準値

- **陰性**　発赤の長径 9 mm 以下
- **陽性**

・弱陽性：発赤の長径 10 mm 以上

・中等度陽性：発赤の長径 10 mm 以上で硬結を伴うもの

・強陽性：発赤の長径 10 mm 以上で硬結に二重発赤，水疱，壊死などを伴うもの

測定法　肉眼計測

検体量　0.1 mL 皮内注射（8 ～ 9 mm の丘疹をつくるようにする）

日数　2 日間（約 48 時間）

目的　結核菌感染の既往の判定

Decision Level

●**陽性**

[高頻度]結核菌に感染した場合，あるいは BCG 接種後　**[対策]**結核菌感染を疑ったら，速やかに胸部 X 線と複数回の喀痰（あるいは胃液）の抗酸菌塗抹・培養検査を行う

採取保存　ツ反用のディスポーザブル注射器と 26 G 皮内用針を使用する．検査薬は用時調製（0.5 μg/mL）し，0.1 mL を皮内に注射する．

測定前後の患者指導　結核未感染者では，副作用はほとんどない．局所にかゆみ（ときに疼痛）が生じることがあるが，通常数日で消退する．水疱などの強い反応が生じた場合は，通常の感染予防を行う．検査液の接種により妊婦や胎児に悪影響が生じたという報告はない．接種後は，通常の日常生活（入浴，運動など）を行ってよい．

（人見重美）

★★

結核菌特異的インターフェロン-γ産生能《クォンティフェロン(QFT)，Tスポット，IGRA (interferon-gamma release assay，インターフェロン-γ遊離試験)》

tuberculosis testing by whole-blood interferon-γ release assay

基準値

・QFT：0.35 IU/mL 未満，あるいは 0.35 IU/mL 以上かつ陰性コントロールの 25% 未満

・Tスポット：ESAT-6 および CFP-10 のスポット数から陰性コントロールのスポット数を引いたものが双方とも 5 以下

測定法

・結核感染者の血液を結核菌特異抗原とともに培養することにより，血液中の感作T細胞からインターフェロン-γ(IFN-γ)が分泌される．この分泌された IFN-γ を検出する検査が IGRA(interferon-gamma release assay，インターフェロン-γ遊離試験)である．第4世代QFTである QuantiFERON® TB ゴールド プラス(QFT-Plus)あるいは Tスポット®が用いられる

・従来の IGRA には QFT と Tスポット®があるが，新しい IGRA の開発にも関心が寄せられている．QFT-Plus は 2017 年に米国 FDA に承認された．2022 年には新しい IGRA が WHO の専門家によって検討され，QFT-Plus と Wantai-TB-IGRA が WHO に承認された．

・QFT-Plus では結核菌特異抗原とともに全血を培養し，培養上清中の IFN-γ を EIA 法で定量する．QFT TB 1 チューブには CD 4$^+$ T細胞の細胞性免疫反応を誘導することを目的とした ESAT-6 および CFP-10 のペプチドが入っているのに対し，QFT TB 2 チューブには QFT TB 1 チューブに入っているペプチドの他に，CD 8$^+$ 細胞傷害性T細胞の細胞性免疫反応を誘導することを目的とした別のペプチドも入っている．

・Tスポット®では，全血から分離させた末梢血単核球を洗浄し，細胞数が一定となるように調整した後に，2 種類の結

核菌特異的抗原（ESAT-6，CFP-10）を加えて培養し，T 細胞から分泌された IFN-γ を ELISPOT（enzyme-linked immunospot）法で測定する．

検体量

●QFT-Plus：ヘパリン管 5 mL

●T-スポット®

・成人および 10 歳以上の小児：ヘパリン管 6 mL 以上，あるいは CPT 管 8 mL

・2～9 歳の小児：ヘパリン管 4 mL 以上，あるいは CPT 管 4 mL 以上

・2 歳未満の小児：ヘパリン管 2 mL

（T-Cell Select 試薬，T-cell Xtend 試薬を使用する場合は CPT 管は使用できない）

●T-Cell Select 試薬を用いる場合

・成人および 2 歳以上の小児：ヘパリン管 3.5 mL 以上

・2 歳未満の小児：ヘパリン管 2 mL

日数　2～5 日

目的　結核菌に特異的な細胞性免疫応答の検出

Decision Level

■QFT-Plus

●TB 1 値あるいは TB 2 値が 0.35 IU/mL 以上かつ陰性コントロールの 25% 以上：陽性

結核感染を疑う

●TB 1 値および TB 2 値が 0.35 IU/mL 未満，あるいは 0.35 IU/mL 以上かつ陰性コントロールの 25% 未満であって陽性コントロール 0.5 IU/mL 以上：陰性

結核感染していない

●TB 1 値および TB 2 値が 0.35 IU/mL 未満，あるいは 0.35 IU/mL 以上かつ陰性コントロールの 25% 未満であって陽性コントロール 0.5 IU/mL 未満：判定不可

●陰性コントロールが 8.0 IU/mL を超える：判定不可

結核感染の有無について判定できない．

測定値と，感染の段階や程度，免疫応答性レベル，もしくは活動性疾患へ進行する可能性とを関連づけることはできない

■T スポット

ESAT-6 および CFP-10 のスポット数から陰性コントロー

ルのスポット数を引いてそれぞれの数値を算出する.
●ESAT-6 あるいは CFP-10 の数値が 6 以上:陽性
●ESAT-6 および CFP-10 の数値が双方とも 5 以下:陰性
●陰性コントロールが 10 を超える, あるいは陽性コントロール 20 未満:判定不可
●スポット数の最大値が 5 ~ 7 になった場合, 検査結果は「判定保留」と考えられ, 数値が 8 以上あるいは 5 未満となった場合と比較して結果の信頼性がやや低下する可能性がある. この場合は再検することが望ましい

採取保存 ①専用の採血管を用いる. ② QFT については, 4℃ (2 ~ 8℃) で 48 時間まで保存が可能である. ③ T スポットでは 18 ~ 25℃ で保存または搬送し, T-Cell Xtend 試薬を使用する場合は 32 時間まで検査が可能である.

薬剤影響 ①被検者の BCG 接種の既往は検査値に影響しない. ②(低下)細胞性免疫抑制を生じる薬剤(免疫抑制薬, 抗癌剤)の使用は測定値を減少させる可能性がある.

(石田景子, 荒岡秀樹)

5. 真菌

★

真菌検査 (pathogenic) fungi test

基準値 無菌部位からの材料において陰性

測定法

●**直接鏡検法** 鏡検は培養検査を補助するために行うもので, 培養を省略してよいというものではない. しかし, 適切な処置を行うのに必要な情報を与えるばかりでなく, 迅速にその真菌の病原的意義を判断する一助となる. 鱗屑などの皮膚検体は KOH 法が使用され, 深部皮膚真菌症や深在性真菌症にも広く適用される. 墨汁法は *Cryptococcus* の莢膜観察に最適な方法である. 他にも蛍光染色(ファンギフローラ Y 染色), PAS 染色法, パーカーインク加 KOH 法, グロコットのメテナミン銀染色法(GMS 染色法), 改変抗酸性染色やグラム染色法なども用いられる

●**分離培養法**

・酵母様真菌:各種さまざまな培地が考案されているため,

組み合わせて培養するとよい．形態を観察するにはコーンミール寒天培地が用いられる．クロモアガー・カンジダ培地はスクリーニングとして有効．以前は，*Malassezia* 属の培養にオリーブ油を重層させる必要があったが，効率よく培養可能なクロモアガー・マラセチア/カンジダ培地が市販されている

・糸状菌：発育が遅く起炎菌を覆ってしまうくらい迅速に発育する腐生真菌の発育を抑えるためにはシクロヘキシミド加サブローデキストロース寒天培地（SDA）を，細菌の汚染を抑えるためにはクロラムフェニコールやゲンタマイシン加SDAを用いるとよい．真菌を分離培養するために広い面積を必要とする場合には平板培地を用いるが，主として試験管培地を用いる．純培養には，分生子の発育が良好なポテトデキストロース寒天培地が用いられる．一般的に糸状菌は分生子が飛散しやすいため，検査による曝露はもとより，検体間のコンタミネーションを防ぐためにも，作業は安全キャビネット内で行うこと．感染力の強い *Coccidioides immitis* が疑われる場合には，決して平板培地による培養を行ってはならない

●同定法

・酵母様真菌：主に生化学的性状（炭水化物資化試験）によって同定される．市販キットもいくつかある．*Candida* 属，*Cryptococcus neoformans* には，抗血清による同定法も存在する

・糸状菌：巨大コロニーの観察（コロニーの成熟日数，色，形状など）とスライドカルチャー標本などを用いた顕微鏡下での観察（分生子の形態など）による形態学的同定法が今日も標準法として用いられている．典型的な培養形態を示さない場合には，分子生物学的手法を用いた菌種同定を行うこともある

・また，質量分析装置の導入により迅速な同定も可能となっている．今後データベースの追加によりさらに同定精度が向上していくものと考えられる

●抗原定性法　イムノクロマト法やラテックス凝集法を原理とし，陽性か陰性かを判断する検査で，特別な機械は必要なく検査キットのみで迅速・簡便に検査が可能である．しかし，抗原定量法やPCR法に比べて感度は低い．2022年2月

には爪白癬菌抗原定性検査が保険適用となった.
検査対象 喀痰，尿，髄液，皮膚，擦過物，各種生検材料
日数 一般的に 7 ～ 14 日．場合によっては観察に 30 日以上を要する
目的 病原真菌の検出

Decision Level
●無菌材料からの真菌の検出
血液，髄液，胸水，腹水，血管内カテーテルなど通常は無菌的な検体から真菌が検出された場合,深在性真菌症を疑う．また，免疫不全患者の喀痰や尿から検出された場合は，他の血清学的検査，画像検査などと併せて判断する．
薬剤影響 患者に抗真菌薬を投与している場合には菌の検出が不可能なことがある．

（佐藤智明，森屋恭爾）

6．一般細菌

百日咳菌抗体 *Bordetella pertussis* antibody ★

基準値 検出なし
測定法 EIA 法
検体量 血清 1 mL
日数 1 日
目的 百日咳菌による感染症の判定

Decision Level
百日咳抗体(EIA)検査は，百日咳から分泌される百日咳菌毒素(PT)と菌体表面に存在し，宿主への感染成立に関与する接着因子の 1 つである線維状赤血球凝集素(FHA)に対するそれぞれの IgG 抗体価として測定することができる．百日咳感染後 90% 以上で PT 抗体および FHA 抗体が検出でき，咳などの症状が現れた 2 ～ 3 週間後から抗体価の上昇が認められる．単血清で PT 抗体価が 100 EU/mL 以上あれば，最近(4 週間以内)の百日咳感染の指標となる．一方，FHA 抗体はパラ百日咳菌など他の菌体にも存在するため交

差反応があり，ワクチン接種を行った健常者で高力価での保有率が高いことから診断には用いることができない

採取保存 ①短期間であれば冷蔵保存．②長期保存の場合には凍結保存が必要となる．

（舘田一博）

抗ストレプトリジンO抗体〔ASO〕《抗連鎖球菌溶血毒素》

anti-streptolysin O antibody

基準値 239 IU/mL 以下

測定法 ラテックス凝集比濁法

検体量 血清 0.5 mL

日数 2～4日

目的 β溶血性連鎖球菌（β溶連菌）のうちA群，C群，G群の感染症診断

Decision Level

●240 IU/mL 以上

［高頻度・可能性］溶連菌の感染が直接あるいは間接に病因となる疾患（リウマチ熱，急性咽頭炎，急性扁桃炎，猩紅熱，丹毒など） **［対策］**他の溶連菌関連抗体の検査，抗原検索および臨床所見とを併せて総合的に判断する

採取保存 4℃ 以下（長期保存の場合は凍結保存）．

薬剤影響 抗菌薬の早期投与を受けた場合は菌体外産生物質が抗体産生するのに十分量存在しないため，偽陰性となる．

（米谷正太）

ヘリコバクター・ピロリの検査

目的 ヘリコバクター・ピロリの感染診断と除菌判定

2013年2月にヘリコバクター・ピロリ（以下，*H. pylori*）の除菌治療の適応が *H. pylori* 感染胃炎に認められ，大部分の *H. pylori* 感染者の治療が可能となった．本項では，平成25

(2013)年2月21日の厚生労働省保険局医療課長からの通達(「ヘリコバクター・ピロリ感染の診断及び治療に関する取扱いについて」)，日本ヘリコバクター学会による「*H. pylori* 感染の診断と治療のガイドライン2016年改訂版」およびQ & A，日本消化器病学会による「ヘリコバクター・ピロリ感染胃炎に対する除菌治療に関するQ & A」をふまえて *H. pylori* の検査について概説する．それぞれの検査法については後述する．

●対象患者

H. pylori 感染が疑われる患者であり，保険適用となるのは，以下に掲げる場合である．

(1)内視鏡検査または造影検査において胃潰瘍または十二指腸潰瘍の確定診断がなされた患者．(2)胃MALTリンパ腫の患者．(3)特発性血小板減少性紫斑病の患者．(4)早期胃癌に対する内視鏡的治療後の患者．(5)内視鏡検査において胃炎の確定診断がなされた患者．

●除菌前の感染診断

次の6項目の検査法のうち，1項目のみ算定できる．ただし，検査の結果 *H. pylori* が陰性と判定された場合，異なる検査法をさらに1項目算定できる．

①迅速ウレアーゼ試験．②鏡検法．③培養法．④抗体測定．⑤尿素呼気試験．⑥糞便中抗原測定

また，同時に施行する場合は①+②，④+⑤，④+⑥，⑤+⑥の組み合わせの2項目については初回実施に限り算定できる．

●除菌後の感染診断(除菌判定)

除菌薬服用終了後4週間以上経過したのちに，前掲の①～⑥の方法について1項目のみ算定できる．ただし，検査の結果陰性となった場合，異なる検査法をさらに1項目算定できる．また同時に施行する場合は④+⑤，④+⑥，⑤+⑥の組み合わせの2項目については初回実施に限り算定できる．

●検査実施上の注意点

いずれの検査法も長所短所がある．それぞれの特徴をよく理解して選択，また結果を解釈することが必要である．

内視鏡検査による生検組織を必要とする検査法が前述の①，②，③であり，これらは点診断法であるために(採集した部分に *H. pylori* が存在していないと)偽陰性を生じることが

ある．特に高齢や萎縮が進んだ症例では *H. pylori* の菌量が減少し，腸上皮化生粘膜が増えるため偽陰性となることが多い点には注意が必要である．

内視鏡検査を必要としない検査法が④，⑤，⑥であり，一般に偽陰性は少ないと報告されている．

プロトンポンプ阻害薬とカリウムイオン競合型アシッドブロッカーは，*H. pylori* に対する静菌作用やウレアーゼ活性の阻害により偽陰性の原因となることがある．そのため検査法によっては正確な判定のために検査前 2 週間の休薬が必要とされている．

（平田喜裕）

尿素呼気試験《^{13}C-ウレアブレステスト》

urea breath test〔UBT〕《^{13}C-urea breath test》

基準値 陰性（Δ^{13}C が 2.5 ‰未満）

測定法 赤外線分光分析法

検体量 負荷前と負荷後 20 分の呼気を採取

日数 2～3 日（赤外線分光分析法の測定時間自体は 5 分程度）

目的 *Helicobacter pylori* 感染の有無の判定，除菌後の判定

Decision Level

●陽性

［高頻度］ *H. pylori* 感染者 **［可能性］** 除菌治療後の偽陽性（*H. pylori* 以外のウレアーゼ産生菌） **［対策］** 除菌治療を行う．除菌後の陽性患者（一次除菌失敗例）では，再治療（二次除菌）も保険が適用（1 回のみ）される．「ヘリコバクター・ピロリの検査」の項（226 頁）を参照

●陰性

［高頻度］ *H. pylori* 非感染者．*H. pylori* 除菌成功．他の検査法に比して，感度が高く偽陰性は少ない **［可能性］** 胃切除後，下記「薬剤影響」による偽陰性

採取保存 採取された呼気は室温保存可能．

薬剤影響 本試験の感度は高いが，*H. pylori* に対し抗菌作用

のある薬剤〔プロトンポンプ阻害薬(PPI)，カリウム競合型アシッドブロッカーや抗菌薬〕の服用中/服用直後など *H. pylori* の減少，ウレアーゼ活性の低下が考えられる場合には，検査結果の解釈には注意を要する．

測定前後の患者指導 原則として空腹時に行う．

(平田喜裕)

迅速ウレアーゼ試験 rapid urease test

基準値 陰性

測定法 ウレアーゼ法

検体量 内視鏡的に生検採取された胃粘膜組織

日数 30分～2時間(キットによる)

目的 *Helicobacter pylori* 感染の有無の判定

Decision Level

●陽性

[高頻度] *H. pylori* 感染者 **[可能性]** 偽陽性は少ない **[対策]** 除菌治療を行う．除菌後の陽性患者(一次除菌失敗例)では，再治療(二次除菌)も保険が適用(1回のみ)される．「ヘリコバクター・ピロリの検査」の項(226頁)を参照

●陰性

[高頻度] *H. pylori* 非感染者 **[可能性]** 迅速ウレアーゼ試験は他の検査に比して，感度が低く10～20%の偽陰性が含まれる．特に，除菌薬服用中/服用直後，除菌以外の目的での抗菌薬服用中/服用直後，プロトンポンプ阻害薬(PPI)服用中/服用直後などでは，偽陰性となりやすい．また，上部消化管出血直後でも偽陰性となることが多い **[対策]** 本試験陰性でも，*H. pylori* 感染が疑われる場合は，他の検査も行う

採取保存 内視鏡下生検で採取後，直ちに検査に用いる．*H. pylori* の胃内分布は必ずしも均一ではなく採取部位により偽陰性となることがあるため，幽門前庭部大彎と胃体上部～中部大彎の2カ所からの生検で診断することが推奨されている．保存不可．

薬剤影響 本試験は感度が低く，*H. pylori* に対し抗菌作用のある薬剤(PPIや抗菌薬)の服用中/服用直後には偽陰性とな

りやすい.

（平田喜裕）

抗ヘリコバクター・ピロリ抗体

anti-*Helicobacter pylori* antibody

基準値 陰性

測定法 LA法，免疫クロマト法，金コロイド免疫測定法，EIA法など

検体量 血清，血漿，全血，尿など0.5 mL

日数 2～3日

目的 *Helicobacter pylori* 感染の有無の判定

Decision Level

●陽性

［高頻度］ *H. pylori* 感染患者またはその既往者 **［可能性］** *H. pylori* 除菌成功 **［対策］** 除菌治療を行う．「ヘリコバクター・ピロリの検査」の項(226頁)を参照

採取保存 −20℃で凍結保存.

（平田喜裕）

糞便中ヘリコバクター・ピロリ抗原《ヘリコバクター・ピロリ抗原定性》

fecal *Helicobacter pylori* antigen

基準値 陰性

測定法 EIA法，免疫クロマト法

検体量 糞便(専用容器の先端で2～3カ所刺して採取)

日数 2～3日

目的 *Helicobacter pylori* 感染の有無の判定

Decision Level

●陽性

［高頻度］ *H. pylori* 感染患者 **［対策］** 除菌治療を行う．除菌後の陽性患者(一次除菌失敗例)では，再治療(二次除菌)も保

険が適用(1 回のみ)される.「ヘリコバクター・ピロリの検査」の項(226 頁)を参照

採取保存 室温保存(専用容器).

(平田喜裕)

7.検査材料からの直接抗原検出

大腸菌 O 157 LPS 抗原 《大腸菌 O 157 抗原，大腸菌 O 157，ベロ毒素産生性大腸菌 O 157，志賀毒素産生性大腸菌 O 157，腸管出血性大腸菌 O 157》〔*E. coli* O 157，VTEC O 157，EHEC O 157〕

O 157 LPS-antigen of *Escherichia coli* 《*Escherichia coli* O 157 antigen，O 157 antigen of *Escherichia coli*，*Escherichia coli* O 157，verotoxin-producing *Escherichia coli* O 157，Shiga toxin-producing *Escherichia coli* O 157，enterohemorrhagic *Escherichia coli* O 157》

基準値 陰性

測定法 市販簡易検出キットがある

- イムノクロマト(IC)法　キャピリア®O 157(タウンズ)
- EIA 法　ノバパス *E. coli* O 157 EIA(日本バイオ・ラッドラボラトリーズ)

検体量 糞便 5 g(本検査のみでは，1 g 以下で可能であるが，その後の検査に必要)

日数 院内検査：5 分(IC 法)～1 時間(EIA 法)

目的 腸管出血性大腸菌 O 157 感染症(感染症法では三類感染症)の推定診断

Decision Level

●陽性

[高頻度・可能性]腸管出血性大腸菌 O 157 感染症による出血性大腸炎，急性胃腸炎，溶血性尿毒症症候群(hemolytic uremic syndrome；HUS)，急性脳症などが疑われる．しかし，

大腸菌 O 157 LPS 抗原の検出のみで本菌感染症を診断することはできない．ベロ毒素(志賀毒素様毒素)非産生の大腸菌 O 157(非病原菌)，あるいは大腸菌 O 157 と共通抗原を有する細菌(*Citrobacter freundii*, *Escherichia hermannii*, *Hafnia alvei* など)を排菌している場合，これらの菌が陽性と判定されることも多い． **[対策]** 糞便からの大腸菌 O 157 の分離と分離された大腸菌 O 157 のベロ毒素(志賀毒素様毒素)産生性試験

採取保存 冷蔵保存．

薬剤影響 (低下)本菌感染症であっても，抗菌薬投与後には陰性化する．検査は，必ず抗菌薬投与前に実施する．

測定前後の患者指導 排便後の手洗いは，石鹸や消毒薬(塩化ベンザルコニウムや消毒用エタノールなど)を用いて，十分に行う．入浴は一番最後にして浴槽には入らず，シャワーのみとする．患者の便を処置する場合(おむつの交換など)には，使い捨ての手袋などを用いる．また，患者の便で汚れた下着などは，薬品(200 ～ 1,000 ppm の次亜塩素酸ナトリウム液に 30 ～ 60 分間浸漬)で消毒(つけおき)してから，家族のものとは別に洗濯する．

(甲斐明美)

★

RS ウイルス抗原〔RSV 抗原〕

respiratory syncytial virus antigen

基準値 陰性

測定法 イムノクロマト法(ICA)

検体量 鼻腔ぬぐい液，鼻腔吸引液：スワブで採取

日数 15 ～ 30 分(院内検査)

目的 RS ウイルス(respiratory syncytial virus；RSV)感染症の迅速診断

Decision Level

●陽性

[高頻度] RSV 感染症 **[対策]** 主に冬季に流行し，上気道炎や細気管支炎，肺炎といった症状を呈する感染症である．成人が罹患した場合は軽い感冒症状を呈するものの，重症化す

ることは少ない．しかし，乳幼児や低出生体重児，免疫不全の児などが罹患した場合は重症化しやすく，突然死につながる無呼吸を引き起こすこともある．現在利用可能な予防薬としては，遺伝子組み換え技術を利用して作製されたモノクローナル抗体製剤であるパリビズマブ(シナジス®)が有用とされており，保険適用となる対象には制限があるものの，感染予防や呼吸器症状の重篤化の抑制が期待できる．一方，RS ウイルス感染症は高齢者や免疫不全者に対しても重篤な下気道感染症をしばしば引き起こすことが知られており，長期療養施設での集団感染例や免疫不全患者における院内感染例が問題になる場合がある．RS ウイルスの感染経路は飛沫感染と接触感染であるため，標準予防策と接触感染予防策が重要となる．特に乳幼児や高齢者，基礎疾患のある人と接触する場合は，RS ウイルス感染症の流行時期にはもちろんのこと，流行時期でなくても軽い感冒症状を自覚している場合は，マスクの着用や手指消毒を徹底する必要がある

採取保存　RSV 抗原検査は，検体採取後直ちに検査を行う．原則として保存は不可．

測定前後の患者指導　感染経路としては飛沫感染と接触感染なので，マスクの着用や手指消毒をするなどの接触感染予防策を徹底するよう指導する．

(佐藤智明)

8. 一般細菌以外の培養・同定困難な病原体

★

スピロヘータ類

梅毒血清検査　serological tests for syphilis

基準値　陰性

測定法　凝集反応(RPR)法，受身凝集反応(TPHA)法，蛍光抗体(FTA-ABS)法，酵素抗体(ELISA)法，その他

検体量　血清 0.5 mL

日数　2 日

目的　梅毒の診断

Decision Level

●陽性

[高頻度・可能性]梅毒患者またはその既往歴　**[対策]**梅毒は，性的接触または，直接感染で起こる後天性梅毒と，妊娠中の感染母体を介し胎児に感染する先天性梅毒に分類されるため，患者背景を参考にする．新生児の場合には，母親の血清反応の結果をみて判断する．特に梅毒トレポネーマに対するIgM 抗体が検出されれば感染が疑われる

●生物学的偽陽性(BFP)

[可能性]非トレポネーマ検査では，全身性エリテマトーデス，関節リウマチなどの膠原病，抗リン脂質抗体症候群，マラリア，発疹チフス，妊娠時，γ-グロブリン異常症などにおいて抗カルジオリピン抗体価は特異的抗原ではないため偽陽性反応を示すことがある．70 歳以上では 10% が偽陽性となる．一般人口の集団で 1% 程度は BFP を示すとされている　**[対策]**トレポネーマ検査での確認が必要である

採取保存　①血清が強く混濁している場合は検査が不正確になるので，食後 3 ～ 4 時間以上経ってから採血するのがよい．② 4℃ 以下(長期保存の場合は凍結保存)．

(米谷正太)

マイコプラズマ類

マイコプラズマ・ニューモニエ抗体《マイコプラズマ抗体》

Mycoplasma pneumoniae antibody

基準値

・補体結合反応(CF 法)：4 倍未満
・粒子凝集反応(PA 法)：40 倍未満

測定法　CF 法，PA 法

検体量　血清 0.2 ～ 0.4 mL

日数　2 ～ 4 日

目的　マイコプラズマ肺炎の診断

Decision Level

●**ペア血清**：4倍以上の上昇

●**単一血清**

- CF法：64倍以上
- PA法：320倍以上

[高頻度・可能性]マイコプラズマによる肺炎，上気道炎，気管支炎　**[対策]**マイコプラズマ肺炎の確定診断には，遺伝子同定検査のLAMP法などが利用できる．外来などの臨床現場では，医療面接，身体所見に加え，迅速血清検査(簡便で15分程度で検査可能)にイムノクロマト法があり，利用できる

採取保存　①マイコプラズマは乾燥に弱いので検体が乾かないように留意する．②4℃以下で冷蔵する．

(矢野晴美)

9.肝炎ウイルス

肝炎ウイルスマーカーの選択基準

異常値のでるメカニズムと臨床的意義

肝炎ウイルスの検出には，近年の分子生物学的手法によるウイルスの検出と抗体系の検出が主流である．ウイルスマーカーの選択には以下の①～④などの状況により用いるウイルスマーカーが異なる．①病因ウイルスの検索．②病態把握のためのウイルス動態の検討．③治療方針決定のためのウイルス測定．④治療効果判定のためのウイルス動態の検討．

また，肝炎ウイルスには各種のウイルスマーカーが存在している．各ウイルスマーカーの臨床的意義を**表40**，病期・病態に応じたウイルスマーカーの選択基準を**表41**に示す．

各肝炎ウイルスの抗原・抗体系はELISAで測定されることが多い．HBV-DNAとHCV-RNAの定性，定量測定はPCR(リアルタイムPCR)法によって測定される．

●**急性肝炎**

急性肝炎が疑われる場合は，IgM型HA抗体，HBs抗原，IgM型HBc抗体，HCV抗体，IgA型HE抗体を測定する．HBs抗原陽性者ではIgM型HBc抗体とIgG型HBc抗体の

表 40　肝炎ウイルスマーカーの臨床的意義

A 型肝炎ウイルス(HAV)
IgG 型 HA 抗体：過去の HAV 感染 IgM 型 HA 抗体：急性 A 型肝炎の確定診断 HAV-RNA：HAV 感染(感染ごく早期のみ)
B 型肝炎ウイルス(HBV)
HBs 抗原：HBV の感染状態 HBs 抗体：過去の HBV 感染，ワクチン接種後 HBc 抗体　高抗体価：現在の HBV 感染状態 　　　　　低抗体価：過去の HBV 感染 IgM 型 HBc 抗体 　　　　　高抗体価：急性 B 型肝炎，慢性肝炎の増悪期 　　　　　低抗体価：慢性 B 型肝炎の急性増悪期 HBe 抗原：HBV 増殖期．ウイルス量多，強い感染力 HBe 抗体：ウイルス量減少を反映 HBV-DNA，HBcrAg，DNA ポリメラーゼ：HBV 増殖，ウイルス量を反映
C 型肝炎ウイルス(HCV)
第 2，第 3 世代：過去および現在の HCV 感染 HCV-RNA 定性：現在の HCV の存在 HCV-RNA 定量：ウイルス量→①抗ウイルス薬療法の治療効果判定．②インターフェロンを用いた治療では治療法の選択および治療効果の予測 HCV サブタイプ：ウイルス型→DAA 治療における治療薬の選択
デルタ型肝炎ウイルス(HDV)
デルタ抗体　高抗体価：HDV の持続感染 　　　　　低抗体価：過去の HDV 感染 HDV-RNA：HDV 感染
E 型肝炎ウイルス(HEV)
HE 抗体(IgA 型 HE 抗体)：E 型肝炎の診断 HEV-RNA：HEV 感染

表 41　肝炎ウイルスマーカーの選択基準(2000 年)

	急性肝炎の型別診断	B型急性肝炎 経過観察*1	B型急性肝炎 治癒判定	C型急性肝炎 経過観察*3	C型急性肝炎 治癒判定	慢性肝疾患の型別診断	慢性肝疾患の急性増悪期	B型慢性肝炎 経過観察*2	B型慢性肝炎 抗ウイルス薬の適応判定	C型慢性肝炎 経過観察*3	C型慢性肝炎 抗ウイルス薬の適応判定	無症候性キャリアの経過観察 B型	無症候性キャリアの経過観察 C型	HBワクチン接種対象者選別	集検・ドックなどのスクリーニング
IgM 型 HA 抗体	◎						◎								
HBs 抗原*4	◎	◎	◎			◎	◎	○	◎			◎		◎	◎
HBs 抗体*5			◎											◎	
HBc 抗体定性判定						◎								◎	
HBc 抗体高抗体価判定						○									
IgM 型 HBc 抗体	◎						◎								
HBe 抗原		◎					◎	◎	◎			◎			
HBe 抗体		◎					◎	◎	◎			◎			
HBV-DNA/DNA-p/HBcrAg		○	○			○	◎	◎	◎			◎			
HCV セロタイプ(ジェノタイプ)											◎				
HCV コア抗体				○	◎					○	◎				
HCV 抗体	◎					◎	◎								◎
HCV-RNA，HCV コア抗原	◎			○	○	○	◎			◎	◎		◎		
HD 抗体	○					○	○								
HE 抗体(IgA 型 HE 抗体)	○														

◎必須，○必要に応じて行う

＊1：検査間隔は通常週 1 回

＊2：検査間隔は通常 2 ～ 4 週に 1 回

＊3：検査間隔は通常 3 ～ 4 カ月に 1 回

＊4：HBs 抗原陰性化の判定は EIA，RIA 法などの鋭敏な方法で行う

＊5：HBs 抗体出現時の判定は EIA，RIA 法などの鋭敏な方法で行う

(日本消化器病学会肝機能研究班：肝疾患における肝炎ウイルスマーカーの選択基準，3 版．日消病会誌　98：206-213，2001 より一部改変)

力価をみることで，急性肝炎とキャリアの急性増悪例を区別する．B 型肝炎の急性増悪例では HDV の感染をデルタ抗体の測定で確認する場合もある(現在では測定できなくなっており，わが国ではまれであることから臨床的問題になることはない)．上記で陰性の場合は，感染直後である可能性も考慮して，HAV-RNA，HBV-DNA，HCV-RNA，HEV-RNA などを PCR 法で測定する．免疫抑制状態の患者では EBV，サイトメガロウイルスなどの抗体検査や遺伝子検査も考慮する．

●治療前の判断

・HBV：急性増悪期には HBe 抗原，HBe 抗体，IgM 型 HBc 抗体，IgG 型 HBc 抗体，HBV-DNA 量，ウイルス型(ジェノタイプ)を測定する．特に直接ウイルスを検出する HBV-DNA 測定が最も有用である．

・HCV：治療前に HCV-RNA 定量とウイルス型(セロタイプあるいはジェノタイプ)を測定し，治療効果を予測する．インターフェロンが抗ウイルス治療の中心であった時期には HCV-RNA 量 5 Log IU/mL(リアルタイム PCR 法)以下あるいはセロタイプ 2 型がウイルス駆除の良好な指標であったが，直接作用型抗ウイルス薬(DAA)が治療の主座となった現在ではセロタイプ(あるいはジェノタイプ)により使用薬剤の選別を行う．また，保険適用外ではあるものの DAA による治療の前には，治療効果の予測因子として HCV の薬剤耐性変異を測定することが望ましい．

●治療中の判定

・HBV：HBV-DNA 定量(リアルタイム PCR 法)と ALT の変動を定期的に確認する．

・HCV：高感度 HCV-RNA 定量検査(リアルタイム PCR 法)を定期的に行う．治療終了後 3 カ月の時点でウイルスが検出感度以下の場合，ウイルスの完全駆除(SVR)と判断できる．なお，SVR 後も HCV 抗体は長期にわたり陽性を示すため，検診などで C 型肝炎陽性と診断されることがあり，あらかじめ患者にその旨を説明し無用な心配をさせないように留意する．

[見逃してはならない異常値] HCV は DAA 治療で排除しても，HCV 抗体が陰性化しないことに注意する．

[関連する検査] B 型急性肝疾患や B 型慢性肝炎で病期を

判定する場合には，プレコア変異，コアプロモーター変異を測定する場合がある．

[特定背景のある患者] HBs 抗原陰性，HBc 抗体ないし HBs 抗体が陽性の場合は B 型既往感染例で，一過性感染の治癒例と免疫寛解期のキャリアが含まれている．免疫抑制・化学療法を実施する場合には，HBV の再活性化に注意する．

測定前後の患者指導 ①ウイルス性肝炎(A 型，E 型)は，感染症法で 4 類感染症に分類され，すべての症例の把握が行われるので，診断した医師は直ちに保健所に届け出る必要がある．② A 型および E 型肝炎を除くウイルス性急性肝炎は，感染症法で 5 類感染症(全数報告)に分類され，診断した医師は 7 日間以内に保健所に届け出る必要がある．ウイルスキャリアや慢性肝炎の急性増悪を除外する．

(内田義人，持田　智)

★★

A 型肝炎ウイルス〔HAV〕 hepatitis A virus

基準値
- IgM 型 HA 抗体
  - ・CLIA：陰性(0.8 未満)．0.8 ～ 1.1 の場合は判定保留
- IgG 型 HA 抗体
  - ・CLIA：陰性(1.00 未満)

測定法 CLIA
検体量 血清 0.2 mL
日数 2 ～ 5 日
目的 A 型肝炎ウイルス感染の有無の評価(現感染か既感染か)

Decision Level

●IgM 型 HA 抗体：陽性(CLIA：1.2 以上)
[高頻度] 急性 A 型肝炎(確定診断できる) **[対策]** 原疾患の治療

●IgG 型 HA 抗体：陽性(CLIA：1.00 以上)
[高頻度] A 型肝炎，HAV 感染の既往，A 型肝炎ワクチン接種後 **[対策]** 以前の HA 抗体検査は，IgG，IgM，IgA 型 HA 抗体の総和であったが，現在は IgG 型を測定している．IgM

型 HA 抗体が陰性で IgG 型 HA 抗体が陽性の場合は HAV の既往感染を示す．血液生化学検査によるビリルビン値，トランスアミナーゼなども参考にして判定をする．全クラスの HA 抗体を検出する検査試薬(ケミルミ®HA 抗体，シーメンスヘルスケア・ダイアグノスティクス社)も販売されている

採取保存　凍結保存.

測定前後の患者指導　A 型肝炎と診断された場合，直ちに保健所に届け出る必要がある.

（中山伸朗，持田　智）

B 型肝炎ウイルス〔HBV〕　hepatitis B virus　★★

基準値

- **HBs 抗原**
  - ・MAT：陰性(8 倍未満)
  - ・RPHA：陰性(8 倍未満)
  - ・CLIA：陰性(0.05 IU/mL 未満)
  - ・CLEIA：陰性(0.005 IU/mL 未満)
- **HBs 抗体**
  - ・PHA：陰性(8 倍未満)
  - ・CLIA：陰性(10.0 mIU/mL 未満)
  - ・CLEIA：陰性(10.0 mIU/mL 未満)
- **HBc 抗体**
  - ・PHA：陰性(64 倍未満)
  - ・CLIA：陰性(1.0 S/CO 未満)
  - ・CLEIA：陰性(1.0 C. O. I. 未満)
- **IgM 型 HBc 抗体**
  - ・CLIA：陰性(1.0 S/CO 未満)
- **HBe 抗原**
  - ・CLIA：陰性(1.0 S/CO 未満)
  - ・CLEIA：陰性(1.0 C. O. I. 未満)
- **HBe 抗体**
  - ・CLIA：陰性(阻害率 50% 未満)
  - ・CLEIA：陰性(阻害率 60% 未満)

測定法　MAT，PHA，RPHA，CLIA，CLEIA

検体量　血清 0.2 ～ 0.6 mL

日数 1～5日

目 的 B 型肝炎の病期・病態の評価

Decision Level

■**HBs 抗原**

●**陽 性**(MAT：8倍以上，RPHA：8倍以上，CLIA：0.05 IU/mL 以上，CLEIA：0.005 IU/mL 以上)

[高頻度] B 型急性肝炎，B 型肝炎ウイルスキャリア(無症候性キャリア，慢性肝炎，肝硬変，非活動性キャリア)など血中にウイルスの存在する状態 **[対策]** IgG 型 HBc 抗体と IgM 型 HBc 抗体を測定し，急性感染例かキャリアかを鑑別する．次いで，HBe 抗原，HBe 抗体，HBV-DNA 量を測定して，病期(キャリアの場合は免疫寛容期，免疫応答期，低増殖期)を判定する．病期の判定にはプレコア変異，コアプロモーター変異を測定する場合もある．治療法と予後を評価するためにはジェノタイプの判定も重要である．MAT や RPHA による HBs 抗原定性・半定量は，感染拡大予防を目的として入院時や手術前などにスクリーニング検査として位置づけられるが，現在は CLIA や CLEIA がスクリーニング目的でも用いられている．また，抗ウイルス療法における長期目標は HBs 抗原消失であることから，CLIA や CLEIA は肝炎診療のモニタリングとしても測定される

■**HBs 抗体**

●**陽性**(PHA：8倍以上，CLIA：10.0 mIU/mL 以上，CLEIA：10.0 mIU/mL 以上)

[可能性] HBV 感染の既往．HB ワクチンの接種後 **[対策]** HB ワクチン接種後の抗体上昇を確認するには，CLIA や CLEIA での精密測定が適している

■**HBc 抗体**

●**陽性**(PHA：64倍以上，CLIA：1.0 S/CO 以上，CLEIA：1.0 C. O. I. 以上)

[高頻度] HBV 感染の持続ないし既往 **[対策]**①感染初期に IgM 型抗体が上昇する．②キャリアの場合は IgG 型抗体が高力価陽性である．③急性肝炎後の既往感染例では IgG 型抗体は低力価陽性である．④ PHA による抗体値は主として IgG 量を測定しており，最近では CLIA，CLEIA による精密測定を最初から行う場合が多い

■IgM型HBc抗体

●陽性(CLIA：1.0 S/CO以上)

[高頻度] B型急性肝炎，B型キャリア，慢性肝炎の急性増悪 **[対策]** B型急性肝炎，キャリアの急性増悪ともに陽性となるが，キャリアの場合は低力価である．IgG型も含むHBc抗体の力価も参考にして，両者を鑑別する．

■HBe抗原

●陽性(CLIA：1.0 S/CO以上，CLEIA：1.0 C. O. I. 以上)

[高頻度] B型急性肝炎，B型キャリア(無症候性キャリア，慢性肝炎，肝硬変，非活動性キャリア) **[対策]** プレコア変異，コアプロモーター変異によるHBe抗原・抗体系のセロコンバージョンを評価するために測定し，急性・慢性肝疾患の病期の判定とともに，治療法を決定する目的でも有用である

■HBe抗体

●陽性(CLIA：阻害率50％以上，CLEIA：阻害率60％以上)

[可能性] B型急性肝炎，B型キャリア(無症候性キャリア，慢性肝炎，肝硬変，非活動性キャリア) **[対策]** HBe抗原と同様の目的で，必ず同時に測定する

採取保存　冷蔵，HBs抗原をCLEIAで測定する場合は凍結．

測定前後の患者指導　B型急性肝炎と診断された場合，感染症法で全数把握対象である5類感染症に分類されており，診断した医師は7日以内に保健所に届け出る必要がある．

(中尾将光，持田　智)

B型肝炎ウイルス(HBV)ジェノタイプ判定 hepatitis B virus (HBV) genotyping

基準値　陰性(測定不能)

測定法　EIA法

検体量　HBs抗原陽性血清80 μL

日数　1～2日

目的　B型肝炎ウイルス(HBV)のジェノタイプ(遺伝子型)判定による予後推定および治療法選択の補助

Decision Level

●ジェノタイプ A, B, C, D 型のいずれかの陽性

[高頻度・可能性] HBV のジェノタイプ判明 **[対策]** 急性肝炎の予後推定，慢性肝炎の予後推定・治療法選択

採取保存 ①冷蔵保存．②可能な限り新鮮な検体を用い，保存する場合は－20℃ 以下で凍結保存する．③検体を繰り返し凍結融解することはさける．

（小池和彦）

B 型肝炎ウイルス遺伝子検査〔HBV-DNA〕《HBV 核酸定量》

hepatitis B virus DNA

基準値

● HBV-DNA 定量

・10(1.0 Log)ないし 20(1.3 Log)IU/mL 未満：検出せず

測定法

・リアルタイム PCR 法【報告範囲】

：1.0 ないし 1.3 Log IU/mL 未満：検出せず

：1.0 ないし 1.3 Log IU/mL 未満：検出(定量下限値未満でも増幅シグナルが検出)

：1.0 ないし 1.3 ～ 9.0 Log IU/mL

：9.1 Log IU/mL 以上

検体量 血清 1.8 ～ 2.1 mL

日数 3 ～ 5 日

目的 B 型肝炎ウイルス量の測定による病態把握，治療方針の選択や治療効果の判定

NOTE 従来は，分岐鎖 DNA プローブ法，TMA-HPA 法，Amplicor HBV Monitor 法が用いられていたが，これらと比較して高感度かつ測定レンジが広いリアルタイム PCR 法を使用することが現在推奨されている．単位が 2017 年に copies/mL から国際的に認可されている IU/mL となり，検査結果は対数変換して Log で表記している．また，わが国では測定に Taqman 法（Roche 社）と AccuGene 法（Abbott 社）が用いられており，定量感度下限はいずれも 1.0 Log IU/mL(10 IU/mL)である．なお TaqMan 法は 2016 年

に新たなキットになったが，現在でも定量感度下限が 1.3 Log IU/mL(20 IU/mL)のシステムを用いている医療機関もある．

Decision Level

●陽性〔1.0 Log IU/mL 以上ないし定量感度未満であっても増幅シグナルが検出される場合は血中にウイルスが存在すると考えられるが，後者の場合は疑陽性の場合もあることに留意する〕

［対策］慢性肝炎は HBV-DNA 量が 3.3 Log (2,000) IU/mL 以上，肝硬変は 1.0 Log(10)IU/mL 以上の場合は，抗ウイルス療法の適応になる

採取保存　凍結．コンタミネーションの影響が大きく，取り扱いに注意が必要である．

薬剤影響　①(上昇)免疫抑制・化学療法を行った際に，B 型肝炎ウイルスが再活性化して HBV-DNA 量が増加する場合がある．②(低下)核酸アナログの投与で HBV-DNA 量は短期間に低下する．

測定前後の患者指導　治療方針の決定で最も重要なのは HBV-DNA 量であることを説明し，これを低下させることが肝炎の鎮静化，肝線維化進展と肝発癌の予防につながることを説明する．HBV-DNA 量の上昇に引き続いて，肝炎を発症するため，免疫抑制・化学療法を実施する際には，定期的なモニタリングが必須であることも理解してもらう．しかし，肝疾患の病態と予後を評価するためには HBV-DNA 量のみでは不十分で，HBs 抗原量と可能であればジェノタイプを測定し，これらを総合して評価することが重要であることを説明する．

(中尾将光，持田　智)

★★

C 型肝炎ウイルス〔HCV〕　hepatitis C virus

基準値

- HCV 抗体(第 3 世代)　陰性(0.9 以下)
- HCV コア抗体
- ・RIA 固相法(IRMA)：陰性(0.9 U 以下)

・EIA：陰性
●HCV 抗体 RIBA テスト　陰性
●HCV コア蛋白質(CLEIA)　20 fmol/L 未満(定量下限)

測定法
・RIA 固相法(IRMA)：第 3 世代，HCV コア抗体
・EIA：HCV コア抗体
・イムノブロット：RIBA テスト
・CLEIA：HCV コア蛋白質

検体量　血清 0.2 ～ 0.4 mL

日数
・HCV コア抗体(EIA)：6 ～ 7 日
・RIBA テスト：3 ～ 9 日
・HCV 定量，HCV ジェノタイプ：3 ～ 5 日
・その他：2 ～ 4 日

目的　C 型肝炎ウイルスに対する抗体の検出(現感染と既感染)

Decision Level

●陽性(第 3 世代：1 以上，HCV コア抗体：1 U 以上，HCV コア蛋白質：20 fmol/L 以上)
[高頻度]本感染症を疑う　**[対策]**ウイルス感染の確認のため，核酸同定検査などを行う

●判定保留または偽陽性
[対策]核酸同定検査にて確認する

採取保存　凍結保存．

測定前後の患者指導　①急性肝炎初期では抗体陽転まで 1 ～ 3 カ月要することを説明する．②必ず HCV-RNA(リアルタイム PCR 法)で再検する．③抗ウイルス療法を検討する際には，治療方法決定のため必ずセロタイプ(あるいはジェノタイプ)を測定する．④急性ウイルス性肝炎は，感染症法で A 型と E 型は 4 類感染症，他は 5 類感染症に分類され，すべての症例の把握が行われるので，診断した医師は保健所に届け出る必要がある(A 型と E 型は直ちに届け出，それ以外は 7 日以内に届け出)．ウイルスキャリアや慢性肝炎の急性増悪を除外する．

(内田義人，持田　智)

C 型肝炎ウイルス（HCV）血清群別判定《HCV セロタイプ》 HCV serotype

測定法 EIA
検体量 血清 0.5 mL
日数 3～7日
目的 抗体検査による HCV 型の評価と治療効果の予測

Decision Level
●HCV グループ 1（C 14-1 抗原，ジェノタイプ 1 a，1 b）
●HCV グループ 2（C 14-2 抗原，ジェノタイプ 2 a，2 b）
［対策］グループ 1，グループ 2 ともに直接作用型抗ウイルス薬（DAA）を用いた抗ウイルス治療が推奨されるが，DAA の薬物選択はセログループにより行われる．DAA が投与できない患者にはインターフェロンを用いた治療が検討されるが，その場合セログループおよびウイルス量を指標に薬剤選択が行われる
NOTE 上記の“グループ”は“セロタイプ”と同義
採取保存 凍結保存．
測定前後の患者指導 HCV セロタイプ（ジェノタイプ）において DAA の使用薬剤を決定する．インターフェロン治療を行う際にはセロタイプに加えて HCV-RNA 定量を行い，最適な治療法を選択する．

（内田義人，持田 智）

C 型肝炎ウイルス遺伝子検査〔HCV-RNA〕
hepatitis C virus RNA

基準値
健常者の場合は検出されないので，ここでは検出限界などを中心に示す
● HCV-RNA 定量
・リアルタイム PCR 法：未検出（検出レンジ：未検出～ 8.0 Log IU/mL）（定量下限：1.2 Log IU/mL）

●HCV ジェノタイプ
・リアルタイム PCR 法：未検出
●HCV-NS 5 A ISDR(インターフェロン感受性決定領域)
・塩基配列決定法：基準となる塩基配列と比較し，変異アミノ酸数から野生型，中間型(1 ～ 3 個)，変異型(4 個以上)に分類する
●HCV 薬剤耐性変異(L 31/Y 93)
・ダイレクトシークエンス法：変異なし

測定法　上記基準値に併記
検体量　血清 0.5 ～ 1 mL
日数　3 ～ 7 日(HCV 薬剤耐性変異は 10 ～ 14 日)
目的　治療法の決定，治療効果予測

Decision Level

●陽性

リアルタイム PCR 法で 1.2 Log IU/mL 以上

■定量検査

インターフェロンを含む抗ウイルス療法の際には治療法の選択に用いられたが，現在の抗ウイルス療法の中心である直接作用型抗ウイルス薬(DAA)治療においては治療法の選択基準には用いられない.

NOTE　ジェノタイプはインターフェロン治療，DAA 治療いずれにおいても治療法選択の基準に用いられる

採取保存　凍結保存.

薬剤影響　(低下)ヘパリンは PCR の増幅反応を阻害するため，測定不能あるいは低値となるので注意する.

(内田義人，持田　智)

10. ATLV・HIV

成人T細胞白血病ウイルス〔ATLV〕抗体《ヒトT細胞白血病ウイルスⅠ型〔HTLV-Ⅰ〕抗体》，HTLV-Ⅰ核酸検出

adult T cell leukemia virus antibody
《human T cell lymphotropic virus type Ⅰ antibody》,
HTLV-Ⅰ nucleic acid detection

基準値
PA法・CLIA(CLEIA，ECLIA)法などのスクリーニング検査を実施し，陽性の場合のみ，ラインブロット(LIA)法(確認検査)を実施する
- **スクリーニング検査**
  - ・PA法：陰性(血清8倍未満)
  - ・CLIA(CLEIA，ECLIA)法：陰性
- **確認検査** LIA法：陰性

測定法
・スクリーニング検査：PA法，CLIA(CLEIA，ECLIA)法
・確認検査：LIA法

検体量 血清または血漿各1～2 mL

日数 1～3日

目的 ATLV(HTLV-Ⅰ)感染症の血清学的感染診断

Decision Level

■スクリーニング検査

●陽性

[高頻度] ATLV(HTLV-Ⅰ)感染症を疑う **[可能性]** 偽陽性(他のウイルス感染症，免疫グロブリン製剤投与患者，フィブリン析出，妊婦など) **[対策]** LIA法による確認検査を実施

■確認検査

●陽性〔判定基準(「判読」参照)を満たした場合〕

[高頻度・可能性] HTLV-Ⅰによる感染を疑う **[対策]**①抗体陽性が直ちに成人T細胞白血病(ATL)あるいはHTLV-Ⅰ関連脊髄症(HAM)の診断と直結しないため(ATL発症は10万人当たり推定4～6人)，血液形態学的検査法やプロウ

イルスDNAの組み込み(モノクローナルかポリクローナルか)，さらに臨床症状を加味して総合的診断を行う．②陽性妊婦の場合には，母乳を介した母子感染の可能性があるため(4～5人に1人の感染頻度)，授乳方法や授乳期間に注意を要する．感染した母より生まれた子どもでは生後6カ月くらいまで移行抗体が残存するので，抗体検査の結果解釈には注意を要する

●判定保留

バンド(ライン)は認められるが，判定基準を満足せず，陰性でない場合　**[高頻度・可能性]** HTLV-Ⅰ感染急性期，非特異反応　**[対策]** 末梢単核球中のHTLV-Ⅰプロウイルスゲノム(DNA)を標的としたPCR法による遺伝子診断が可能(妊婦のみ450点)．血清中のHTLV-Ⅰウイルス RNA 検出は難しい

●陰性

LIA法：判定ラインが認められない場合，env gp 21 Ⅰ/Ⅱ以外のラインが1本のみ認められる場合

判読　①LIA法判定基準(陽性)：判定ラインのenv gp 21 Ⅰ/Ⅱを含むラインが2本以上認められ，識別ラインのgp p19-Ⅰとenv gp 46-Ⅰの発色強度の合計がenv gp 46-Ⅱより強く認められる．②CLIA法などによるスクリーニング検査は，自己免疫疾患患者の検体では非特異的反応が起こる可能性があるので注意すべきである．③HTLV-ⅡはHTLV-Ⅰに類似のレトロウイルスであるが，ヒトにおける病原性は明確になっていない．LIA法ではHTLV-ⅠとⅡの鑑別が可能である．

採取保存　4℃以下．

測定前後の患者指導　①HTLV-Ⅰ抗体陽性が直ちに白血病に直結するわけではない．②感染妊婦の場合には，人工栄養保育により母子感染を低下させることができる(30～40人に1人の感染頻度)．

(貞升健志)

★

ヒト免疫不全ウイルス〔HIV〕抗体

human immunodeficiency virus antibody

基準値

ELISA法・CLIA法・IC法などのスクリーニング検査を実施し，陽性(判定保留含む)の場合，HIV-1/2抗体確認検査(確認IC法)またはHIV-1核酸定量検査による確認検査を実施する

●スクリーニング検査

・ELISA法，CLIA法，CLEIA法，ECLIA法，IC法(抗原抗体同時)：陰性

●確認検査

・確認IC法(抗体)：陰性

・HIV-1核酸定量検査(RNA)：検出せず

測定法

・スクリーニング検査：ELISA法，CLIA(CLEIA，ECLIA)法，IC法

・確認検査：確認IC法，HIV-1核酸定量検査

検体量　血漿(または血清)各0.5～2 mL

日数　1～3日

目的　ヒト免疫不全ウイルス(HIV)感染症の血清学的診断

Decision Level

■スクリーニング検査

●陽性(図7，8)

[高頻度] HIV-1(HIV-2)による感染症を疑う　**[可能性]** 偽陽性(他のウイルス感染症，免疫グロブリン製剤投与患者，妊婦など)，偽陽性率0.15%　**[対策]** スクリーニング検査陽性例は2次スクリーニング検査もしくは確認検査を実施する．2次スクリーニング検査を実施する場合には，同等以上の感度を有する検査キットを使用する．スクリーニング検査1法のみ陽性の場合は偽陽性を念頭におく．確認検査は確認IC法またはHIV-1核酸定量検査を実施する

●陰性

[高頻度] HIV-1(HIV-2)による感染なし　**[可能性]** ウインドウ期の場合(感染初期で抗原・抗体が検出されない期間)

図7 HIV 検査フローチャート

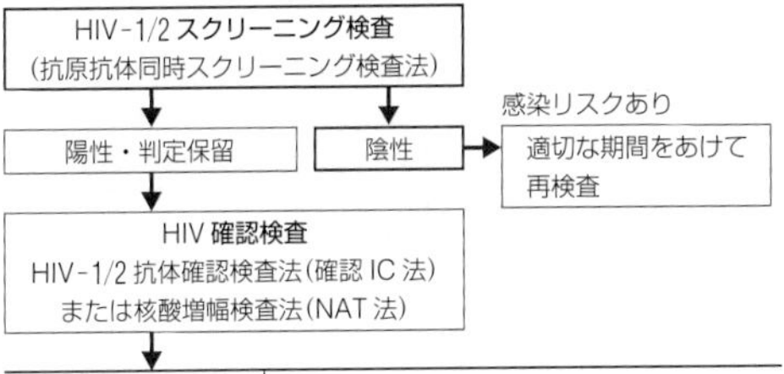

①HIV-1/2 抗体確認検査法			総合判定(可能性含む) ②HIV-1 核酸増幅検査法	
HIV-1	HIV-2	判定	検出(定量下限値未満含む)【陽性】	検出せず【陰性】
陽性	陽性	HIV感染	HIV-1 および HIV-2 重複感染	HIV-1 感染(低ウイルス量感染または治療中患者)・HIV-2 感染
	判定保留	HIV-1 感染	HIV-1 感染	HIV-1 感染(低ウイルス量感染または治療中患者)
	陰性	HIV-1 感染	HIV-1 感染	HIV-1 感染(低ウイルス量感染または治療中患者)
判定保留	陽性	HIV-2 感染	急性 HIV-1 感染および HIV-2 重複感染	HIV-2 感染
	判定保留	HIV 判定保留	急性 HIV-1 感染	HIV-1/2 判定保留〈2 週間後再検査〉
	陰性	HIV-1 判定保留	急性 HIV-1 感染	HIV-1 判定保留(HIV-1 抗体偽反応)〈2 週間後再検査〉
陰性	陽性	HIV-2 感染	急性 HIV-1 感染および HIV-2 重複感染	HIV-2 感染
	判定保留	HIV-2 判定保留	急性 HIV-1 感染	HIV-2 判定保留(HIV-1 抗体偽反応)〈2 週間後再検査〉
	陰性	HIV 陰性	急性 HIV-1 感染	HIV 非感染(リスクなしの場合) HIV 判定保留〈2 週間後再検査〉(リスクありの場合)

〔松下修三ほか:診療における HIV-1/2 感染症の診断ガイドライン 2020 版(日本エイズ学会・日本臨床検査医学会 標準推奨法)より一部改変, https://jaids.jp/wpsystem/wp-content/uploads/2021/01/guideline2020.pdf〕

図 8　HIV 感染症の経過と検査

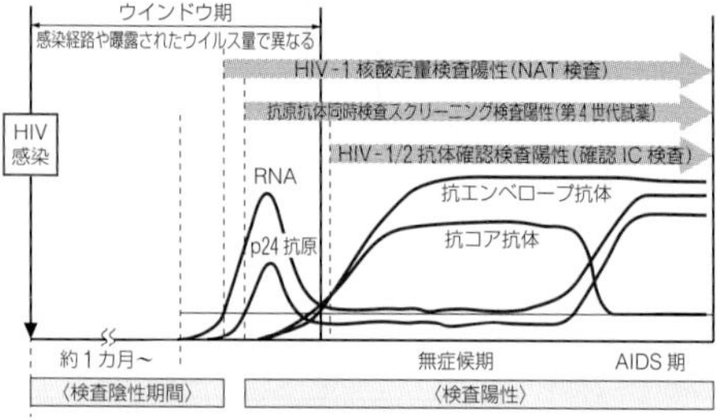

[対策] HIV-1 核酸定量検査，数週間後再検査

■確認検査

●陽性(判定基準を満足した場合．「判読」参照)

[高頻度] HIV-1(HIV-2)による感染を疑う　**[対策]** ① CD 4 陽性細胞数測定や HIV-1 核酸定量検査を実施し，専門医と相談のうえ，早期に HIV 感染症治療を検討する．②感染妊婦の場合には，母子感染防止を目的とし，抗 HIV 薬の分娩前投与を検討する必要がある．感染母より生まれた子供では生後 12 カ月くらいまで移行抗体が残存するため，抗体検査の結果解釈には注意を要する

●判定保留(陽性基準に満たない場合)

[高頻度・可能性] 確認 IC 法で陰性(判定保留)で，HIV 核酸定量検査で陽性の場合には HIV-1 感染初期を疑い，HIV-2 感染のリスクファクターがなく，バンド 2(HIV-2)が単独で出現した場合には，偽反応を念頭におく　**[対策]** ① HIV-1 核酸定量検査による血漿中のウイルス RNA 検出により診断する．②感染している場合には，数週間後に再度抗体検査を実施すれば確認 IC 法で陽転化する可能性が高い

●陰性(バンドが出現しない場合)

[高頻度] 急性 HIV-1 感染(ウインドウ期)　**[可能性]** スクリーニング検査偽陽性　**[対策]**「判定保留」の項と同様

判読　① **HIV-1 判定基準**(確認 IC 法)：バンド 3 〜 6 のうち，ENV(バンド 4 または 6)を含む 2 本以上のバンドを認める場

合を陽性，バンドが認められないものを陰性，どちらにも当てはまらないものを判定保留とする．② **HIV-2 判定基準**：バンド 1，2 のうち，2 本とも認める場合を陽性，バンドが認められないものを陰性，どちらにも当てはまらないものを判定保留とする．③ **HIV-1 核酸定量検査（リアルタイム PCR 法）による判定**：20 コピー/mL 以上あるいは HIV 遺伝子が検出された場合を陽性とする．スクリーニング検査陽性かつ確認 IC 法で陰性または判定保留の場合に検査の実施を検討する．④確認 IC 法では HIV に感染していなくても，他の要因で何らかのバンドが出現することがあるので，必ずスクリーニング検査陽性を確認し検査を実施すること．⑤感染機会があってから，6～8 週後にならないと HIV 抗体は上昇してこないため（ウインドウ期），判定には注意を要する．⑥ HIV-2 感染者は，西アフリカを中心としてみられ，日本の報告例は現在まで 10 例程度である．

NOTE　抗原抗体同時検査法

スクリーニング検査法である ELISA（CLIA）法や IC 法の多くで用いられており，HIV-1 の p 24 抗原と HIV-1,2 の抗体を同時に検出する．一般に p 24 抗原の捕捉感度は IC 法より ELISA（CLIA）法のほうが高い傾向がある．

採取保存　4℃ 以下．

測定前後の患者指導　①感染機会があってから，6～8 週間経過していることを確認する．② HIV 抗体陽性となっても，適切な薬剤治療により通常の生活が続けられることを告げる．

（貞升健志）

11. コロナウイルス

★★

新型コロナウイルス検査〔SARS-CoV-2〕
severe acute respiratory syndrome coronavirus 2 tests

基準値
・核酸増幅検査法：陰性
・抗原定量検査法：陰性
・抗原検査法：陰性
NOTE　核酸増幅検査法はSARS-CoV-2 RNAの検出，抗原定量検査法はSARS-CoV-2抗原を検出，抗原検査法はSARS-CoV-2抗原を検出

測定法
・核酸増幅検査法：リアルタイムPCR法・LAMP法・TMA法など
・抗原定量検査法：CLEIA法
・抗原検査法：イムノクロマト(IC)法

検体量
・核酸増幅検査法：鼻咽頭ぬぐい液，鼻腔(前鼻孔)ぬぐい液，唾液(1 mL)，下気道由来検体(喀痰もしくは気管吸引液)
・抗原定量検査法：鼻咽頭ぬぐい液，鼻腔ぬぐい液または唾液(1 mL)
・抗原検査法：鼻咽頭ぬぐい液，鼻腔ぬぐい液または唾液(一部の試薬のみ)

日数
・核酸増幅検査法：1～2日(検査時間：3～4時間程度)
・抗原定量検査法：1～2日程度(検査時間：30分程度)
・抗原検査法：1日(検査時間：15～30分程度)

目的　SARS-CoV-2感染の判定

NOTE　核酸増幅検査法および抗原定量検査法は有症状者・無症状者，抗原検査法は有症状者のみ(原則)を検査対象とする．

Decision Level

■核酸増幅検査法

●陽性

[高頻度] SARS-CoV-2 感染．発症前後は検査材料中のウイルス量が多い（リアルタイム PCR 法の場合：15 ～ 25 サイクル数）．感染直後，症状の改善もしくは感染後の時間が経過した場合にはウイルス量は少ない（リアルタイム PCR 法の場合：40 サイクル前後） **[可能性]** 偽陽性（必要に応じて再検査） **[対策]** 二次感染・重症化などの防止のため結果を直ちに報告

●陰性（検出せず）

[高頻度・可能性] 非感染，治癒（感染者の場合）

■抗原定量検査法（CLEIA 法）

●陽性

[高頻度] SARS-CoV-2 感染 **[可能性]** 偽陽性（必要に応じて核酸増幅検査を実施） **[対策]** 二次感染・重症化などの防止のため結果を直ちに報告

●陰性（検出せず）

[高頻度・可能性] 非感染，治癒または検出感度未満（感染者の場合） **[対策]** 必要に応じて核酸増幅検査を実施

■抗原検査法（IC 法）

●陽性

[高頻度・可能性] 感染者 **[可能性]** 偽陽性（必要に応じて核酸増幅検査を実施） **[対策]** 二次感染・重症化などの防止のため結果を直ちに報告

●陰性

[高頻度] 非感染 **[可能性]** 検出感度未満（感染者の場合）．臨床診断から感染が疑われる場合，発症から 10 日目以降の場合，必要に応じて核酸増幅検査を行う **[対策]** 二次感染・重症化などの防止のため結果を直ちに報告

異常値のでるメカニズムと臨床的意義

本検査は検体採取時点における SARS-CoV-2 感染の有無を確認するための検査である．2023 年 5 月 8 日以降，新型コロナウイルス感染症は 5 類感染症に変更となった．感染が確定した場合には，患者の病状の把握や治療の有無を判断する．また，患者との濃厚接触者の感染の有無を調べ，感染クラスターが発生・拡大しないよう留意する必要がある．

図 9　SARS-CoV-2 感染後のウイルス量の変化

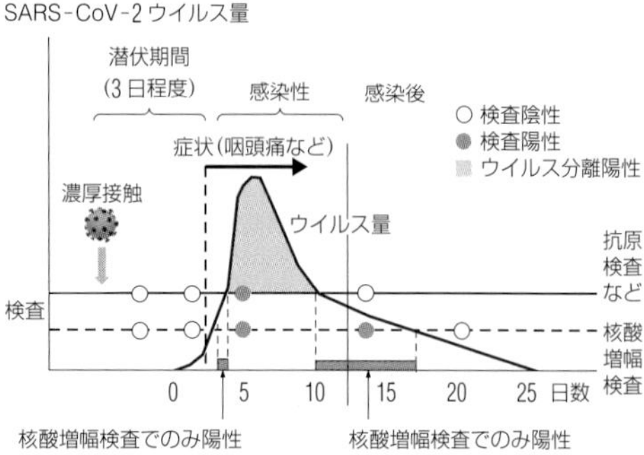

SARS-CoV-2 はアンジオテンシン変換酵素Ⅱ(ACE 2)をレセプターとし，ヒト細胞に感染する．潜伏期間は 1 〜 14 日(平均 5 日程度)とされ，発症者では発病 1 日前にウイルス量がピークになるとされていたが，オミクロン株以降は潜伏期間が 2 〜 3 日と短く，ウイルス排出量は発症以降にピークとなる(**図 9**)．

検体処理は安全キャビネット内で扱うことが原則である．SARS-CoV-2 は RNA ウイルスであるため，臨床検体から核酸 RNA を抽出後，リアルタイム PCR 法などの核酸増幅検査法により検査を実施する．ウイルスの核酸 RNA が検出されれば陽性(感染)，検出されなければ陰性(非感染)と判定する．また，臨床検体・ウイルス分離株の搬送については三重容器を基本とし，ウイルス分離株は 4 種病原体として取り扱う．

多くの検査用試薬(核酸増幅検査試薬および抗原検査試薬)が保険適用されている．そのなかには，遺伝子増幅の原理がリアルタイム PCR 法とは異なるもの(LAMP 法，TMA 法)や，リアルタイム PCR 法ではあるが，RNA 精製が不要な試薬もある．また，CLEIA 法を原理とした抗原定量試薬や IC 法などを原理とした抗原検査試薬も利用されている(これら

表 42　新型コロナウイルス各種検査の適用範囲

検査対象者	核酸増幅検査(PCR, LAMP 法など)			抗原検査(定量)(CLEIA 法)			抗原検査(定性)(IC 法)		
	鼻咽頭	鼻腔	唾液	鼻咽頭	鼻腔	唾液	鼻咽頭	鼻腔	唾液
有症状者(発症から9日目以内)(症状消退者を含む)	○	○	○	○	○	○	○	○	□
有症状者(発症から10日目以降)(症状消退者を含む)	○	○	−	○	○	−	△	△	−
無症状者	○	○	○	○	÷	○	÷	÷	−

○：使用可能
△：使用可能だが，陰性の場合は鼻咽頭などの核酸増幅検査を行う必要あり
−：推奨されない
□：薬事承認を得た製品のみ
÷：確定診断としての利用は推奨されないが，スクリーニングに使用することは可能(感染リスクを下げる目的での利用)

の試薬の感度は核酸増幅検査試薬よりも劣る)．IC 法は有症状者に対し使用し，無症状者に対しては条件付きで使用が可能である(**表 42**)．また，唾液検体への適用は唾液検体での薬事承認を得た製品に限る．

[関連する検査]　SARS-CoV-2 に対する抗体(IgM, IgG)は，ヌクレオカプシド(N)蛋白に対する抗体は既感染，スパイク(S)蛋白に対する抗体はワクチン接種または既感染の証拠を示すものである．わが国では確定診断のための検査として薬事承認された試薬はない．インフルエンザ流行期には季節性

インフルエンザを含めた検査を行うことが推奨されているが，他の呼吸器系ウイルスによる感染症にも留意すべきである．

判読　①ワクチン接種により抗体を獲得しても感染を完全に阻止することはできないが，重症化予防は可能である．従来株では，発症前から鼻咽頭ぬぐい液などでウイルスが検出され，時間の経過とともにウイルス量が減少していたが，オミクロン株以降は，喉の痛みなどが特徴的であり，その症状の前後からウイルス量が増加する傾向がある．また，不顕性感染(無症状者)も多い．②新型コロナウイルス陽性者は，法律に基づく外出自粛などはなく，発症日を0日目として5日間程度の外出自粛が個人の判断に委ねられる．

採取保存　4℃(検査まで)，−80℃ または−20℃(48時間以上保存の場合)．

薬剤影響　綿棒を用いたぬぐい液などの検体は，ウイルス輸送液(VTM/UTM)に採取するが，綿棒のみの材料でも使用可能である．ただし，核酸(DNA と RNA)を保存・安定化する輸送液(グアニジンなどを含む液)は RNA 精製が不要なリアルタイム PCR 試薬の使用には適さない．

測定前後の患者指導　唾液については，飲食や歯磨き，うがいの直後の唾液採取はウイルスの検出に影響を与える可能性があり，さけるべきである．明確な基準はないが，目安として，飲食などの後，最低10分以上，できれば30分ほど空けることが望ましい．

推奨する総説　新型コロナウイルス感染症(COVID-19)病原体検査の指針(第6版)，https://www.mhlw.go.jp/content/000843685.pdf

(2023年8月現在)

(貞升健志)

12. その他のウイルス

★

EB ウイルス抗体〔EBV 抗体〕

Epstein–Barr virus antibody

基準値
・FA：血清 10 倍未満
・EIA：陰性（1.0 未満）
NOTE　EBV 抗体には VCA 抗体 IgG，VCA 抗体 IgM，VCA 抗体 IgA，EA 抗体 IgG，EA 抗体 IgM，EA 抗体 IgA，EBNA 抗体などがある

測定法　FA，EIA
検体量　血清各 0.2 ～ 0.5 mL
日数　2 ～ 5 日
目的　EB ウイルス感染症が疑われた場合の診断補助

Decision Level

●高値

[高頻度] 伝染性単核症（IM），EB ウイルス関連性血球貪食性リンパ組織球症（血球貪食症候群），慢性活動性 EBV 感染症，Duncan 病（X 連鎖リンパ増殖症候群），Burkitt リンパ腫，上咽頭癌　**[対策]** PCR 法による EBV・DNA（定性，定量），*in situ* ハイブリダイゼーション法により EBER 1（EBV encoded small nuclear RNA1）検出などを必要に応じて行う
採取保存　一般に血清を分離して冷蔵保存．

（上原由紀）

★★

インフルエンザウイルス抗原

A/B 型インフルエンザウイルス抗原

influenza A/B viral antigen

基準値　陰性
測定法　EIA 法，イムノクロマト法
検体量
・鼻咽頭ぬぐい液

・鼻腔吸引液
・咽頭ぬぐい液

日数 10～20分(院内検査)

目的 インフルエンザウイルスによる感染の診断

Decision Level

●陽性

[高頻度] A型およびB型インフルエンザウイルス感染症

[対策] ①検出限界を考慮し，A型あるいはB型インフルエンザを疑うが陰性で抗原検出の必要がある場合は，ウイルス分離あるいはRT-PCR法などを試みる．②A型あるいはB型インフルエンザウイルス抗原が陽性であっても，他のウイルスや細菌による重複感染，二次感染の可能性も考慮しておく

採取保存 凍結をさけ，専用容器で冷暗所に保存する．

測定前後の患者指導 鼻腔検体採取の際は出血しやすいので，患者に十分説明し，検体採取中に動かないよう注意する．

(栁原克紀)

サイトメガロウイルス抗体〔CMV抗体〕 ★

cytomegalovirus antibodies
《antibodies against cytomegalovirus》

基準値 なし(抗体陰性と判断する検査上の基準は，測定法や使用キット，検査施設によって異なる)

測定法 NT，CF，PA，EIA，FA，ELISA，CLIA

検体量 血清(血漿)1 mL

日数

・NT：10～14日
・その他の測定法：1～5日

目的 サイトメガロウイルス(CMV)感染の有無の判定

Decision Level

●抗体陽転，ペア血清を用いた同時測定による従来の測定系における4倍以上の抗体価の有意上昇，抗CMV-IgM抗体の検出

[高頻度] CMVの初感染，再感染，回帰感染 **[可能性]** 輸血，

γ-グロブリン製剤の投与　**[対策]** CMV の分離・同定，組織病理学的検査，CMV 抗原診断，CMV 核酸診断，臨床所見の検討

採取保存　①冷蔵・凍結保存．②非働化により測定値が変動する場合がある(ELISA，CLIA)．③血清(血漿)の反復した凍結融解は測定値を減少させる．

薬剤影響　輸血，γ-グロブリン製剤投与で増加．

測定前後の患者指導　一般採血と同じ．

(峰松俊夫，南嶋洋一)

サイトメガロウイルス(CMV)抗原血症検査

白血球中サイトメガロウイルス pp 65(p 65)抗原

cytomegalovirus pp 65(p 65) antigenemia
《leukocyte cytomegalovirus pp 65 antigen》

基準値　CMV pp 65(p 65)抗原陽性白血球が検出されない

測定法　免疫染色法(直接法，間接法)

検体量　血液(EDTA またはヘパリン処理)1 ～ 5 mL

日数　1 ～ 3 日

目的　サイトメガロウイルス(CMV)感染の活動性の判定

Decision Level

●CMV pp 65(p 65)抗原陽性白血球の出現(CMV 抗原血症)

[高頻度] CMV 感染症　**[対策]** CMV の分離・同定，CMV 核酸診断，組織病理学的検査，臨床所見の検討

採取保存　新鮮血液(抗凝固剤を含む)を用いる．凍結保存は不可．

(峰松俊夫，南嶋洋一)

風疹ウイルス抗体　rubella virus antibody

基準値
- HI　血清 8 倍未満，髄液 1 倍未満
- EIA
- ・IgG：陰性(2.0 未満)
- ・IgM：陰性(0.8 未満)

測定法　HI，EIA

検体量
- ・HI：血清 0.2 mL または髄液 0.4 mL
- ・EIA：血清 0.2 mL

日数　3～5 日

目的　①風疹ウイルス感染を疑う場合のウイルス感染の判定，②風疹ウイルス既感染の有無の判定

Decision Level

●**高値**

[高頻度]風疹(ワクチン接種，不顕性感染含む)　**[対策]**先天性風疹症候群(CRS)発現の可能性がある場合，臍帯血中のウイルスの有無を遺伝子診断することが望ましい

採取保存　冷蔵保存.

(森兼啓太)

麻疹ウイルス抗体　measles virus antibody

基準値
- ・EIA：陰性(IgG：血清 2.0 未満，髄液 0.2 未満，IgM：血清，髄液 0.8 未満)
- ・NT：血清 4 倍未満，髄液 1 倍未満
- ・PA：なし
- ・HI：血清 8 倍未満，髄液 1 倍未満(現在受託なし)

測定法　EIA，NT，PA，HI

検体量
- ・EIA：血清 0.2 mL または髄液 0.4 mL
- ・NT：血清 0.2 mL または髄液 0.4 mL

・PA：血清 0.3 mL

日数

・EIA：3 ～ 5 日

・NT：7 ～ 11 日

・PA：3 ～ 5 日

目的 ①麻疹ウイルス感染の疑いがある場合のウイルス感染の判定，②麻疹ウイルス既感染の有無の判定，③ウイルスワクチン効果の評価

Decision Level

●高値

[高頻度] 麻疹（はしか），中枢神経合併症〔急性麻疹脳炎，immunosuppressive measles encephalitis，亜急性硬化性全脳炎（SSPE）〕，その他の合併症（気管支肺炎，中耳炎） **[対策]** 必要に応じてウイルス分離を行う

採取保存 冷蔵保存．

（森兼啓太）

13. 感染・炎症マーカー

赤血球沈降速度〔ESR，赤沈，血沈〕

erythrocyte sedimentation rate

基準値

・成人男性：2 ～ 10 mm/時

・成人女性：3 ～ 15 mm/時

測定法 Westergren 法（国際標準法）

検体量 血液 1.6 mL

日数 当日

目的 炎症や組織破壊病変の有無とその程度の評価

Decision Level

●男性 2 mm/時未満，女性 3 mm/時未満（遅延）

[高頻度] フィブリノゲン減少（DIC，線溶亢進，無フィブリノゲン血症），赤血球数増加（多血症，異常ヘモグロビン症），免疫グロブリン減少（無 γ-グロブリン血症） **[対策]** 血算・凝

固・線溶系の検査，血清蛋白濃度と分画測定，免疫グロブリン定量などから原疾患を診断し，治療を行う

●基準値以上～ 25 mm/時(軽度亢進)

[高頻度]貧血，感染症の初期，膠原病を含む種々の炎症性疾患，多発性骨髄腫など血清蛋白異常を示す疾患，組織崩壊を伴う悪性腫瘍，心筋梗塞，手術，外傷，月経，妊娠　**[対策]**CRP や他の炎症マーカー，生化学検査，血清免疫検査，血液検査などを併用して炎症性疾患のスクリーニングを行う．さらに必要に応じて胸部 X 線，心電図，超音波検査，腫瘍マーカー，細菌検査などを行い，原疾患の診断と治療を行う

●25 ～ 50 mm/時(中等度亢進)

[高頻度]感染症，炎症性疾患，骨髄腫など血清蛋白異常を示す疾患，悪性腫瘍，心筋梗塞，ネフローゼ症候群，活動期の免疫不全症　**[対策]**軽度亢進時と同じ．加えて，この場合，原疾患のコントロールが不十分，または他の疾患の併存の可能性があるので，十分に精査し対応する必要がある

●50 ～ 100 mm/時(高度亢進)

[高頻度]中等度亢進時と同じ．疾患としては，感染症，関節リウマチ，全身性エリテマトーデス(SLE)，活動性肺結核，自己免疫性溶血性貧血など　**[対策]**中等度亢進時と同じ

●100 mm/時以上(著明亢進)

[高頻度]中等度亢進時と同じ．疾患としては，特に重症感染症，多発性骨髄腫など　**[対策]**中等度亢進時と同じ

採取保存　採血後直ちに測定する．やむなく保存する場合は，室温 2 時間以内，4℃ 保存で 6 時間以内に測定する．

薬剤影響　(上昇)抗腫瘍薬や免疫抑制薬などのような造血抑制が著明な薬剤使用時には亢進する．

測定前後の患者指導　測定前の飲食および運動はなるべくさける．

(石井　彰)

★★★

C 反応性蛋白〔CRP〕 C-reactive protein

基準値
- **定性/半定量法** 陰性
- **定量**

・0.14 ~ 0.3 mg/dL 以下(測定法による)
〔高感度 CRP(保険未収載，通常の CRP と同じ保険点数)：0.10(~ 0.04)mg/dL 以下(測定法，疾患による)〕
共用基準範囲 0.00 ~ 0.14 mg/dL

測定法
・定性/半定量法：毛細管沈降法，ラテックス凝集反応，免疫拡散法
・定量：免疫比濁法，免疫比朧法(=ネフェロメトリー法)，ラテックス凝集免疫比濁法，ラテックス凝集免疫比朧法(=ラテックスネフェロメトリー法)の 4 つの測定法が主．現在は高感度測定法を含め，低濃度から高濃度まで測定できるラテックスネフェロメトリー法(検出限界 0.001 ~ 0.004 mg/dL)が主流である
NOTE ネフェロメトリーとは比朧法のことであり，免疫比朧法はイムノネフェロメトリーであるが，単にネフェロメトリーということもある
検体量 血清 0.3 ~ 0.5 mL
日数 20，30 分~ 1 日
目的 炎症や組織破壊病変の有無の評価

Decision Level

●0.3(0.14) ~ 1 mg/dL(**軽度上昇**)
[高頻度]軽症炎症性疾患，炎症性疾患の初期および回復期 **[可能性]**新生児感染症，歯周炎，ウイルス感染，真菌感染，脳梗塞，膠原病，造血系腫瘍 **[対策]**炎症疾患のスクリーニング検査(他の炎症マーカー，生化学検査，血清免疫検査，血液検査)を行う．疑いのある疾患に応じて各種検査を行い，原疾患の診断と治療を行う

●1 ~ 10 mg/dL(**中等度上昇**)
[高頻度]細菌感染症，外傷，悪性腫瘍，心筋梗塞，膠原病，活動期の免疫不全症 **[可能性]**新生児感染症，ウイルス感染，

真菌感染，脳梗塞，造血系腫瘍 **[対策]感染症の疑い**：細菌検査(分離・培養検査，原因菌の同定，感受性試験)．**悪性腫瘍の疑い**：生化学検査(特に腫瘍マーカー)，血清免疫検査，血液検査，画像検査，組織診断．**心筋梗塞の疑い**：生化学検査(特に心筋マーカー)，心電図，心エコー検査．**膠原病の疑い**：生化学検査，血清免疫検査(特に自己抗体)，血液検査，尿検査．各種検査により原疾患の診断と治療を行う

●10 mg/dL 以上(高度上昇)

[高頻度]重症細菌感染症，膠原病，急性膵炎 **[可能性]**新生児感染症，ウイルス感染，真菌感染，造血系腫瘍 **[対策]**中等度上昇時と同じ

判読 ①健常者でもごく微量のCRPが存在するが，従来の定性/半定量法では陰性である．現在は定量法が主であり，通常の炎症マーカーとしての基準値は0.14～0.3 mg/dL以下である．一方，0.001(0.004)～0.01 mg/dL程度までの検出感度を有する高感度測定(高感度CRP)では，わずかな炎症をとらえることができ，動脈硬化，心筋梗塞，糖尿病，大腸癌，新生児感染症などの検出に有用であることが報告されている．なお，一般には，高感度CRPとはCRP濃度0.1 mg/dL付近で変動係数(coefficient of variation；CV．標準偏差が平均値の何%であるか)が3%以下の測定精度および検出限界0.02 mg/dL以下，が条件となる(FDAの定義より)．②CRPは発症後6時間後には増加し始め，24時間以内に急増し，回復後は速やかに(2～3日以内)正常化する．CRP値は赤沈値とよく相関するが，CRPは赤沈より早く増加し，正常化も早い．③悪性腫瘍のなかで，造血系腫瘍，骨転移を伴う前立腺癌，ホルモン産生腫瘍ではCRPは基準値内のことがしばしばある．④正常成熟新生児の出生直後のCRPはきわめて低値(0.02 mg/dL以下)であるが，生後急激に増加し，1～2日目で最も高くなり(0.4 mg/dL程度)，その後，緩やかに低下し，ほぼ1週間で成人値(約0.1 mg/dL以下)になる(嶋田優美ほか：臨床検査46：1003-1008, 2002)．したがって，生後72時間以内に発症する早発型新生児敗血症を疑う場合は，高感度測定法で経時的モニターを行い，上昇傾向が異常かどうかで判断する．非感染症例では0.5 mg/dL未満で推移することが目安となる．新生児のCRPモニタリングには毛細管採血を行う．⑤冠動脈疾患のリスクの高い患者で

は，高感度測定法でCRPの低濃度域を観測することによって発症を予知することができる．⑥CRPは年齢(加齢とともに増加)，喫煙(喫煙者は非喫煙者より高値)，性(男性は女性よりやや高値)，妊娠(末期で増加)，抜歯などで影響を受ける．肝障害患者では低値のこともある．

採取保存　長期安定である(ただし，1～4日間であれば冷蔵保存，4日以上は凍結保存が望ましい)．

薬剤影響　(低下)副腎皮質ホルモン剤の投与でCRPは低値を示す．

測定前後の患者指導　高感度CRP測定前は激しい運動，喫煙などはなるべくさける．

(石井　彰)

★

エンドトキシン　endotoxin

基準値　1.0 pg/mL以下

測定法　比濁時間分析法

検体量　血液(ヘパリン加)2 mL

日数　2～4日

目的　エンドトキシン血症の診断，グラム陰性菌感染症の補助診断

Decision Level

●**1.1 pg/mL以上(増加)**

[高頻度]エンドトキシン血症，グラム陰性菌感染症　**[対策]**細菌学的検査を行う

採取保存　専用容器に採取．冷蔵．

(倉井大輔)

★

β-D-グルカン《(1→3)-β-D-グルカン》　β-D-glucan

基準値　20 pg/mL以下(発色合成基質法)，11 pg/mL以下(比濁時間分析法：キットによって異なる)

測定法　発色合成基質法，比濁時間分析法

検体量　発色合成基質法：血液(ヘパリン加)2 mL
日数　2～4日
目的　深在性真菌症の補助診断

Decision Level

●基準値以上(増加)

[高頻度]深在性真菌症　**[対策]**真菌の菌種を特定するための検査(真菌の分離同定，気管支肺胞洗浄液などの気道検体の細胞診，アスペルギルス・カンジダ・クリプトコッカス抗原，アスペルギルス抗体など)を併用

採取保存　専用容器に採取．冷蔵．

薬剤影響　一部の抗微生物など(βラクタム系，ST合剤など)，セルロース系透析膜による血液透析患者血，製造過程でセルロース膜を用いた血液製剤，製造過程に真菌を用いる一部抗悪性腫瘍薬などで増加する．

(倉井大輔)

プロカルシトニン〔PCT〕　procalcitonin ★

基準値　0.05 ng/mL 未満
測定法　免疫化学発光法
検体量　血清・血漿(ヘパリン)200～400 μL
日数　1～2日
目的　細菌感染症，特に敗血症の診断と重症度評価(測定時間は20～30分)

Decision Level

■全身性細菌感染症・敗血症の診断

●0.05～0.5 ng/mL 未満(軽度増加)

[可能性]局所細菌感染症の可能性はあるが，全身感染は否定的である

●0.5～2 ng/mL(中等度増加)

[高頻度]敗血症(細菌性)の可能性がある：感染により全身性炎症反応を伴うものを敗血症と診断する　**[可能性]**ウイルス感染症，真菌感染症，自己免疫疾患，手術後，外傷後など
[対策]測定を繰り返しながら経過観察．臨床症状から該当す

る疾患に応じて細菌学検査，免疫血清検査を行う

●2 ng/mL 以上(高度増加)

[高頻度]敗血症(細菌性)の可能性が高い：ショックや臓器不全を伴う重症細菌性敗血症では 10 ng/mL 以上となることが多い　[対策]臨床症状から該当する疾患に応じて細菌学検査，免疫血清検査を行う

■①下気道感染症と②集中治療室入院患者における診断と治療方針

治療方針の決定においては，基礎病態の重症度により異なる次のカットオフ値が推奨されている

●①：0.1 ng/mL 未満

●②：0.25 ng/mL 未満

[可能性・対策]細菌感染でないことを示す．抗菌薬の投与は不要であると判断される

●①：0.1 ng/mL 以上 0.25 ng/mL 未満

●②：0.25 ng/mL 以上 0.5 ng/mL 未満

[可能性・対策]細菌感染の可能性は低く，通常，抗菌薬の投与を必要としない

●①：0.25 ng/mL 以上 0.5 ng/mL 未満

●②：0.5 ng/mL 以上 1.0 ng/mL 未満

[可能性・対策]細菌感染の可能性があり，抗菌薬療法が推奨される

●①：0.5 ng/mL 以上

●②：1.0 ng/mL 以上

[可能性・対策]細菌感染が示唆され，抗菌薬療法が強く推奨される

採取保存　採取した検体は，4 時間以内に測定するのが好ましいが，やむをえない場合は−20℃ で凍結保存し，速やかに測定する．検体の凍結融解を繰り返さない．

薬剤影響　(低下)ステロイド，免疫抑制療法によって低下する可能性がある．

(久志本成樹)

プレセプシン　presepsin

基準値 314 pg/mL 未満
測定法 CLEIA
検体量 ヘパリン血漿 0.4 mL
日数 2～8 日
目的 敗血症(細菌性)の診断の補助

Decision Level

●**1,000 pg/mL 以上(高度増加)**
[高頻度・可能性] 重症敗血症　**[対策]** 重症敗血症の可能性を疑い，臨床症状とその他のマーカーも参考にして診断・治療を行う

●**500 pg/mL(敗血症診断カットオフ値)以上**
[高頻度] 敗血症　**[対策]** 敗血症を疑い，臨床症状と他のマーカーも参考にして敗血症の診断・治療を行う

採取保存 凍結保存.

(北村　聖)

6 腫瘍・線維化マーカー

1. 腫瘍マーカー

パニ

腫瘍マーカーの選択基準と注意点

■腫瘍マーカーの効率的利用

腫瘍マーカーとは，正常細胞ではほとんど産生されず腫瘍細胞特異的に産生される物質，または腫瘍細胞が生体内にあることによって産生される物質と定義される．臨床的には，癌の補助診断，病期の判定，治療効果の判定，経過観察，予後推定などの指標となるものである．近年，癌細胞の遺伝子の解析が進み，遺伝子変異の検査も一種の腫瘍マーカーと考えられるが，本項では遺伝子変異の検査は除く．現在腫瘍マーカーとして臨床検査に使われている項目は50種類近くになっている．主なものを**表43**に示す．これらの検査は癌の診療に広く使われているが，これを適切に使うには相当な専門知識と，各々の特殊性を理解しておく必要がある．腫瘍マーカーの利用に関して注意しておくべき事項をいくつか指摘する．

●施設間差・キット間差

CEA，CA 19-9などでは使用キット間での基準値が異なる．多くの場合は数値の互換もないので，経時的変化をみる場合は同一施設の同一キットでの値でみる必要がある．モノクローナル抗体の違い(同一分子でも異なったエピトープを認識するなど)や反応条件の違いによるものである．また，多くのものでは標準物質が存在しないこともキット間差の理由と考えられる．

●基準値・カットオフ値

基準値の求め方には2種類あり，1つは非癌患者と癌患者の多数の検査成績からROC曲線を描き，最も診断効率の高い点を求める方法であり，もう1つは，健常者の多数の検査成績から基準範囲を求める方法である．前者では多くの腫瘍

表 43　主な腫瘍マーカー

腫瘍マーカー	目的疾患	由来
CA 19-9	膵癌，胆道系癌，大腸癌，胃癌	糖鎖関連抗原
SPan-1	膵癌	糖鎖関連抗原
DU-PAN-2	膵癌，胆道系癌	糖鎖関連抗原
エラスターゼ1	膵癌，胆道系癌	腫瘍関連酵素
PSTI	膵癌，胆道系癌，肝癌	腫瘍関連酵素
NCC-ST-439	膵癌，胆道系癌，胃癌，大腸癌，乳癌，その他の腺癌	糖鎖関連抗原
CEA	大腸癌，膵癌，胆道系癌，肺腺癌，乳癌，甲状腺髄様癌	胎児性蛋白
CA 72-4	大腸癌，胃癌，卵巣癌	糖鎖関連抗原
AFP	肝癌	胎児性蛋白
BFP	肝癌，膵癌，胆道系癌，腎癌，前立腺癌，精巣(睾丸)癌，膀胱癌，卵巣癌，子宮癌，肺癌，白血病	胎児性蛋白
PIVKA-II	肝癌	異常蛋白
TPA	肺癌	組織産生物質
シアリル SSEA-1	肺癌，膵癌，卵巣癌	糖鎖関連抗原
NSE	肺小細胞癌，神経芽細胞腫，インスリノーマ，甲状腺髄様癌，腎癌，精巣癌	腫瘍関連酵素
CYFRA	肺癌	サイトケラチン
PSA	前立腺癌	組織産生物質
γ-Sm	前立腺癌	組織産生物質
PAP	前立腺癌	腫瘍関連酵素
CA 125	卵巣癌(特に上皮性卵巣癌)	糖鎖関連抗原
CA 15-3	乳癌	糖鎖関連抗原
SCC 抗原	子宮頸癌，肺癌，食道癌，頭・頸部癌	組織産生物質
β-HCG	卵巣癌，肺癌，精巣癌	ホルモン
カルシトニン	甲状腺髄様癌	ホルモン
ポリアミン	胃癌，食道癌，大腸癌，肺癌，血液癌	低分子有機物質
抗ヒト N-myc 蛋白抗体	神経芽腫，Wilms 腫瘍，網膜芽腫	癌遺伝子産物
sIL-2 R	リンパ性腫瘍(特にリンパ腫)	可溶性受容体蛋白

マーカーでは偽陽性・偽陰性とも相当数になり，また後者では非癌疾患が偽陽性になり，いずれの場合も臨床的に混乱をきたす．実際的には，低いカットオフ値と高いカットオフ値を設けて，その間をグレイゾーンとするのが有用である．すなわち，低いカットオフ値より低い場合は，ほぼ健常と判断され，高いカットオフ値より高い場合はかなり進行した担癌

表 44 実際的な腫瘍マーカーの選択

肺癌：SCC 抗原，CYFRA
肝癌：AFP，PIVKA-Ⅱ
大腸癌：CEA
膵臓癌：CA 19-9
卵巣癌：CA 125
前立腺癌：PSA，PAP

癌の組織型，進行度により陽性率が異なる

状態と判断され，グレイゾーンの場合は腫瘍の有無を画像診断などを駆使して判断するというものである．本書では，できる限りこのような値を示した．

●効率性・経済性

「基準値・カットオフ値」の項でも示したように，多くの腫瘍マーカーでは偽陽性が多く，確定診断には適していない．腫瘍マーカーを効率的に用いる場合，この点を十分認識しておく必要がある．腫瘍マーカーはその名称から，血液検査で癌かそうでないかがわかる夢のような検査をイメージしがちであるが，実際は，臨床症状やその他の検査で腫瘍の存在を疑った場合(検査前確率の高い場合)のみに検査すべきものであり，いわゆる健康診断や人間ドックで行うにはあまり適していない．ただし，例外として前立腺癌マーカーの PSA はスクリーニング検査で有用である．また，複数の腫瘍マーカーを同時に検査する場合，シアリル Le^a に対する CA 19-9，CA 50 などのように，同じ物質を認識しているにもかかわらず，検査名が異なることがあるので十分注意する．

実際の診療の場で癌の疑いをもったときに選択する項目の目安を**表 44** に示す．癌の組織型や進行度により陽性率が異なるため，詳細は各項を参照されたい．一度に多くの項目を選択することは医療資源の観点からも勧められない．

また腫瘍マーカーの有効な使用目的の 1 つに，経過観察がある．いったん寛解に入った患者の再発のモニターとして有用であるが，頻度は腫瘍マーカー物質の半減期から考えても，1 カ月に 1 回程度でよいと考える．入院患者で毎週のように検査される場合があるが，経済的ではない．

[見逃してはならない異常値] 腫瘍マーカーの大幅な高値で

腫瘍が発見されることがある．検査をオーダーした場合，次回の診察を待たずに速やかに検査結果を確認することが重要である．初回の場合，パニック値として扱う．

[関連する検査] 遺伝子変異の検査も一種の腫瘍マーカーと考えられる．特に薬剤の効果を予測するマーカーである場合，重要である．

（北村　聖）

★★

CEA（癌胎児性抗原） carcinoembryonic antigen

基準値 5 ng/mL 以下
測定法 CLIA，ECLIA，CLEIA など
検体量 血清 0.2 ～ 0.3 mL
日数 2 ～ 4 日
目的 大腸癌をはじめとする腺癌のマーカー

Decision Level

●5 ～ 10 ng/mL（軽度増加）

[高頻度] 結腸・直腸癌，膵・胆道癌，肺癌，胃癌，甲状腺髄様癌，乳癌，泌尿器癌，子宮癌，肝細胞癌，食道癌，卵巣癌 **[可能性]** 腹膜偽粘液腫，急性肝炎，慢性肝炎，肝硬変，閉塞性黄疸，膵炎，膵管内乳頭粘液性腫瘍，炎症性腸疾患，胃潰瘍，胃炎，憩室炎，慢性気管支炎，肺疾患，良性乳腺疾患，甲状腺機能低下症，腎不全，糖尿病，加齢，長期喫煙 **[対策]** 消化器癌を中心とした精査を行い，良性疾患，年齢，喫煙の影響などを除外する．便潜血反応，消化管内視鏡検査，腹部エコー，CT 検査などを行い，癌を確認できない場合には CEA を再検し，経過を観察することが重要である．同時に偽陽性の可能性も常に念頭におくべきである．癌術後患者の CEA 値の上昇は，肝などへの転移，局所再発の可能性を示唆し，精査により，二次的な根治手術を含めた治療方針を決定する

●10 ng/mL 以上（高度増加）

[高頻度] 結腸・直腸癌，転移性肝癌，膵・胆道癌，肺癌，胃癌 **[可能性]** 甲状腺髄様癌，ムチン性卵巣腫瘍 **[対策]** 癌の存在が強く示唆されるので消化器を中心にさらに厳密な検査

を行う．癌術後患者のCEA値の高度の上昇は，肝転移を強く示唆し，肝を含めた精査を行う

採取保存 −20℃で1カ月の保存可能．

（日野田裕治，今井浩三）

CA 19-9（糖鎖抗原19-9）

carbohydrate antigen 19-9

基準値 37 U/mL以下（各キット間でバラツキが多い）

測定法 RIA，CIA，IRMA，EIA，ELISA，FIA，ECLIA，CLEIA，CLIA

検体量 血清0.5 mL

日数 3〜5日

目的 各種消化器悪性腫瘍の腫瘍マーカー

Decision Level

●1 U/mL以下（減少）

［高頻度］ Lewis A（Le^{a}）陰性患者

●37〜50 U/mL（軽度増加）

［高頻度］ 若年女性　**［可能性］** 良性膵・胆道疾患，子宮内膜症，卵巣嚢腫，子宮筋腫，コントロール不良糖尿病，肝硬変

●50〜100 U/mL（中等度増加）

［高頻度］ 良性肝・胆・膵疾患，良性婦人科疾患，慢性呼吸器疾患　**［可能性］** 膵癌，胆道癌，消化器癌，卵巣癌，子宮体癌，肺癌

●100〜1,000 U/mL（高度増加）

［高頻度］ 膵癌，胆道癌，卵巣癌，進行消化管癌，進行肺癌　**［可能性］** 胆石症，胆管炎，卵巣嚢腫，気管支嚢胞，気管支拡張症，溶連菌感染症

●対策

高値を認めた場合には，腹部エコー，CTなどの画像診断，内視鏡検査，血液学的検査，他の腫瘍マーカーの測定などを行い癌の発見に努める．渡辺らは膵胆道系癌の診断には，癌特異性が高いSLXかST-439のいずれか1つ，さらにDU-PAN-2かCEAを組み合わせた検査を推奨している．以上の検査で異常のない場合，膵癌を中心に検索するために，

超音波内視鏡，ERCP などの画像診断や膵液細胞診を追加する．女性では婦人科的検索も行う．それでも診断のつかない場合は，CA 19-9 を 1 カ月後再検し，上昇を認める場合，再度，上記の精査を行う

採取保存 ①室温で 1 日，4℃ で 1 週間，−20℃ で長期保存可能．②唾液の検体への混入に注意する．③著しく溶血した検体は使用しない．

薬剤影響 (上昇)スクラルファート内服で一過性の上昇を示すことがある．

（今井浩三，安井　寛）

PIVKA《PIVKA-Ⅱ》

protein induced by vitamin K absence or antagonist

基準値 40 mAU/mL 以下

測定法 ECLIA

検体量 血漿 0.5 mL（クエン酸加）または血清 0.5 mL

日数 2～6 日

目的 ①肝細胞癌の診断補助，②ビタミン K 欠乏の診断

Decision Level

●40～1,000 mAU/mL（増加）

[高頻度] ビタミン K 欠乏症（新生児，母乳栄養児，閉塞性黄疸，下痢，抗菌薬長期投与），肝細胞癌，慢性肝炎，肝硬変，ワルファリン投与　**[可能性]** *N*-メチルテトラゾルチオール基（*N*-MTT 基）をもつ抗菌薬投与，肝細胞癌以外の悪性腫瘍，肝内肝外胆汁うっ滞　**[対策]** プロトロンビン時間（PT），活性化部分トロンボプラスチン時間（APTT），ヘパプラスチンテスト（HPT），トロンボテスト（TT）の測定．ビタミン K 投与の考慮．肝病変の診断

●1,000 mAU/mL 以上（高度増加）

[高頻度] ビタミン K 欠乏症，ワルファリン投与，肝細胞癌　**[可能性]** 肝細胞癌以外の悪性腫瘍　**[対策]** PT，APTT，HPT，TT の測定．ビタミン K 投与．原疾患の診断と治療

採取保存 ①クエン酸加血漿または血清を用いる．②凍結保存．

薬剤影響 (上昇)ワルファリン, セフェム系抗菌薬, 抗結核薬.
測定前後の患者指導 アルコール性肝障害で上昇する.

(橋口照人)

★★

α-フェトプロテイン〔AFP〕 α-fetoprotein

基準値 10 ng/mL 以下
測定法 CLIA, ECLIA, CLEIA など
検体量 血清 0.2 ～ 0.3 mL
日数 2 ～ 4 日
目的 PIVKA-Ⅱと並ぶ肝細胞癌のマーカー

Decision Level

●10 ～ 1,000 ng/mL (軽度～中等度増加)

[高頻度]肝細胞癌, 卵黄嚢腫瘍, 胎児性癌, 未熟奇形腫, 肝硬変 **[可能性]**慢性肝炎, 急性肝炎, 脂肪肝, チロシン血症, 毛細血管拡張性運動失調症, 水頭症, 先天性胆道閉鎖症, 妊娠, 遺伝性 AFP 稽留症, 胃癌, 胆管癌, 膵癌, 腎癌, 肺癌, 大腸癌, 子宮癌, 膀胱癌 **[対策]**肝機能検査, 各種肝炎ウイルスマーカー, CEA や CA 19-9 などの各種腫瘍マーカーの検索, 消化管内視鏡, 腹部エコー, 胸・腹・骨盤部 CT, MRI などを行う

●1,000 ng/mL 以上 (高度増加)

[高頻度]肝細胞癌, 卵黄嚢腫瘍, 胎児性癌, 肝芽腫 **[可能性]**乳児肝炎, 先天性胆道閉鎖症, 肝転移を伴う胃癌, 膵癌などの AFP 産生癌 **[対策]**肝細胞癌, 肝細胞腫瘍などの存在を念頭に腹部エコー, 胸・腹・骨盤部 CT, MRI などの画像検査を行う

採取保存 4℃ (長期は－20℃) にて保存可能.

(日野田裕治, 今井浩三)

CA 15-3（糖鎖抗原 15-3）
carbohydrate antigen 15-3

基準値 27 U/mL もしくは 30 U/mL 未満（検査機関によって異なる）

測定法 RIA，EIA，CLEIA，CLIA，ECLIA

検体量 血清 0.5 mL

日数 3～5日

目的 乳癌の腫瘍マーカー

Decision Level

●30 U/mL 未満（基準範囲）

[高頻度] 健常者，乳腺良性疾患　**[可能性]** 原発乳癌，乳癌の局所再発，乳癌以外の癌

●30 U/mL 以上（増加）

[高頻度] 乳癌の転移，再発　**[可能性]** 原発乳癌，乳癌の局所再発，乳癌以外の癌（卵巣，子宮，膵，肺，大腸，胃）

●対策

乳癌患者で異常値を認めた場合には転移巣の存在が疑われるのでCT，超音波，骨シンチグラフィーなどで転移部位の検索を行う．術後患者で高値を認めた場合，再発が疑われるので頻回の画像診断を行う．また，他の腫瘍マーカー（CEA，TPA など）を組み合わせて測定する．乳腺良性疾患および健常者の偽陽性率は低い（1% 程度）

採取保存 直ちに血清分離，室温でも比較的安定であるが高濃度では著明な低下がみられるので，長期保存の場合には−20℃ 保存が必要．

（今井浩三，安井　寛）

CA 125（糖鎖抗原 125） carbohydrate antigen 125

基準値
- 男性，閉経後の女性：25 U/mL 未満
- 閉経前の女性：40 U/mL 未満

測定法 RIA，EIA，CLEIA，CLIA，ECLIA

検体量　血清 0.5 mL
日数　2～3 日
目的　卵巣癌，子宮癌の腫瘍マーカー

Decision Level
●**男性，閉経後の女性：25 U/mL 以上（増加）**
●**閉経前の女性：40 U/mL 以上（増加）**
［高頻度］卵巣癌（漿液性嚢胞腺癌，ムチン性嚢胞腺癌），肝癌，胆道癌，膵癌，子宮内膜症　**［可能性］**子宮頸癌，子宮体癌，胃癌，結腸癌，肺癌，癌腹膜転移，良性卵巣腫瘍，子宮筋腫，腹膜炎，胸膜炎，妊娠初期（12 週まで），月経期，産褥期　**［対策］**問診や基礎体温表による月経周期の確認，尿妊娠反応，超音波検査による妊娠の有無の検索，炎症性疾患の有無の検索を行う．以上に該当する場合は後日再検とする．また，排卵障害の治療で卵巣過剰刺激症候群となり，ときに高値を示すことがあるので，その既往を確かめることも必要である．以上が否定的ならば，内診，画像診断による卵巣腫瘍の検索およびその他の腫瘍マーカーの検索を行う．腹水があれば細胞診で悪性腫瘍の有無を確認する．卵巣腫瘍が否定的であれば，その他の女性器腫瘍を細胞診，組織診，子宮鏡などで検索する．子宮内膜症では問診が特に重要となる．以上の検査で婦人科疾患が否定的な場合は他臓器の癌も考慮に入れて検査を進める

採取保存　①測定値は保存温度により変化（増加）するので，−20℃ で凍結保存する．−20℃ で 1 年間の保存可能．②血漿では融解時にフィブリンが析出すると偽陽性反応を呈することがあると指摘されている．

（今井浩三，安井　寛）

★

ヒトパピローマウイルス DNA〔HPV-DNA〕《HPV 核酸検出》
human papillomavirus DNA

基準値
・組織：陰性
・患部ぬぐい液：陰性

測定法 液相(核酸)ハイブリダイゼーション
検体量 組織 250 mg もしくは擦過細胞少量
日数 3～6日
目的 子宮頸癌・異型性のスクリーニングと補助診断

Decision Level
●陽性
[高頻度]
・HPV 16, 18, 31, 33, 35, 39, 45, 51, 52, 56, 58, 59, 68：子宮頸癌
・HPV 6, 11：尖圭コンジローマ
[対策]特に 16, 18 型を主としたハイリスク型に分類されるHPV-DNA の持続感染は子宮頸癌の予測因子として位置づけられており，細胞診・組織診にて癌の存在を検索する．経過観察のための検診を効率的に行い，適正な検診間隔を考慮する目安とする
採取保存 凍結保存可．

(安井　寛，今井浩三)

★★

前立腺特異抗原〔PSA〕
prostate-specific antigen

基準値
・4.0 ng/mL 以下(RIA)
・4.0 ng/mL 以下(IRMA)
測定法 EIA，IRMA，RIA，TR-FIA，CLIA/CLEIA
検体量 血清 0.3～0.5 mL
日数 1日
目的 前立腺癌のスクリーニング・臨床指標

Decision Level
●高値(増加)
[高頻度]前立腺癌　**[可能性]**前立腺肥大症，急性前立腺炎，尿路感染症，尿閉　**[対策]**前立腺触診を行う．癌が疑われる場合には生検を行い，病理診断を得る．前立腺生検により，PSA 4.0 ng/mL 以上 10 ng/mL 未満で約 25～30% に前立

腺癌が検出される．PSA 10 ng/mL 以上では約 50 ～ 80% の検出率が報告されている．PSA が 4.0 ng/mL 未満でも約 15% 程度に前立腺癌が発見される

採取保存 ①前立腺マッサージや生検を行う前，または少なくとも 48 時間以上あけて採血，血清分離後室温保存．長期には－20℃ で保存(約 1 年安定)．② EDTA やクエン酸塩などの抗凝固剤を含む血漿は低値を示す．

薬剤影響 (低下)前立腺肥大症に対してデュタステリド(アボルブ®)を投与されている患者で PSA が低下する．また同様にアリルエストレノール(メイエストン®)やクロルマジノン酢酸エステル(プロスタール®)などの前立腺肥大症の薬，男性型脱毛症薬であるフィナステリド(プロペシア®)やデュタステリド(ザガーロ®)も PSA が低下する．これらは約 50% くらい低下するとされるが，個人によって変動幅が広い．

測定前後の患者指導 食事の影響は受けないので当日検査前の食事は可である．PSA 検査の異常で発見される前立腺癌のなかには臨床的に重要でない癌，すなわち直接死亡に影響しない癌が見つかることもあることを説明する．

(永田政義，堀江重郎)

★

遊離型 PSA/総 PSA 《フリー PSA/トータル PSA》

free prostate-specific antigen/
total prostate-specific antigen

基準値 15 ～ 19%(キットによって異なる)
測定法 EIA，CLEIA
検体量 血清 0.5 ～ 0.7 mL
日数 2 ～ 3 日
目的 前立腺癌のスクリーニング

Decision Level

●**PSA 4 ～ 10 ng/mL で遊離型 PSA/総 PSA が 15 ～ 19% 以下(基準値以下)**
[**高頻度**] 前立腺癌 [**可能性**] 前立腺肥大症，前立腺炎 [**対策**] 前立腺針生検

採取保存 凍結保存.

（磯谷周治，堀江重郎）

2. 線維化マーカー

★★

シアル化糖鎖抗原 KL-6〔KL-6〕

sialylated carbohydrate antigen KL-6
《mucinous glycoprotein KL-6》

基準値 500 U/mL 未満

測定法 EIA，ECLIA，CLEIA，ラテックス凝集比濁法

検体量 血清 0.2 mL

日数 2～3 日

目的 間質性肺炎の診断

Decision Level

●**高値**

[高頻度] 間質性肺炎（活動期 100%，非活動期 65%），膠原病関連間質性肺炎（活動期 90%，非活動期 61%），特発性間質性肺炎，過敏性肺炎，放射線肺炎，薬物性肺障害，肺結核 42%，肺胞蛋白症 **[可能性]** サルコイドーシス，びまん性汎細気管支炎，ニューモシスチス肺炎，サイトメガロウイルス肺炎，肺気腫 6%，気管支拡張症 5%，好酸球性肺炎，肺癌，膵癌，乳癌 **[対策]** 原疾患の診断と治療

●**低値**

[高頻度・可能性] 健常者，非間質性肺炎

採取保存 血清は 4℃ での 1 カ月の保存や凍結融解で安定.

薬剤影響 副作用として間質性肺炎を引き起こす危険性のある薬剤（アミオダロン塩酸塩，メトトレキサートなど）を使用する場合には，胸部 X 線，呼吸機能検査とともに測定して経過観察．逆に，ピルフェニドンやニンテダニブなどの抗線維化薬を使用すれば，その効果に応じて血清 KL-6 が低下する可能性がある.

（前川真人）

7 癌細胞遺伝子検査

EGFR 遺伝子〔*EGFR* gene〕

epidermal growth factor receptor gene

基準値 遺伝子変異を認めない

測定法 exon 18，19，20，21 のリアルタイム PCR 法，Scorpion-ARMS 法，PCR-Invader 法，次世代シーケンシング

検体量

①病理組織(手術材料，生検材料)：ホルマリン固定組織・パラフィンブロック・未染色標本

②病理組織以外：凍結組織(手術材料，生検材料)50 mg，胸水，肺胞・気管支洗浄液 10 ～ 50 mL

③血漿 5 mL

日数 ①② 6 ～ 12 日，③ 3 ～ 6 日，12 ～ 15 日

目的 非小細胞肺癌の EGFR チロシンキナーゼ阻害薬(ゲフィチニブ，エルロチニブなど)治療に対する感受性・耐性の予測

Decision Level

●遺伝子変異陽性〔exon 18 に G 719 C/S/A(5%)，exon 19 に ΔE 746-A 750 (45%)，exon 21 に L 858 R (40 ～ 45%) が観察される〕

[高頻度・可能性] EGFR チロシンキナーゼ阻害薬に感受性をもつ非小細胞肺癌 **[対策]** これらの変異陽性例では，exon 20 の変異の有無および K-*ras* 遺伝子の変異の有無を検討する必要がある

●遺伝子変異陽性〔exon 20 に T 790 M(50%)が観察される〕

[高頻度・可能性] EGFR チロシンキナーゼ阻害薬に耐性をもつ非小細胞肺癌

採取保存 ホルマリン固定組織・パラフィンブロック・未染色標本は室温，組織(手術材料・生検材料)，血漿は凍結，胸水，肺胞・気管支洗浄液は冷蔵する．

測定前後の患者指導 exon 18，19，21 に変異が認められた場合には，EGFR チロシンキナーゼ阻害薬を用いた治療が有効であることを説明しておく．

（三谷絹子）

HER 2/neu 蛋白 HER2/neu protein

基準値 過剰発現を認めない
測定法 酵素抗体法，CLIA
検体量 パラフィンブロック，血清 0.5 mL
日数 7 日，2～4 日
目的 トラスツズマブ（ハーセプチン®）適応乳癌または胃癌の診断

Decision Level

●過剰発現

[高頻度] 乳癌，卵巣癌，子宮癌，胃癌，膀胱癌，非小細胞肺癌，前立腺癌 **[対策]** 過剰発現が確認された症例では，遺伝子増幅の有無を検討するとよい

採取保存 ホルマリン固定パラフィン包埋組織として保存する．血清は冷蔵保存．

測定前後の患者指導 過剰発現が認められた場合には，ハーセプチン®を用いた治療の適応となることを説明しておく．

（三谷絹子）

PD-L 1 蛋白〔PD-L 1〕
programmed death-ligand 1 protein

基準値
・陰性：腫瘍細胞中の PD-L 1 発現細胞なし
・発現あり：腫瘍細胞中の PD-L 1 発現細胞 1～49%
・高発現：腫瘍細胞中の PD-L 1 発現細胞 50% 以上

測定法 免疫組織化学染色法（IHC）
検体量 未染色標本スライド 4 枚
日数 5～10 日

目的 肺癌，乳癌，頭頸部癌，悪性黒色腫での抗 PD-1 抗体悪性腫瘍薬(ペムブロリズマブ)治療の適応を判断

Decision Level

[高頻度]非小細胞肺癌　**[対策]**免疫チェックポイント阻害薬ペムブロリズマブ(キイトルーダ®)，アテゾリズマブ(テセントリク®)，ニボルマブ(オプジーボ®)の投与を検討する.

採取保存　室温.

測定前後の患者指導　PD-L 1 の発現が認められた場合には，ペムブロリズマブ(キイトルーダ®)を用いた治療の適応になることを説明しておく.

(三谷絹子)

8 遺伝学的検査

*BRCA1/2*遺伝子検査（血液を検体とするもの：BRACAnalysis®診断システム）

BRCA 1/BRCA 2 gene

基準値 陰性・《NEGATIVE》臨床的意義のある変異は同定されませんでした

NOTE 「臨床的意義がある」とは，医学的介入を変更する可能性を伴う遺伝子変化を示す

測定法 PCR/サンガーシークエンス法，定量的multiplexPCR法およびBART（BRACAnalysis Large Rearrangement Test）法による大規模遺伝子再構成解析

NOTE 本検査はFDAが承認したlaboratory developed test（LDT）として実施され，遺伝子検査はすべて米国ユタ州Salt Lake CityにあるMyriad Genetics社の検査室で実施される．

検体量 血液7.0 mL（EDTA-2K加）

日数 21～22日

目的

①オラパリブ（リムパーザ®）の乳癌・卵巣癌・膵癌・前立腺癌への適応を判定するための補助（コンパニオン診断）

② *BRCA*関連遺伝性乳癌・卵巣癌症候群（HBOC）のリスクが高い患者を特定し，医学的管理を決定するための補助

②の適用条件

1）*BRCA 1*または*BRCA 2*の病的バリアント保持が確認されている家系内で乳癌・卵巣癌を発症している場合

2）乳癌を発症しており，以下のいずれかに当てはまる場合

①45歳以下の乳癌発症，②60歳以下のトリプルネガティブ乳癌発症，③2個以上の原発性乳癌発症，④第3度近親者内に乳癌または卵巣癌発症者が1名以上いる，⑤卵巣癌，卵管癌および腹膜癌を発症，⑥男性乳癌を発症

3）がんゲノムプロファイリング検査で，*BRCA 1*または*BRCA 2*の生殖細胞系列の病的バリアント保持が疑われる

場合

Decision Level

●陽性：病的バリアントあり《DELETERIOUS》または《SUSPECTED DELETERIOUS》

BRCA 1/2 蛋白質の合成が中断される場合．ナンセンスバリアント，挿入・欠失などのフレームシフトバリアント，スプライシング異常を生じるエクソン・イントロン接合部のバリアントが多い．一部の非同義性バリアントも病的バリアントと判定される場合があり，最終判定は Myriad 社のデータベースに基づく．

①コンパニオン診断（CDx）

BRCA 1 または *BRCA 2* 遺伝子に DELETERIOUS または SUSPECTED DELETERIOUS と判定された生殖細胞系列バリアントが認められる乳癌，卵巣癌，膵癌および前立腺癌の患者にリムパーザ®（オラパリブ）投与の適応を判定するための補助．

②遺伝性乳癌・卵巣癌症候群（HBOC）の診断

BRCA 1/2 遺伝子検査の結果が陽性の場合，HBOC の診断が確定する．*BRCA 1* 遺伝子に病的バリアントが認められた場合には乳癌，卵巣癌発症の高リスク，膵癌の発症リスクの上昇，*BRCA 2* が陽性の場合には乳癌，卵巣癌，膵癌発症の高リスク，悪性黒色腫などの皮膚癌の発症リスクも上昇する．

●臨床的意義不明な場合：意義不明なバリアント《VARIANT OF UNCERTAIN SIGNIFICANCE（VUS）》

①コンパニオン診断（CDx）

リムパーザ®（オラパリブ）投与の適応とはならない．

②遺伝性乳癌・卵巣癌症候群（HBOC）の診断

VUS と判定されるバリアントの多くは非同義性バリアントが多く，その頻度は人種により異なるので注意が必要である．健常日本人で比較的高頻度に認められ病的意義は低いと考えられるバリアントが海外のデータベースに未登録で VUS と判定される場合もあるので，ToMMo（Tohoku Medical Megabank Organization）や HGVD（Human Genetic Variation Database），BioBank Japan などの日本人ゲノム DNA のデータベースを参照する．検査実施後に VUS の判定が陽性あるいは陰性に変わった場合に，報告書の修正版

(amended report)が送られてくることがある．家族歴などが明らかであるにもかかわらずVUSの判定となった場合には，そのVUSが実はlikely pathogenicバリアントである可能性，あるいは*BRCA 1/2*遺伝子を含むHBOC関連遺伝子群のいずれかに未知の病的バリアントが認められる可能性もあるので遺伝性腫瘍を専門とする臨床遺伝専門医による遺伝カウンセリングおよび多遺伝子パネル検査などを受けられる機会を考慮する．

●臨床的意義が不確定である場合：不確定《INCONCLUSIVE》

病的バリアントでもVUSでもなく，INCONCLUSIVEという結果が報告書に記載される例を時折経験する．コメント欄の記載を読むと，*BRCA 1/2*遺伝子内のエクソンの欠失や重複などの遺伝子再構成が疑われる場合が多いが，MLPA法やGenechipなど，他の検査法で追試すると明らかな異常が認められない場合もある．自費検査での実施となるので，臨床的意義をよく考えて対応する必要があるとともに，被検者が希望する場合には遺伝カウンセリングを受けられる機会を提供する必要がある．

採取保存　化学療法実施直後や白血球減少時の採血はさける．

薬剤影響　検体は採血管のまま米国に空輸されるので，血液中に抗がん剤等が残っていると白血球のviabilityが低下し，DNAが抽出困難となる可能性がある．

測定前後の患者指導　コンパニオン診断でもHBOCの診断でも検査実施の前後に遺伝カウンセリングを実施した場合には，遺伝カウンセリング加算を算定可能．

NOTE　*BRCA 1/2*遺伝子の保険適用検査には，腫瘍細胞を献体としたmyChoice^{TM}診断システムもある．

（菅野康吉）

9 尿検査

尿検査の役割と選択基準

異常値のでるメカニズムと臨床的意義

尿検査の役割としては，①スクリーニング，②確定診断，③除外診断，④活動性のマーカーがある．

●スクリーニング

①早期発見によって治療可能な病気を対象としていること，②検体の採取が簡便であること，③検査法が簡単であること，④低コストであること，⑤見逃しが少ないこと（感度が高いこと），⑥再現性が高いことなどがスクリーニングの条件としてあげられている．尿検査の試験紙法は，これらの条件をほぼ満たしている．試験紙法の内容としては尿蛋白，尿潜血反応（血尿），尿糖，尿ウロビリノゲン，尿ケトン体がある．

●確定診断のための検査

陽性結果によって診断確率を上昇させる．

検査を複数行っても診断確率が100% になることはない．治療法を選択するためには治療閾値と比べ十分な診断確率があればよいことになる．検査の感度（病気のある人で検査が陽性となる確率）と特異度（病気のない人で検査が陰性になる確率）から陽性尤度比〔感度/(1－特異度)〕を利用する．ある病気（病態）を 50% の確率（オッズ 1）で考えたときに，陽性尤度比が大きな検査（たとえば，9）を行い陽性結果が得られると，検査後オッズは（1 × 9 = 9 オッズ）となり，検査後確率は 90%〔オッズ/(1 + オッズ)〕まで上昇する．尿検査では，糸球体腎炎に対する尿沈渣，尿蛋白定量，また間質性腎炎に対する α_1-ミクログロブリン，β_2-ミクログロブリン，*N*-アセチル-β-D-グルコサミニダーゼ（NAG）が相当する．急性腎不全における尿比重，尿量も該当する．さらにポルフィリン症に対する尿ポルフィリン体もあてはまる．

●除外診断のための検査

陰性結果によって診断確率を低下させる．

この場合は陰性尤度比〔(1−感度)/特異度〕を使用する．例として感度90%，特異度85%の検査は，陽性尤度比〔0.9/(1−0.85)〕= 6，陰性尤度比〔(1−0.9)/0.85〕= 0.12となる．もしある疾患を最初に50%の確率(オッズ1)で予想し，陰性結果が得られれば診断確率は11%(オッズ1 × 0.12)まで低下する．臨床現場では，それほど意識せずに陽性・陰性尤度比を使用して診断確率を修正し，治療閾値と比較して治療法を決定している．

●活動性のマーカーとしての検査

診断が確定し治療が開始された後で，病勢の変化を追うために行う検査である．尿検査に関しては，糸球体腎炎での尿蛋白定量(尿蛋白量/尿クレアチニン量＝1日尿蛋白量に相当)，糖尿病初期での尿中微量アルブミン，また尿崩症，糖尿病，腎不全での尿量に相当する．

検査をオーダーする際には，主訴，臨床経過，年齢，性別，家族歴，簡単な臨床所見から疾患の検査前確率を意識することが重要である．そして検査の感度・特異度から精度の高い検査(陽性尤度比の大きなもの，あるいは陰性尤度比の小さなもの)を選択するべきである．

(今井裕一)

★

尿比重 urinary specific gravity

基準値 1.006 ~ 1.030
・通常：1.010 ~ 1.025
・水制限時：1.030 ~ 1.035
・水負荷時：1.001 ~ 1.005

測定法 屈折率法，試験紙法

検体量 通常早朝第一尿あるいは随時尿，新鮮尿約 10 mL

日数 採尿後 2 時間以内

目的 腎髄質機能(尿希釈・濃縮力)の評価

図 10　尿比重と尿量より考えられる病態の分類

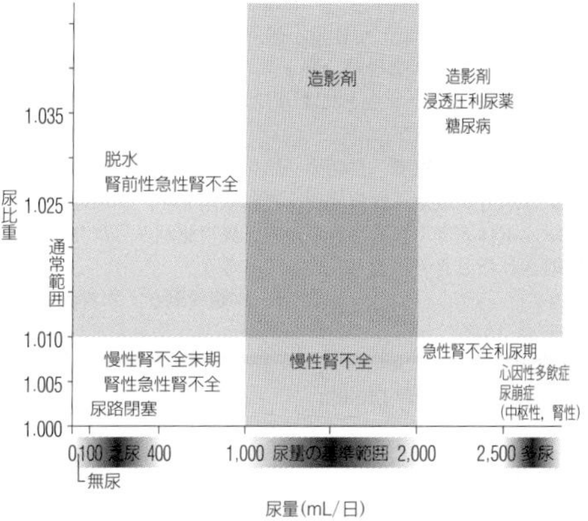

Decision Level

●高値(1.025 以上)

[高頻度・可能性] 脱水(下痢，嘔吐，熱性疾患，水制限など)，糖尿病，ネフローゼ症候群，多発性骨髄腫，造影剤，浸透圧利尿薬(マンニトール製剤，グリセリン)，低分子デキストラン，ADH 分泌過剰症，腎前性急性腎不全，心不全　**[対策]** 1 日の尿量，尿浸透圧，尿所見，FE_{Na}，U_{Na}，腎機能検査などにより原因を解明し，その治療を行う(**図 10**)

●低値(**早朝第一尿で 1.010 以下**)

[高頻度] 水分過剰摂取，慢性腎不全，急性腎不全の利尿期，腎盂腎炎，利尿薬投与時，低 K 血症(利尿薬，原発性アルドステロン症，Bartter 症候群，尿細管性アシドーシスなど)，高 Ca 血症(原発性副甲状腺機能亢進症，サルコイドーシス，悪性腫瘍など)，中枢性尿崩症，腎性尿崩症，薬剤性尿細管障害(リチウム，ゲンタマイシン，メチシリン，アムホテリシン B，ビンブラスチンなど)　**[可能性]** 心因性多飲症，低蛋白食，低塩食，低栄養，尿路閉塞　**[対策]** 尿量，尿および血漿浸透圧，ADH の測定，腎機能検査，ADH 負荷試験，水制限試験

9 尿検査

などにより原因を解明しその治療を行う(**図 10**)
採取保存 尿を放置すると，尿素が二酸化炭素(CO_2)とアンモニア(NH_3)に分解して比重が低下する.
薬剤影響 ①(上昇)造影剤，マンニトール製剤，グリセリン，低分子デキストランなどにより比重が高くなる. ②(低下)利尿薬により比重低下.
測定前後の患者指導 早朝第一尿を採るよう指示する．随時尿では水分摂取量，食餌成分，運動量，発汗，季節などにより尿比重は大きく影響されるので，異常値がみられた場合は採取されたときの状況を報告してもらう.

(藤乗嗣泰，木村健二郎)

★★★

尿蛋白 urinary protein

基準値
・定性：陰性
・定量：0.15 g/日(または g/gCr)未満

測定法
・定性：試験紙法(pH 指示薬の蛋白誤差法)
・定量：ピロガロールレッド錯体発色法(東大)

検体量
・定性：尿 10 mL
・定量：尿 1 mL

日数 当日

目的 腎疾患の評価

Decision Level

●**定性**：1 + ～ 2 +(30 ～ 100 mg/dL)(**軽度増加**)
●**定量**：0.15 ～ 0.49 g/日(**または** g/gCr)(**軽度増加，軽度蛋白尿**)
[高頻度]慢性糸球体腎炎，糖尿病性腎症，高血圧性腎硬化症 **[可能性]**良性蛋白尿(起立性蛋白尿，熱性蛋白尿など．1 g/日以下であることが多い)，重金属や薬剤性尿細管障害，間質性腎炎，Fanconi 症候群 **[対策]**腎障害をきたしうる全身疾患(高血圧，糖尿病など)や薬剤の使用歴の検索，尿中 *N*-アセチル-β-D-グルコサミニダーゼ(NAG)，α_1-ミクログ

ロブリン測定，腎生検

●**定性：2＋～3＋(100～300 mg/dL)(増加)**

●**定量：0.5 g/日(または g/gCr)以上(増加，高度蛋白尿)**

[高頻度]慢性糸球体腎炎，糖尿病性腎症，巣状糸球体硬化症

[可能性]腎アミロイドーシス，糸球体微小病変(微小変化群)

[対策]血尿の有無，腎機能検査，全身疾患の検索，最終的には腎生検による診断に基づき治療方針を立てる

●**定性：3＋～4＋(300～1,000 mg/dL)(高度増加)**

●**定量：3.5 g/日(または g/gCr)以上(ネフローゼレベル)**

[高頻度]微小変化群，糖尿病，慢性糸球体腎炎(膜性腎症，膜性増殖性腎炎など)，巣状糸球体硬化症 **[可能性]**腎アミロイドーシス，ループス腎炎，紫斑病性腎炎 **[対策]**禁忌がなければできるだけ腎生検を施行し，診断を確定し治療方針を立てる

採取保存　①定性：なるべく早朝尿を検査．②定量：24 時間蓄尿．塩酸蓄尿した尿は測定不能．

薬剤影響　①定性：第 4 級アンモニウム化合物(防腐剤や洗浄剤)が尿中に混入すると偽陽性を呈することがある．ポリビニルピロリドン(PVP)輸液後にも偽陽性．②定量：報告なし．

測定前後の患者指導　蓄尿に 1 日排泄量をみる場合には，蓄尿の意義を十分に説明して，完全に蓄尿が行われるように患者の協力を得る．

(木村健二郎)

★★★

尿潜血　urinary occult blood

基準値　陰性(感度 0.015～0.062 mg/dL ヘモグロビン)

測定法　試験紙法

検体量　尿 10 mL

日数　当日

目的　腎および尿路疾患のスクリーニング

Decision Level

●**陽性(1＋～3＋)**

[高頻度]糸球体腎炎，間質性腎炎，尿路感染，尿路結石，尿

路腫瘍 **[可能性]**出血性素因，ヘモグロビン尿，ミオグロビン尿，性器出血の混入 **[対策]**赤血球が尿中にあるか沈渣の鏡検で確認，尿路造影・超音波により結石，腫瘍の有無の確認，糸球体疾患が疑われたら腎生検

採取保存 新鮮尿を提出．

薬剤影響 ①偽陰性：アスコルビン酸(ビタミンC)が多量に尿中に存在する場合や尿路感染に伴う亜硝酸塩存在時．②偽陽性：次亜塩素酸などの酸化剤の混入．

測定前後の患者指導 ①女性の場合，月経血の混入をさけるため月経時は行わない．②その他女性では腟の分泌物が混入して尿潜血陽性となることもあるので，病歴の聴取を十分に行う．③ビタミンCを多量摂取している場合は摂取を中止するよう指導する．④血尿単独例では，経過中10%の患者で蛋白尿陽性となる．したがって，血尿単独でも毎年の健診は受けるよう指導する．⑤かつては血尿単独では腎予後は良好といわれていた．しかし最近，血尿単独でも末期腎不全の危険因子となり得ることが示されている．

(木村健二郎)

★

尿白血球 urinary leucocyte

測定法 試験紙法
検体量 10 mL
日数 当日
目的 腎・尿路の炎症(感染症および非感染症)の評価

Decision Level

●陽性(1＋～3＋)

[高頻度]尿路感染症(尿道炎，前立腺炎，膀胱炎，腎盂炎) **[可能性]**糸球体腎炎(感染後急性糸球体腎炎，半月体形成性腎炎，血管炎など)，尿細管間質性腎炎(膠原病に伴うもの，薬剤性・アレルギー性など) **[対策]**①本検査で陽性となったら，尿沈渣で白血球数を確認して白血球尿を確認する．また，尿潜血反応や沈渣で赤血球尿が併存するかどうかも確認する．全身の炎症反応(血液中の白血球数の増加，CRPなどの炎症反応の上昇など．ただし，膀胱炎のみでは炎症反応は

上昇しない)も確認する．②尿路感染を疑う場合には，尿中亜硝酸塩，尿培養などで診断を確定する．その後，適切な抗菌薬投与による治療を行う．③尿路感染の可能性が低い場合には，糸球体腎炎や尿細管間質性腎炎などの可能性を考え，尿中L-FABP，NGAL，NAG，α_1-ミクログロブリンなどのバイオマーカーを組み合わせて病態を推測する．必要に応じて，自己抗体(抗dsDNA抗体，ANCAなど)や補体価などの測定を行い，膠原病や血管炎などの診断を行う．診断に基づき適切な副腎皮質ホルモン剤や免疫抑制薬などによる治療を行う

採取保存　①新鮮尿を用いる(腟分泌液や外陰部の汚れの混入を防ぐために中間尿をとることが望ましい)．②尿を冷蔵保存した場合には20～25℃に戻してから使用する．③尿は洗剤や消毒液を洗い流した容器に採取する．尿の保存剤は用いない．

薬剤影響　①(偽陽性)ホルムアルデヒド(尿保存剤)．②(偽陰性)セファレキシン，ゲンタマイシン，ホウ酸(尿保存剤)．

測定前後の患者指導　中間尿で新鮮尿を採取するように指導することが望ましい．

(木村健二郎)

★★★

尿糖《尿グルコース》　urine sugar, urine glucose

基準値
・定性：陰性(感度0.1 g/dL未満)
・定量：0.029～0.257 g/日

測定法
・定性：試験紙法(グルコース酸化酵素による反応)
・定量：酵素法(グルコースデヒドロゲナーゼ法)

検体量
・定性：尿10 mL
・定量：尿1 mL

日数　当日

目的　耐糖能異常のスクリーニング

Decision Level

●定性：1＋～4＋(0.1～2 g/dL)(**増加**)

●定量：0.5～1 g/**日以上**(**増加**)

[高頻度]糖尿病，胃切後，甲状腺機能亢進症　**[可能性]**尿細管障害(腎性糖尿，Fanconi症候群，重金属中毒，慢性腎不全など)，妊娠，生後10～14日以内　**[対策]**血糖値，HbA1c，フルクトサミンの測定により糖尿病の評価，腎障害の精査

採取保存　尿中の細菌によりグルコースが消費され低値となることがあるので冷所で保存し，速やかに提出する．

薬剤影響　①定性：アスコルビン酸(750 mg/dL)，L-ドーパの存在下で偽陰性を呈する．②定量：特になし．

(木村健二郎)

★★★

尿ウロビリノゲン，尿ビリルビン

urinary urobilinogen, urinary bilirubin

基準値

・ウロビリノゲン：±～＋

・ビリルビン：－(感度0.8 mg/dL)

測定法　試験紙法(①ウロビリノゲン：Ehrlichのアルデヒド反応，②ビリルビン：ジアゾカップリング反応)

検体量　尿10 mL(定性)

日数　当日

目的　肝・胆道系疾患のスクリーニング

Decision Level

■ウロビリノゲン

●2＋～4＋(増加)

[高頻度]急性肝炎，慢性肝炎，肝硬変，アルコール性肝障害，薬物性肝障害，心不全，溶血性貧血，内出血，紫斑病，便秘，腸閉塞　**[可能性]**体質性黄疸　**[対策]**肝障害をきたす疾患，溶血をきたす疾患の診断と治療

●－(減少)

[高頻度]肝内胆汁うっ滞，閉塞性黄疸，胆汁瘻，抗菌薬投与による腸内細菌の減少　**[可能性]**急性肝炎黄疸極期，高度肝不全　**[対策]**胆汁うっ滞に関する診断と治療

■ビリルビン

●1＋～3＋(増加)

[高頻度]急性肝炎，劇症肝炎，肝硬変，薬物性肝障害，アルコール性肝障害，肝内胆汁うっ滞，閉塞性黄疸，Dubin-Johnson 症候群，Rotor 症候群 **[可能性]**慢性肝炎，肝癌 **[対策]**肝疾患の診断と治療

採取保存 採尿後1時間以内の新鮮尿を検体とする(放置すると酸化によりウロビリノゲンはウロビリンになり，ビリルビンはビリベルジン，ジピロールなどへと変化して，偽陰性となる)．

薬剤影響 ①ウロビリノゲン：抗菌薬により腸内細菌が減少すると低値となる．サルファ剤，PAS，スルホニルウレア，フェノチアジン，L-ドーパ，サリチルアミド，プロカイン，アンチピリンで偽陽性．アゾ色素系薬物やリボフラビンのような高度着色尿で偽陰性となる．②ビリルビン：スルピリン，レボメプロマジンや大量のクロルプロマジン，メフェナム酸などで偽陽性．アスコルビン酸で偽陰性となる．

(木村健二郎)

★★

尿ケトン体 ketone bodies in urine

基準値 陰性(アセト酢酸として 15 mg/dL 以下)

測定法 試験紙法(ランゲ反応)

検体量 尿 10 mL(定性)

日数 当日

目的 糖利用低下状態(飢餓，糖尿病，ケトアシドーシスなど)のスクリーニング

Decision Level

●1＋～4＋(陽性)

[高頻度]飢餓，運動，糖代謝異常(糖尿病，ケトアシドーシス)，嘔吐，下痢，周期性嘔吐，ケトン性低血糖 **[可能性]**高脂肪食，内分泌疾患(甲状腺機能亢進症，先端巨大症，褐色細胞腫など) **[対策]**糖尿病患者で尿糖，尿ケトン体陽性なら糖尿病性ケトアシドーシスをきたしている可能性を考えて，血糖，動脈血分析，血清電解質を測定し，インスリン投与と水分補

給を行う．その他の場合，原疾患の治療を行う

採取保存　排尿後2時間以内に検査ができるように提出(揮発性があり，分解しやすい)．

薬剤影響　L-ドーパ，セフェム系薬剤，SH基を含む薬剤などの大量投与後の尿で偽陽性となる．

(木村健二郎)

★

亜硝酸塩《尿細菌検査》 nitrite

基準値　陰性(定性)

測定法　試験紙法(Griess 反応)

検体量　尿10 mL(定性)

日数　当日

目的　尿路感染のスクリーニング

Decision Level

●陽性(感度，亜硝酸イオンとして0.1 mg/dL以上)

[高頻度] 尿路感染　**[対策]** 尿定性による潜血，沈渣による赤血球，白血球の確認，尿培養による細菌の同定，感受性のある抗菌薬の投与

採取保存　早朝第一尿，あるいは膀胱内に4時間以上貯留した尿をなるべく早く提出．

薬剤影響　アスコルビン酸の存在で偽陰性になることがある．

測定前後の患者指導　前回の排尿から4時間以上経過した後に排尿する．

(木村健二郎)

★★★

尿沈渣 urinary sediments

基準値

●顕微鏡強拡大(high power field；HPF × 400)の観察下で

●非上皮細胞類

・赤血球　1～4個/HPF以下

・白血球　1～4個/HPF以下

・大食細胞(マクロファージ)　正常ではみられない

● **上皮細胞類**　扁平上皮は正常でもみられる．尿細管上皮細胞や尿路上皮細胞（移行上皮細胞），円柱上皮細胞は 1 個/HPF 未満．封入体細胞，卵円形脂肪体は正常ではみられない
● **異型細胞類**　正常ではみられない
● **円柱類**　0 ～ 1 個/全視野以下．硝子円柱は健常者でもみられることがある
● **微生物類・寄生虫類**　細菌は少量認められることがある．尿放置で増加
● **塩類・結晶類**　尿酸塩，リン酸塩，通常結晶類は健常者でもみられることがある．異常結晶類は正常ではみられない

測定法

・攪拌した新鮮尿約 10 mL を懸垂型遠心器にて 500 G〔回転数は rpm（回転/分）＝ $1,000 \times \sqrt{500/(11.18 \times 半径cm)}$．多くは 1,500 ～ 2,000 rpm〕で 5 分間遠心する．上清をアスピレーション/デカンテーションで除去し，沈殿物 0.2 mL を正確に残す．ピペットで混和したのち沈渣 15 μL をスライドガラスに滴下し，カバーガラス（18 mm × 18 mm）を沈渣が均等になるように被せ，顕微鏡の弱拡大（100 倍），次いで強拡大（400 倍）で無染色にて観察する．Sternheimer 染色液 1 滴を尿沈渣 0.2 mL に加えると細胞の核や細胞質が染まり判定しやすくなる．20 ～ 30 視野，最低でも 10 視野を観察し平均値をとる（鏡検法）

・フローサイトメトリー法などの自動分析装置は尿を遠心せず，省力・迅速な処理ができる．鏡検フラグに該当した検体のみ鏡検法で再検する

・血球・上皮細胞などは強拡大視野での鏡検結果を記載する．世界的に定量的表示（個数/μL）を用いる傾向にある（視野数 20 の接眼レンズと対物レンズ 40 倍の HPF の 1 視野当たりの原尿換算値は 0.45 μL となる．対物レンズ 10 倍では 1 視野当たり 7.27 μL となる）

検体量　早朝起床時尿（早朝第一尿）または随時尿の中間尿 10 mL．24 時間蓄尿は原則として使用しない

日数　採尿後 1 時間以内になるべく早く観察する

目的　腎疾患および泌尿器疾患の診断と鑑別

NOTE　沈渣と試験紙法の血尿の結果が異なるとき：**表 45** に示す．

表 45　沈渣と試験紙法の血尿の結果が異なるとき

沈渣＼試験紙法	尿潜血(－)	尿潜血(＋)以上
赤血球 1 ～ 4 個/HPF 以下	正常	ヘモグロビン尿，ミオグロビン尿 溶血(古い尿，著しい低張尿，アルカリ性尿) 偽陽性反応〔オキシフル，鉄剤，精液の混入(ジアミンオキシダーゼ)，高度の白血球尿・細菌尿〕
赤血球 5 ～ 9 個/HPF 以上	試験紙の劣化・感度以下 粘液成分が多い 偽陰性反応(アスコルビン酸服用，カプトリル含有尿)	血尿

Decision Level

■赤血球の増加(5 個/HPF 以上あれば異常)

●糸球体型赤血球(変形赤血球，図 11)

[高頻度・可能性]慢性糸球体腎炎(IgA 腎症，膜性増殖性腎炎，巣状糸球体硬化症など)，急性糸球体腎炎，ループス腎炎，家族性良性血尿(菲薄基底膜病)，急速進行性腎炎(ANCA 関連腎炎)，腎梗塞，遊走腎，ナットクラッカー現象，腎動静脈奇形，特発性腎出血　**[対策]**早朝尿で再検，腎エコー検査，腹部 CT，免疫学的血清検査，血尿とともに蛋白尿が持続してみられ糸球体性疾患が疑われたら腎生検を行う．年齢により血尿の主な原因が異なる(**図 12**)

●非糸球体型赤血球(均一赤血球，図 11)

[高頻度]尿路結石，膀胱炎，膀胱腫瘍，前立腺炎，前立腺腫瘍，尿管腫瘍，腎盂腫瘍，腎腫瘍，多発性嚢胞腎，腎・尿路の外傷　**[可能性]**尿道・膀胱内異物，尿道炎，尿道腫瘍　**[対策]**腎エコー検査，腹部 CT，MR urography，泌尿器科的検

図 11　血尿の鑑別診断

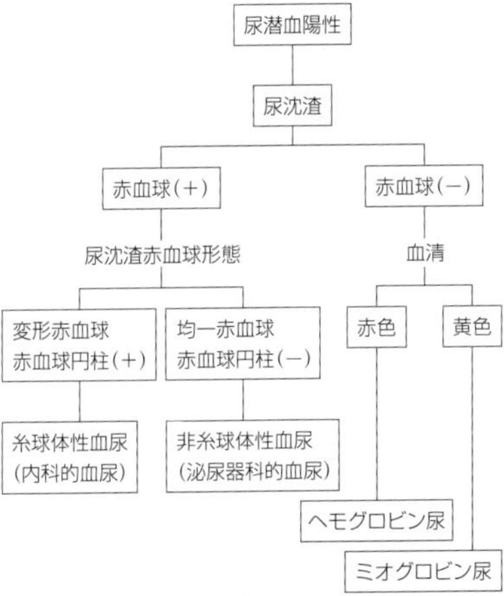

図 12　年齢別の血尿の主要原因

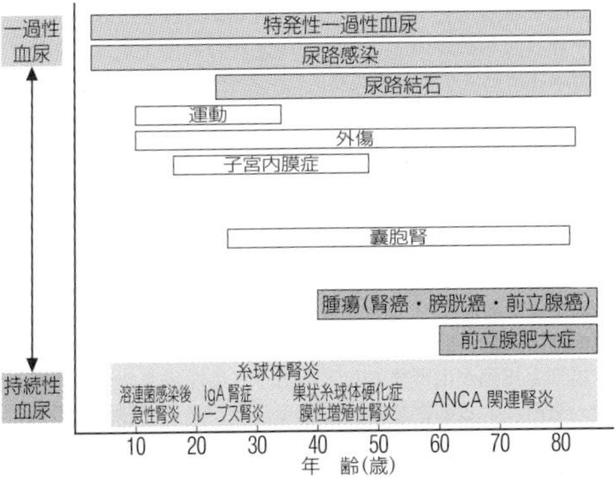

査と治療

■白血球の増加(5個/HPF 以上あれば異常)

[高頻度]腎・尿路系の感染症(腎盂腎炎,膀胱炎,前立腺炎など) **[可能性]**急性糸球体腎炎,急速進行性腎炎(ANCA関連腎炎),慢性糸球体腎炎の急性増悪期,ループス腎炎,薬剤性急性間質性腎炎,乳び尿 **[対策]**尿中細菌の有無(塗抹,培養),原疾患の診断

■上皮細胞(尿細管上皮細胞,尿路上皮細胞,円柱上皮細胞は1個/HPF 以上あれば異常,異型細胞は全視野に1個以上あれば異常,扁平上皮細胞は基準なし,図13)

[高頻度・可能性]①扁平上皮細胞(外尿道口,外陰部由来)は女性では異常がなくてもみられるが,腟トリコモナスや細菌感染による尿道炎で増加.尿道結石,カテーテル挿入,前立腺癌エストロゲン治療で増加する.②尿細管上皮細胞は尿細管障害を示し,腎炎・ネフローゼ,虚血性または薬剤性尿細管壊死などでみられる.③尿路上皮細胞(腎杯・腎盂から膀胱由来)は腎盂腎炎,膀胱炎,結石症,カテーテル挿入でみられる.④円柱上皮細胞(尿道隔膜部,海綿体部,尿道腺,前立腺,精嚢,女性では尿道の一部,大前庭腺,子宮頸部,子宮内膜などに由来)は尿道炎,尿道カテーテル挿入,前立腺炎,前立腺肥大,精嚢炎,月経,子宮細胞診検査後などにみられる.⑤卵円形脂肪体はネフローゼ症候群,糖尿病性腎症,Alport 症候群でみられる.Fabry 病では渦巻き状のセラミドを伴った脂肪体の Mulberry body が特異的である.⑥核内封入体細胞はサイトメガロウイルスやヘルペスウイルスなどの DNA ウイルス感染でみられる.ヘルペスウイルス感染細胞は多核化した封入体を示す.無構造すりガラス様の大型の核(N/C 比増大)を呈するヒトポリオーマウイルス(HPoV)感染細胞は腎移植患者において BK ウイルスが遠位尿細管上皮細胞や尿路上皮細胞に感染してみられる.ヒトパピローマウイルス(HPV)感染細胞では扁平上皮細胞の細胞質に核周囲細胞質空胞化(コイロサイト)と核の増大がみられる.⑦異型細胞は尿路の悪性腫瘍を疑わせ,尿路上皮癌が多く,腺癌や扁平上皮癌が出現することもある.良性病変や放射線治療,薬剤による影響でもみられることがある **[対策]**腎エコー検査,腹部 CT,尿中 NAG 測定,尿細胞診,尿細菌検査,泌尿器科的検査

図 13　代表的な上皮細胞

（カラー版は，https://www.igaku-shoin.co.jp/book/detail/112072/appendix を参照．シリアル番号：32821）

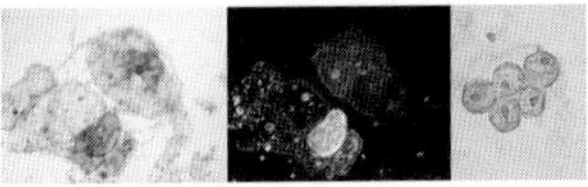

扁平上皮細胞
（暗視野で細胞付着細菌の観察．左・中：表層，右：深層）

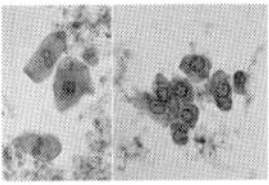

尿路上皮細胞
（左：表層型，右：深層型）

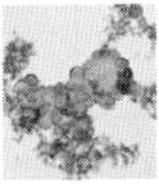

円柱上皮細胞

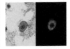

糸球体上皮細胞
（ポドカリキシン抗体陽性）

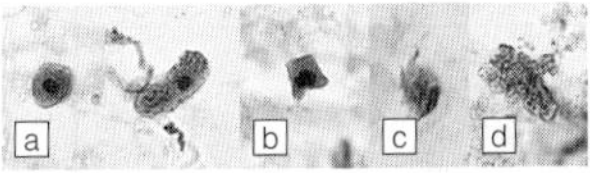

尿細管上皮細胞
（a：鋸歯状，b：角柱・角錐台型，c：洋梨紡錘型，d：アメーバ型）

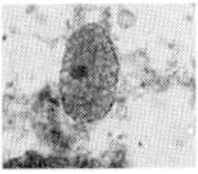

卵円形脂肪体

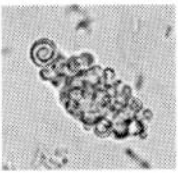

Mulberry body

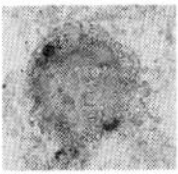

Mulberry cell

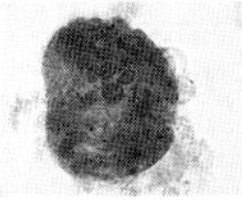

大食細胞

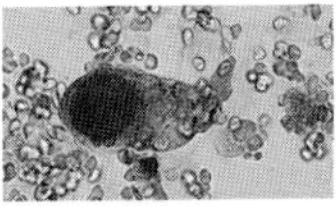

異型細胞

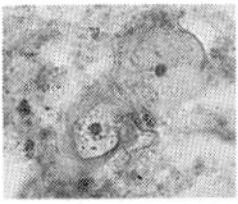

ウイルス感染細胞
（コイロサイト）

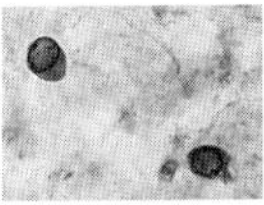

ウイルス感染細胞
(HPoV)
（すりガラス様核内構造）

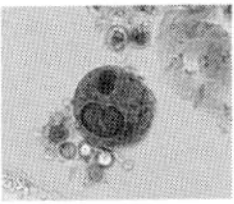

細胞質内封入体

表 46　腎疾患と主な円柱成分
（カラー版は，https://www.igaku-shoin.co.jp/book/detail/112072/appendix を参照．シリアル番号：32821）

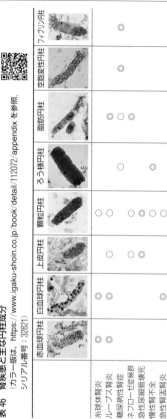

	赤血球円柱	白血球円柱	上皮円柱	顆粒円柱	ろう様円柱	脂肪円柱	空胞変性円柱	フィブリン円柱
	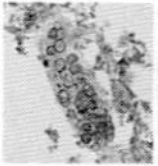	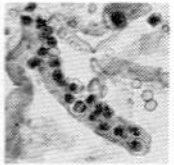				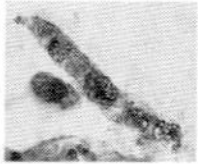	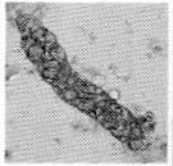	
糸球体腎炎	◎	◎		○				
ループス腎炎	◎	◎	○	○		◎		
糖尿病性腎症					○	○	◎	◎
ネフローゼ症候群			○	○		◎		
急性尿細管壊死			◎	◎				
慢性腎不全				○	◎			
急性腎盂腎炎		◎		○				

表 47　糖尿病性腎症の病期分類と尿沈渣

第 1 期(腎症前期)	なし
第 2 期(早期腎症期)	硝子円柱，尿細管上皮
第 3 期(顕性腎症期)	上皮円柱，脂肪円柱，卵円形脂肪体，顆粒円柱，不染円柱(フィブリン円柱)
第 4 期(腎不全期)	空胞変性円柱，ろう様円柱
第 5 期(透析療法期)	無尿

■円柱〔弱拡大(× 100)で全視野 1 個以上あれば異常〕(表 46)
[高頻度・可能性]①硝子円柱は正常でも尿量の少ないとき，運動後や利尿薬の使用時にみられる．腎炎・ネフローゼ症候群で増加する．②赤血球円柱：糸球体腎炎(IgA 腎症，膜性増殖性腎炎，巣状糸球体硬化症，溶連菌感染後急性糸球体腎炎，ANCA 関連腎炎，ループス腎炎など)，血管炎，腎梗塞．③白血球円柱：急性腎盂腎炎，尿細管間質性腎炎，糸球体腎炎(溶連菌感染後急性糸球体腎炎，膜性増殖性腎炎，ループス腎炎，ANCA 関連腎炎など)．④上皮円柱：ネフローゼ症候群，急性尿細管壊死，アミロイドーシス，子癇，移植腎の急性拒絶反応．⑤顆粒円柱：急性腎盂腎炎，尿細管間質性腎炎，急性尿細管壊死，糸球体腎炎，ループス腎炎，ネフローゼ症候群．⑥ろう様円柱，幅広円柱(broad cast；横幅 60 μm 以上の幅の広い円柱)：慢性腎不全，糖尿病性腎症．⑦脂肪円柱：ネフローゼ症候群，ループス腎炎，糖尿病性腎症．⑧空胞変性円柱：糖尿病性腎症の腎不全期．⑨フィブリン円柱：高度の蛋白尿を伴う糖尿病性腎症(表 47)，フィブリノイド壊死性半月体形成性腎炎など．⑩ミオグロビン円柱：横紋筋融解症．⑪ Bence Jones 蛋白円柱：骨髄腫　**[対策]**腎生検などにより原疾患を診断

■細菌，真菌，原虫(細菌 5 個/HPF 以上で有意な細菌尿)
[高頻度・可能性]尿路感染症(大腸菌，緑膿菌，プロテウス，腸球菌など)，カンジダ症，酵母様真菌，皮膚糸状菌，腟トリコモナス，精子　**[対策]**暗視野顕微鏡で細菌は観察しやすい．尿培養同定

図 14　代表的な尿中結晶

（カラー版は，https://www.igaku-shoin.co.jp/book/detail/112072/appendix を参照．
シリアル番号：32821）

■酸性尿でみられる通常結晶

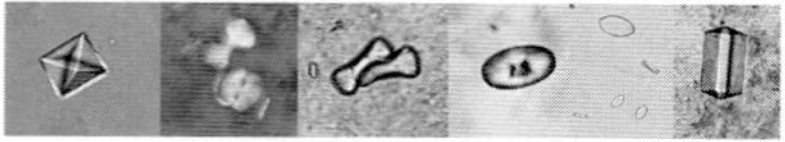

シュウ酸カルシウム結晶
（正八面体，亜鈴状，鉄アレイ状，ビスケット状，楕円状，正十二面体．塩酸に溶解，酢酸に不溶，アルカリ尿でもみられる）

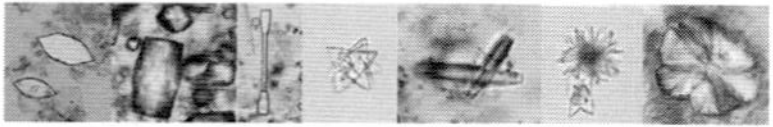

尿酸結晶
（黄金菱形，樽状，尿酸一ナトリウム結晶では針状，束柱状．加温，KOH，アンモニア水に溶解）

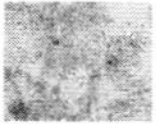

無晶性
尿酸塩

■アルカリ尿でみられる通常結晶

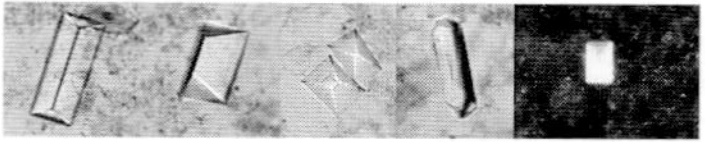

リン酸アンモニウムマグネシウム結晶
〔西洋棺蓋状（struvite），プリズム形，封筒状．塩酸，酢酸に溶解，尿路感染性結石で暗視野で細菌が見える〕

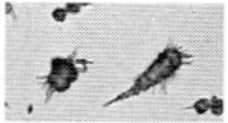

尿酸アンモニウム
結晶
（塩酸，酢酸，
KOH に溶解）

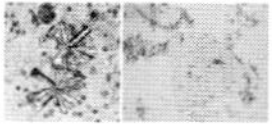

リン酸カルシウム
結晶
（束柱状，不定形板状．
塩酸，酢酸に溶解）

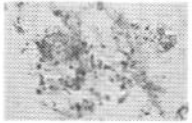

無晶性
リン酸塩

■異常結晶

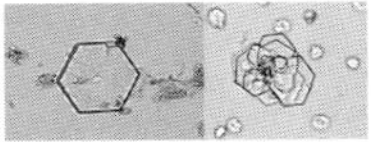

シスチン結晶
(正六角形板状結晶．塩酸，KOH，アンモニア水に溶解．先天性シスチン尿症，Fanconi症候群)

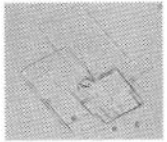

コレステロール結晶
(歪んだ板状長方形．クロロホルム，エーテルに溶解，ネフローゼ症候群)

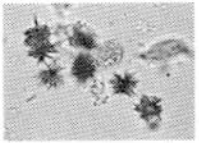

ビリルビン結晶
(黄褐色針状結晶．クロロホルム，アセトンに溶解)

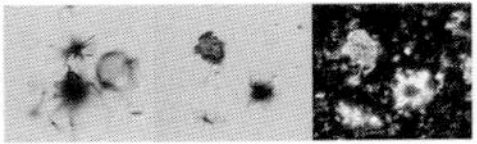

インディゴ・インディルビン結晶
(クロロホルムに溶解，塩酸，KOHに不溶．Purple urine bagの壁面に付着)

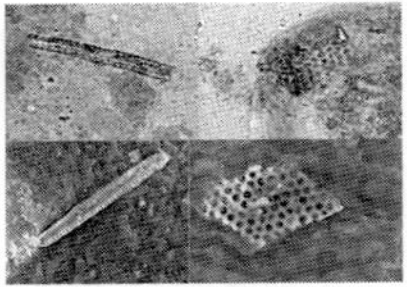

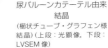

尿バルーンカテーテル由来結晶
(櫛状チューブ・グラフェン様結晶)(上段：光顕像，下段：LVSEM像)

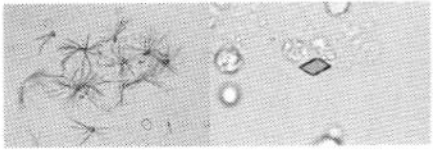

ヘマトイジン結晶
(黄褐色，針状，菱形結晶．ヘモグロビン分解物)

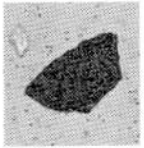

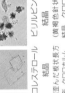

キサンチン結晶

■薬剤性結晶

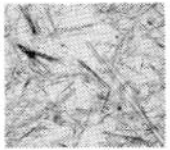

アシクロビル

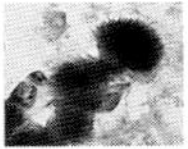

トスフロキサシン

■結晶(図 14)

●通常結晶類(アルカリ尿でみられるもの)：リン酸アンモニウムマグネシウム(長方形, struvite), 尿酸アンモニウム(サンザシの実状), 炭酸カルシウム(顆粒状ダンベル型), リン酸カルシウム(束柱状)

[高頻度・可能性]アルカリ尿, 特にウレアーゼ(urease)産生菌のプロテウスやクレブシエラなどによる尿路感染症でみられる. リン酸カルシウム, 炭酸カルシウム, 無晶性リン酸塩は正常でもみられる

●通常結晶類(酸性尿でみられるもの)：尿酸(黄褐色菱形), シュウ酸カルシウム(正八面体, 亜鈴状, 鉄アレイ状)

[高頻度・可能性]尿酸結晶は酸性尿でみられる. 尿路結石(結石成分と結晶成分の間に相関を認めないこともある). シュウ酸カルシウム結晶はアルカリ尿でもみられる

●異常結晶類(シスチン結晶, コレステロール結晶, ビリルビン結晶, 2,8-ジヒドロキシアデニン結晶, チロシン結晶, ロイシン結晶)は病的結晶であり1個でもあれば異常

[高頻度・可能性]①シスチン(無色, 正六角形板状構造)：シスチン尿症. ②チロシン(針状), ロイシン(円形放射状), ビリルビン(針状)：重症肝障害. ③コレステロール(無色, 長方形板状)：ネフローゼ症候群, 多発性嚢胞腎. ④急性腎不全に伴う尿酸結晶やキサンチン結晶：腫瘍崩壊症候群を疑う. 急性腎不全に伴うシュウ酸カルシウム結晶：エチレングリコール中毒を疑う. ⑤2,8-ジヒドロキシアデニン結晶(DHA, 菊花状, 放射状の円形)：先天性プリン代謝異常(APRT 欠損症). ⑥ purple urine bag 症候群では尿沈渣と尿バッグ表面にインディゴとインディルビンの結晶を認める. ⑦尿バルーンカテーテル壁面由来の結晶がみられることがある(Med Mol Morphol 55：123-130, 2022).

●薬剤性結晶類

アシクロビルなどの抗ウイルス薬やトスフロキサシンなどのニューキノロン系抗菌薬では薬剤の結晶が尿中で形成され, 尿沈渣にみられることがある

採取保存　保存不可. 採尿後直ちに測定. 採尿4時間以上経ったものは使用不可. 特別に保存が必要な場合はホルマリン1 mL を尿100 mL に加える.

薬剤影響　サルファ剤により, 酸性尿でサルファ剤結晶をみ

る．アセチルサリチル酸，フェナセチン，ダンスロン(ソルベン主成分)でも尿中結晶形成をみる．

測定前後の患者指導 ①早朝第一尿の中間尿を採取する．②女性では小陰唇を広げ，中間尿を採取し，膣分泌物，外陰部分泌物の混入を避ける．温水式洗浄器トイレ(ビデ)で採尿前清拭を行う．月経中の採尿は避ける．③激しい運動は検査前は控える．④アルカリ化剤は赤血球や沈渣成分を溶解するので検査前には避ける．⑤ビタミンCのサプリメントは潜血反応偽陰性になり，またシュウ酸結晶の原因となる．

(藤乗嗣泰，鈴木清江，木村健二郎)

★

尿中 β_2-ミクログロブリン〔尿中 β_2-m，尿中 BMG〕《尿中 β_2-マイクログロブリン》

urinary β_2-microglobulin

基準値

・蓄尿：30 ～ 370 μg/日

・随時尿：16 ～ 518 μg/L，4 ～ 180 μg/gCr(クレアチニン1g当たりに補正した値)

測定法 ラテックス凝集比濁法

検体量 蓄尿または部分尿1 mL

日数 2～4日

目的 尿細管障害の評価(注：糸球体障害でも二次的に尿細管は障害される)

Decision Level

●**30 μg/日以下(減少)**

このような病態はない

●**1,000 ～ 5,000 μg/日(増加)**

[高頻度]間質性腎炎，慢性糸球体腎炎 **[可能性]**痛風腎，自己免疫疾患，悪性腫瘍 **[対策]**原疾患の診断と治療，できれば腎生検

●**5,000 μg/日以上(高度増加)**

[高頻度]進行した慢性腎不全，糖尿病性腎症，急性尿細管壊死，アミノグリコシド系抗菌薬による尿細管障害 **[可能性]**

9 尿検査

カドミウム中毒，水銀中毒，シスプラチン腎症，自己免疫疾患 **[対策]** 原疾患の診断と治療

採取保存 ①酸性尿では不安定なので採尿後は速やかに測定すべきである．②尿検体の pH を中性にして保存できれば 2～3 日以内なら 4℃ 保存，長期間なら－20℃ の冷凍保存．

（木村健二郎）

★★

尿中アルブミン定量 urinary albumin

基準値

● 蓄尿
- 30 mg/日未満
- 30 mg/gCr 未満（アルブミン指数：クレアチニン 1 g 当たりに補正した値）
- 15 μg/分未満（albumin excretion rate；AER）

● 随時尿
- 30 mg/L 未満
- 30 mg/gCr 未満

測定法 免疫比濁法（TIA）

検体量 尿 5 mL

日数 2～4 日

目的 軽度腎障害（保険適用は糖尿病性腎症）の診断

Decision Level

●30～299 mg/日（または mg/gCr）（増加，微量アルブミン尿）

●20～200 μg/分（増加）

[高頻度] 糖尿病性腎症初期，起立性蛋白尿，発熱，高血圧，心不全 **[可能性]** 糸球体腎炎，ループス腎炎，腎硬化症 **[対策]** 再検し確認する（変動が大きいため），糖尿病のコントロール状態（空腹時血糖，HbA1c，フルクトサミンなど）の確認，原疾患の診断と治療

●300 mg/日（または mg/gCr）以上（高度増加，顕性アルブミン尿）

●200 μg/分以上（高度増加）

[高頻度] 糖尿病性腎症，糸球体腎炎，ループス腎炎 **[可能性]**

起立性蛋白尿　**[対策]**同上

採取保存　冷所に保存し，速やかに提出．または−20℃ 凍結保存．塩酸を添加した蓄尿では測定不能．

（木村健二郎）

10 糞便検査

★★★

便潜血《便中ヘモグロビン》

fecal occult blood《fecal hemoglobin》

基準値
・免疫学的便潜血検査：20～50 μg ヘモグロビン/g 便
・化学的便潜血検査：陰性

測定法
・免疫学的便潜血検査：ラテックス免疫比濁法，EIA 法，金コロイド凝集法など
・化学的便潜血検査：グアヤック法，オルトトリジン法

検体量
・免疫学的便潜血検査：糞便 5～15 mg
・化学的便潜血検査：糞便 1 g 以下

日数 1～2日

目的 ①消化管出血の有無の把握，②大腸癌検診におけるスクリーニング

Decision Level

■免疫学的便潜血検査

●50 μg/g 便以上(増加)

[高頻度]後述の化学的便潜血検査「グアヤック法陽性，オルトトリジン法陽性」の場合の疾患と同じであるが，免疫学的便潜血検査では下部消化管疾患の検出率は高くなり，上部消化管の検出率は低くなることがある **[対策]**直腸指診，直腸鏡または sigmoidoscopy，注腸造影，コロノスコピーなどで下部消化管出血を調べる．異常がない場合は，上部消化管出血の検索を進める

■化学的便潜血検査

●グアヤック法陰性(－)，オルトトリジン法陽性(＋)

[高頻度]偽陽性，薬剤や食事制限の不良 **[可能性]**口から肛門に至る消化管における出血(潰瘍，腫瘍，大腸炎)，寄生虫感染，血液疾患，血管障害 **[対策]** 3 日間食事制限を行い，

再度検査をする．免疫学的便潜血検査を実施する

●グアヤック法陽性(＋)，オルトトリジン法陽性(2＋)

[高頻度] 口から肛門に至る消化管における炎症，潰瘍，ポリープ，癌および静脈瘤，Mallory-Weiss 症候群，痔，Crohn 病，胃および腸結核，血液疾患，血管障害，赤痢，寄生虫感染，腸閉塞，腸重積症，肝内血管腫，胆石，肝癌，膵癌，膵炎 **[対策]** 免疫学的便潜血検査を実施する．消化器の精密検査を行う

採取保存 ①採便は数カ所から採取することと，トイレの洗浄水に添加されている消臭・消毒液が混入しないよう採取することを患者に伝える．②免疫学的便潜血検査ではヘモグロビンが変性すると反応しなくなるので，採取後なるべく速やかに測定するか，やむをえず保存する場合は冷蔵保存する．③化学的便潜血検査ではヒト以外のヘモグロビンも反応するので，3 日前から肉類の摂取をやめ，1 ～ 2 回排便した後の便を検査に供する．また，緑黄色野菜も反応陽性となるので同様に摂取しない．

薬剤影響 免疫学的便潜血検査は薬剤の影響は受けない．化学的便潜血検査には以下のものがある．①還元鉄，銅，ビスマス剤，ビタミン剤などはヘモグロビンと同様な触媒あるいは反応促進作用があるため，服用時には化学的便潜血検査で偽陽性になることがある．②アスコルビン酸服用時には偽陰性になる．③消化性潰瘍治療薬〔抗コリン薬合剤，組織修復促進薬合剤(メサフィリン®)〕で便の着色のため，化学的便潜血検査では判定が困難になる場合があるので，検査前 24 時間の投与を中止する．

測定前後の患者指導 検査精度を上げるには，採便方法や検査までの保管方法が重要であり，患者に採便方法などを十分に説明することが大切である．

（宿谷賢一，下澤達雄）

11 血液・尿以外の検査

★★

髄液〔CSF〕 cerebrospinal fluid

基準値（＝腰椎穿刺）
- 髄液圧（初圧）：70 ～ 180 mmH_2O
- Queckenstedt 試験：100 mmH_2O 以上の圧上昇
- 外観：水様無色透明
- 細胞数：5 個/μL 以下（6 カ月以降）
- 総蛋白質：15 ～ 45 mg/dL
- アルブミン：9 ～ 30 mg/dL
- IgG：0.5 ～ 4 mg/dL
- IgA：0.5 mg/dL 以下
- IgM：0.06 mg/dL 以下
- グルコース：50 ～ 75 mg/dL
- Cl：120 ～ 130 mEq/L
- LD：8 ～ 50 U/L
- MHPG：5 ～ 15 μg/L
- HVA：5 ～ 55 μg/L
- 5-HIAA：5 ～ 35 μg/L
- 微生物：陰性

測定法
- 細胞数：Fuchs-Rosenthal 計算盤法
- 総蛋白質：ピロガロールレッド法
- アルブミン：免疫比濁法，ラテックス免疫比濁法
- IgG，IgA，IgM：ラテックス免疫比濁法
- グルコース：酵素法
- Cl：イオン選択電極法
- LD：紫外部吸収法（ピルビン酸基質法）
- MHPG，HVA，5-HIAA：HPLC 法
- 微生物：培養検査，PCR 法，イムノアッセイによる抗体測定

検体量
- 細胞数・生化学検査：髄液 3 ～ 4 mL

・微生物検査：髄液 3 ～ 4 mL

日数

・細胞数：採取後速やかに(2 時間以内，外注不可)

・総蛋白質，アルブミン，IgG，IgA，IgM，グルコース，Cl，LD：1 ～ 4 日

・MHPG，HVA，5-HIAA：2 ～ 11 日

・微生物：1 時間～ 7 日

目 的 髄液の機能評価

Decision Level

■髄液圧

●180 mmH_2O 以上(髄液圧亢進)

[高頻度]脳腫瘍，脳膿瘍，脳内出血，静脈洞血栓症，上大静脈閉塞，脳梗塞，頭部外傷，脳髄膜炎，髄液産生過剰，髄液吸収障害　**[可能性]**薬物(ビタミン A，プロゲステロン，テトラサイクリン)服用時，Addison 病，甲状腺機能低下症，月経異常

●70 mmH_2O 以下(髄液圧低下)

[高頻度]脊髄クモ膜下腔閉塞，重症脱水症状，高浸透圧血症，バルビタール中毒，髄液漏，腰椎穿刺の髄液流出

■外観

●混濁

• 微塵～微濁

[高頻度]細菌性髄膜炎，ウイルス性髄膜炎，ウイルス性脳炎，真菌性髄膜炎

• 白濁

[高頻度]細菌性髄膜炎　**[可能性]**ウイルス性髄膜炎，ウイルス性脳炎，真菌性髄膜炎

• 乳白濁

[高頻度]化膿性髄膜炎

●血性

• 分画採取して漸次血性が消失する

[高頻度]穿刺時出血

• 採取後直ちに遠心して上清が無色透明

[高頻度]穿刺時出血

• 上記以外

[高頻度]脳出血，クモ膜下出血

●キサントクロミー

[高頻度]脳実質，髄膜の古い出血，脳脊髄腫瘍，髄膜炎，クモ膜下腔閉塞　[可能性]重症黄疸で血液・髄液関門の透過性亢進時，髄液の蛋白量が高濃度(150 mg/dL)に増加しているとき

●線維素析出

[高頻度]結核性髄膜炎

■細胞数

●5 ～ 10 個/μL(正常と異常の境界域)

●10 ～ 50 個/μL(軽度増加)

[高頻度]サルコイドーシス，Behçet 病，多発性硬化症，脳脊髄腫瘍

●50 ～ 500 個/μL(中等度増加)

• リンパ球が増加

[高頻度]ウイルス性髄膜炎，ウイルス性脳炎，脳脊髄炎，真菌性髄膜炎，結核性髄膜炎，梅毒性髄膜炎，神経梅毒　[可能性]サルコイドーシス，Behçet 病，多発性硬化症，脳脊髄腫瘍

• 多核白血球(多くは好中球)が増加

[高頻度]細菌性髄膜炎，脳膿瘍，硬膜下膿瘍，脊髄硬膜下膿瘍　[可能性]結核性，ウイルス性および真菌性髄膜炎の病初期

●500 個/μL 以上(高度増加)

• 多核白血球(多くは好中球)が増加

[高頻度]化膿性髄膜炎

■異常細胞の出現

●好酸球

[高頻度]寄生虫(肺吸虫，旋毛虫，トキソプラズマ，マラリアなど)，結核，梅毒，亜急性硬化性全脳炎，コクサッキーウイルスなどに感染

●異型リンパ球

[高頻度]伝染性単核球症，ウイルス性髄膜炎の病初期

●白血病細胞

[高頻度]白血病の髄膜浸潤

●腫瘍細胞

[高頻度]癌性髄膜炎，脳腫瘍，悪性リンパ腫

■総蛋白質

●15 mg/dL 未満(減少)

[高頻度]慢性髄液漏, 良性頭蓋内圧亢進症　[可能性]甲状腺機能亢進症

●45 ～ 100 mg/dL(軽度増加)

[高頻度]種々の髄膜炎, ウイルス性脳炎, 脳脊髄炎, 神経梅毒, 脳膿瘍, サルコイドーシス, Guillain-Barré 症候群, 脳出血, Behçet 病, 多発性神経炎, 多発性硬化症, 脳脊髄腫瘍　[可能性]異物注入, 外傷

●100 ～ 500 mg/dL(中等度増加)

[高頻度]化膿性髄膜炎, 結核性髄膜炎, 無菌性髄膜炎, 脳膿瘍, 脳出血, Guillain-Barré 症候群, 多発性神経炎, 脳脊髄腫瘍

●500 mg/dL 以上(高度増加)

[高頻度]化膿性髄膜炎, 脳脊髄腫瘍, 脳出血, クモ膜下腔閉塞

■グルコース

●40 ～ 50 mg/dL(軽度減少)

[高頻度]サルコイドーシス, ウイルス性脳炎, 脳出血　[可能性]全身性エリテマトーデス(SLE), 異物炎症

●20 ～ 40 mg/dL(中等度減少)

[高頻度]結核性髄膜炎, 真菌性髄膜炎, 癌性髄膜炎

●20 mg/dL 以下(高度減少)

[高頻度]化膿性髄膜炎

●75 mg/dL 以上(増加)

[高頻度]脳腫瘍, 脳出血, 日本脳炎, 灰白脊髄炎

■LD 活性

細菌性髄膜炎で 60 U/L 以上に増加する

■HVA, 5-HIAA

Parkinson 病, Alzheimer 型認知症, 脳血管性認知症で低下する

判読　①頭尾濃度勾配がある物質は穿刺部位に注意しながら判読する. 蛋白質は脳室が低く腰椎が高い. グルコース, HVA, 5-HIAA 濃度は脳室が高く腰椎が低い. ②穿刺時出血が生じた場合は細胞数の増加(対策：細胞数の赤血球補正を行う), 種々蛋白質の増加(対策：アルブミンインデックスを利用する)をきたす. ③アルブミンは肝でのみ合成されるため, 髄液/血清アルブミン比は血液・髄液関門の透過性の指

標となる．またIgG(-アルブミン)インデックスはIgGの脳内産生量を表す．

$$\text{IgG(-アルブミン)インデックス} = \frac{\text{髄液IgG} \times \text{血清アルブミン}}{\text{血清IgG} \times \text{髄液アルブミン}}$$

IgG(-アルブミン)インデックスの成人基準値は0.48 ± 0.15で2 SDを超えた場合は中枢神経内でIgGが産生されていると判断する．IgA，IgMについても同様にアルブミンインデックスが使用される．④ウイルス性髄膜炎の後期，結核性髄膜炎ではIgGが高値となり，化膿性髄膜炎ではIgMとIgAの高値が認められる．⑤グルコースや電解質などのように低分子のものは血液濃度とあまり変わらず，髄液/血液グルコース比は0.6～0.8で，髄液Cl値は血清より10～20 mEq/L程度高い．蛋白質のような高分子の成分は血液の約1/200～1/50の濃度で，髄液/血清比は分子量に反比例する．

採取保存

●採取

髄液穿刺は，患者に苦痛を与え，検査による合併症が現れることも少なくないので慎重に行う必要がある．特に，頭蓋内に占拠病変がある，頭蓋内圧が亢進している，穿刺部位に感染がある，全身感染がある，下部脊髄に動・静脈奇形がある，出血傾向がある場合は髄液検査は禁忌である．

●保存

①細胞数：採取後直ちに測定(保存不可)．②生化学検査には遠心上清を用いる．③グルコース，HVA，5-HIAA：採取後直ちに測定あるいは凍結保存(−20℃ 以下)．④蛋白質，電解質，酵素：2～3日(−4℃ 保存)，4日以上(−20℃ 以下で保存)．

薬剤影響　①(上昇)麻酔薬，ビタミンA，プロゲステロン，テトラサイクリン，ナリジクス酸などの薬剤で髄液圧が亢進する．②(低下)バルビタール中毒では髄液圧が低下する．

測定前後の患者指導　①検体量によるが，多くのサンプルを採取した場合には安静を十分にとり，頭痛などの副作用が出ないよう心がける．②背部に穿刺するための恐怖心を取り除くよう十分な説明を行う．

(宿谷賢一，下澤達雄)

腹水 ascites

基準値

●漏出性腹水と滲出性腹水の鑑別点

健常者では 20 ～ 50 mL の腹水が存在するが，正常腹水は穿刺されず，したがって正常腹水の基準値はあまり意味をなさない．通常は，異常に貯留した腹水が漏出性腹水か滲出性腹水かを鑑別することや細菌や腫瘍細胞の有無を検査することが重要である．一般検査による漏出性腹水と滲出性腹水の鑑別点を**表 48** に示す

測定法

●一般および生化学検査

・比重：屈折計
・細胞数：Bürker-Türk(ビュルケル-チュルク)計算盤法
・細胞種類検査：May-Giemsa 染色法
・蛋白：ビュレット法(血清総蛋白と同じ方法)
・LD：紫外部吸収法(ピルビン酸基質法)
・腫瘍マーカー：EIA 法

●微生物検査

●細胞診

検体量 腹水 3 mL

日数

・一般検査：1 ～ 3 日
・微生物検査：1 ～ 7 日
・細胞学的検査および細胞診：当日(採取後速やかに．外注不可)
・LD，腫瘍マーカー：1 ～ 3 日

目的 腹水の機能評価

Decision Level

■漏出性腹水をきたす疾患

[高頻度]循環障害(肝硬変，特発性門脈圧亢進症，門脈血栓，腫瘍塞栓，Budd-Chiari 症候群，肝静脈血栓症，右心不全)，低蛋白血症(ネフローゼ症候群，蛋白漏出性胃腸症，低栄養，亜急性肝炎，劇症肝炎亜急性型)など **[対策]**尿・血液生化学検査，超音波検査などで原因疾患を診断し治療を行う．特発

表 48　漏出性腹水と滲出性腹水の鑑別点

鑑別項目	漏出性腹水	滲出性腹水
外観	水様性透明	混濁 and/or 血性 and/or 膿様
比重	1.015 以下	1.018 以上
蛋白濃度	2.5 g/dL 以下	3 g/dL 以上
線維素析出	微量	多量
腹水 LD/血清 LD	0.6 未満	0.6 以上
細胞数	少数	多数（100 個/μL 以上）
細胞成分	中皮細胞，組織球	好中球，リンパ球

性門脈圧亢進症や Budd-Chiari 症候群などの静脈系閉塞性疾患が疑われる場合は，血管造影が必要である．腹水の治療には食塩摂取制限，利尿薬の投与(門脈血栓や肝静脈血栓症の場合は注意が必要)，アルブミン投与など全身療法を行う．全身療法が無効な場合は腹水穿刺による排除を行う

■滲出性腹水をきたす疾患

●血性腹水

[高頻度] 癌性腹膜炎，異所性妊娠，肝細胞癌の破裂や腹部大動脈破裂など

●乳び腹水

[高頻度] 悪性リンパ腫，悪性腫瘍の転移，膵癌，結核性腹膜炎，門脈血栓，腹部外傷，胸管・リンパ管の外傷などによる破壊，フィラリアなど

●膿性腹水

[高頻度] 化膿性腹膜炎，真菌性腹膜炎　**[可能性]** 結核性腹膜炎など

●胆汁性腹水

[高頻度] 急性胆嚢炎　**[可能性]** 肝生検後，胆道外科手術後など

●粘液性腹水

[高頻度] 腹膜仮性粘液腫，悪性中皮腫

採取保存　①採取後なるべく速やかに測定する．②やむをえず保存する場合は，一般検査，生化学検査用検体は抗凝固剤

を添加して冷蔵庫に保存する．微生物検査用検体は嫌気性容器に入れて冷蔵庫に保存する．ただし，寒冷に弱い淋菌の感染が疑われる場合は室温に置く．

測定前後の患者指導　エコーガイド下，CT ガイド下で行われることもあるが，穿刺による臓器損傷のリスクを十分に説明し，穿刺後 1 時間ほどの安静，バイタルサインのチェックを行う．

（宿谷賢一，下澤達雄）

骨密度測定〔BMD〕《骨塩定量》

《bone mineral density》

基準値　骨密度は，二重エネルギー X 線吸収測定（dual energy X-ray absorptiometry；DEXA）法や microdensitometry（MD）法，peripheral quantitative computed tomography（pQCT）法などにより測定される．これらの方法による測定の絶対値は，測定機器や性，測定部位により異なる．したがって骨密度の評価には，測定絶対値は用いない．各測定装置，性別，測定部位ごとに，若年成人平均値（young adult mean；YAM）が設定されている．骨密度は，各患者の測定値が，YAM の何%にあたるか，あるいは YAM と標準偏差（standard deviation；SD）の何倍違っているか（T score）で評価する．ちなみに，同年齢，同性の平均値と何 SD 異なっているかを示す指標が Z score である

測定法

- DEXA 法

　現状での骨密度測定の標準的方法である．海綿骨の多い椎体に加え，大腿骨近位部，橈骨，あるいは全身の骨密度が測定可能である．X 線吸収量の差から骨中の Ca 含量を 2 次元に投影した結果を評価するため，測定値の単位は g/cm^2 となる

- MD 法

　アルミスケールと共に手指骨の X 線撮影を行い，中手骨の骨密度を評価する．中手骨の皮質骨の骨密度を反映する

- pQCT 法

　CT により単位体積当たりの Ca 含量（g/cm^3）を測定す

る．皮質骨と海綿骨に分けた解析が可能である

● REMS 法，超音波法

超音波を用いて，REMS（radiofrequency echographic multi-spectometry）法では腰椎や大腿骨，超音波法では踵骨の状態を評価し，骨密度を推定する．X 線被曝を伴わない

目的 骨量，骨中の Ca 含量の把握

Decision Level

骨密度は，骨粗鬆症の診断や治療経過の観察のために測定される場合が多い．ただし，骨密度の低下のみで骨粗鬆症の診断ができるわけではない（下記参照）．骨粗鬆症の診断には，原則として腰椎，または大腿骨近位部（頸部，または total hip）の骨密度を用いる．複数部位で測定した場合には，より低い値を採用する．これらの測定が困難な場合は，橈骨，第 2 中手骨の骨密度を用いる．一方，いくつかの遺伝性疾患などでは，骨密度の高値が認められる．

● 高値

[高頻度] 硬結性骨硬化症，大理石病，*LRP 5*（*low-density lipoprotein receptor-related protein 5*）遺伝子変異など **[対策]** 脳神経圧迫による症状がある場合には，外科的治療を行うことがある

● 低値

[高頻度] 原発性骨粗鬆症，続発性骨粗鬆症，骨軟化症，骨転移，多発性骨髄腫，脊椎血管腫など

（福本誠二）

12 薬物の検査

ジゴキシン digoxin

治療有効濃度範囲 トラフ値：0.5 ～ 1.4 ng/mL
測定法 FPIA, EIA, RPIA, ELISA, CLIA
採取保存 血清分離後凍結
検体量 血清 0.3 ～ 0.5 mL
定常状態到達時間 約 7 日(新生児，腎機能低下患者では長くなる)
市販名 ジゴシン(錠・エリキシル・散・注)，ジゴキシン(錠)など
中毒症状 食思不振，悪心，嘔吐，下痢，視覚異常，(あらゆる型の)不整脈，頭痛，めまい
日数 2 ～ 4 日

治療有効濃度 効果が得られれば低濃度が望ましいが，実際にはトラフ値を 0.5 ～ 1.4 ng/mL でコントロールされていることが多い．以前はトラフ値で 0.5 ～ 2.0 ng/mL とされてきたが，海外で行われた慢性心不全患者を対象とした試験では，0.5 ～ 0.8 ng/mL のみ死亡率が低下，1.2 ng/mL 以上では死亡リスクが高まると報告された．そのため，収縮不全の心不全患者では，0.9 ng/mL 以下を目安にすることが推奨されている．中毒誘発因子〔低 K 血症，薬物相互作用，除脂肪体重(lean body mass)の減少など〕に注意する．

採血時期 体組織への分布が緩徐であり，血液と組織中の濃度が平衡に達するのに 6 ～ 8 時間要する．また吸収遅延例もあるので，服用後 8 時間以降または可能な限り次回投与直前の採血が望ましく，静注時は投与 6 時間以降に採血する．

中毒症状 食思不振，悪心，嘔吐，下痢などの消化器症状，頭痛，めまい，視覚異常などの中枢神経症状，不整脈などの心症状を生じる．ジギタリス中毒と原因疾患の悪化の鑑別に注意が必要である．

(荒木拓也，山本康次郎)

シクロスポリン〔CYA〕 cyclosporin

治療有効濃度範囲

- 腎移植(トラフ/C_2)
  - ・150 ~ 250/1,000 ~ 1,200 ng/mL(移植後1カ月以内)
  - ・100 ~ 150/800 ~ 1,000 ng/mL(移植後1 ~ 3カ月)
  - ・< 100/600 ~ 800 ng/mL(移植後3カ月以降)
- 肝移植
  - ・トラフ:200 ng/mL以下
  - ・C_2:700 ng/mL以下

  ※ C_2:投与後2時間値

測定法 モノクローナルFPIA, RIA, HPLC, EMIT, CEDIA

採取保存 凍結(EDTA採血)

検体量 全血0.5 mL

定常状態到達時間 3 ~ 5日

市販名 サンディミュン(注・内用液), ネオーラル(内用液・カプセル), シクロスポリン(カプセル)など

中毒症状 腎・肝機能障害, 振戦, 痙攣

日数 2 ~ 4日

治療有効濃度 疾病・移植臓器, 移植後経過日数により異なり, 併用薬の種類などによっても目標濃度域が異なる. 腎移植では移植後1カ月以内のトラフ値は150 ~ 250 ng/mLで維持されるが, 最終的には100 ng/mLまで減量される. トラフ値として350 ng/mL以上が数日続くと急性腎障害が誘発されるため注意が必要である. 骨髄移植, 再生不良性貧血では150 ~ 250 ng/mL, ネフローゼ症候群では150 ng/mL以下でトラフ値を維持するが, 6カ月以上継続して使用する場合は100 ng/mL以下を目安とする. 自己免疫疾患では血中濃度と効果の相関は明確ではなく, 一般的にBehçet病, 乾癬ではトラフ値として50 ~ 200 ng/mLに維持されるが, 150 ng/mL以上では腎機能障害の発生頻度が上昇するとの報告がある.

シクロスポリンの効果はトラフ値よりもAUCの影響を大きく受けると考えられており, 投与12時間後までの

$AUC_{0\text{-}12}$ と相関性が高い C_2 モニタリングが有用であるとされている．

採血時期　投与直前および投与 2 時間後．

中毒症状　糸球体輸入細動脈の収縮による腎血流量の低下，尿細管機能障害などの腎障害を生じる．その他，肝機能障害，中枢性痙攣などを誘発することがある．

（荒木拓也，山本康次郎）

タクロリムス　tacrolimus

治療有効濃度範囲　トラフ値：5 ～ 20 ng/mL
測定法　HEIA（EMIT），HTEIA
採取保存　全血（EDTA 採血）凍結
検体量　血液 0.5 ～ 1 mL
定常状態到達時間　3 ～ 5 日
市販名　プログラフ（注・カプセル・顆粒），タクロリムス（錠・カプセル），グラセプター（徐放カプセル）
中毒症状　嘔吐，振戦，痙攣，高血糖，腎障害
日数　5 ～ 10 日

治療有効濃度　治療有効濃度範囲は，腎移植後の全血中濃度として投与初期（移植後）10 ～ 20 ng/mL（持続注入および経口投与直前値）であるが，維持投与時では 5 ～ 10 ng/mL である．関節リウマチでは経口投与（夕 1 回投与）での午前中 10 ng/mL 以下である．

採血時期　持続注入時は投与開始 12 時間以上経過後で適宜，経口投与時は定常状態での次回投与直前に採血．

中毒症状　中毒症状としては，嘔吐，浮腫，振戦，痙攣などがみられる．また連用により腎障害，高血糖などが現れる．

（西原カズヨ）

付録1 救急・急変患者に対応する検査

Ⅰ．検査の目的

高度な意識障害，ショック，呼吸不全などは，適切な治療を速やかに行わねば生命に重大な危機を及ぼす状態である．このような患者に対応する検査の進め方には，通常の外来診療時とは異なる点がある．確定診断を求めて検査を進めるのは同じだが，緊急性の高い病態を把握し，直ちに対症療法(広義の蘇生)を開始する必要がある．つまり，全身状態の把握や初期治療に必要な検査が優先的に行われる．異常値に対して緊急に治療を要する検査(動脈血ガス分析，血清電解質，血糖，ヘモグロビンなど)や，輸血に必要な血液型や交差試験などがそれにあたる．治療(蘇生)を行いつつ，臨床症状や病歴と画像診断から原因疾患を絞り込み，鑑別診断や重症度判断に必要な検査を追加して行っていく．なお，疾患ごとに特異的な検査項目に関しては，それぞれの検査の項を参照していただきたい．

Ⅱ．基本的な検査項目

表49に基本的な緊急検査項目を示す．これらの検査項目の一部は，救急外来や集中治療室内などで検査できる施設も多い．血液ガスや血糖値のように緊急度の高い検査や検査技師の常駐が困難な施設などでは整備を検討すべきである．また，細菌検査など簡易検査キットが市販されている検査も多数存在する．通常の検査と適宜併用することで診断の迅速化が望める．ただし，表中の全検査項目が全症例に必須ではない．盲目的に緊急性のない検査まで行うことは，医療経済上好ましくないばかりか，真に緊急の検査を遅らせることにな

表 49 緊急検査項目

1. 血液検査
   1) 血球数：RBC，WBC，Hb，Ht，Plt
   2) 凝固　：PT，APTT，フィブリノゲン，FDP，D ダイマー
   3) 生化学：TP，Alb，BUN，Cr，AST，ALT，LD，ALP，γ-GT，T-Bil，D-Bil，Amy，Glu，CK，CK-MB，トロポニン I(T)，Mb，ChE，Na，K，Cl，Ca，NH_3，乳酸，BNP
   4) 血清　：CRP，血液型，交差適合試験，HBs 抗原，HCV 抗体，TPHA
   5) 血液ガス分析
2. 尿検査など
   1) 定性(試験紙)
   2) 生化学：Na，K，Cl
   3) 尿沈渣
   4) 薬物定性反応(トライエージなど)
   5) 妊娠反応
3. 感染症検査
   1) 細菌培養
   2) グラム染色，抗酸菌染色
   3) 各種迅速検査
      (大腸菌 O-157 LPS 抗原，インフルエンザ A/B ウイルス抗原，A 群溶連菌迅速試験，尿中レジオネラ抗原，髄液・尿中肺炎球菌抗原，RS ウイルス抗原，ノロウイルス抗原，アデノウイルス抗原，ロタウイルス抗原など)
   4) プロカルシトニン

る．患者の状態に応じて選択して検査を依頼すべきである．

基本的な検査の進め方を**図 15** に示す．これらの検査が常に可能とは限らないが，検体を保存して後日に測定をすることで有用な情報が得られるものもある．保存方法を確認し，検体の採取のみを行うことも考慮すべきである．

Ⅲ．検査施行時の注意点

①検体が正しく採取されるように注意する．

慌ただしい処置の合間に採取されることが多いため，ときに検体として不適切なものがある．患者間の検体の取り違え

図 15　緊急検査の進め方

バイタルサインの把握
同時に病歴と主訴を簡単に聴取

動脈血ガス検査など
（血液ガス，Hb，電解質，Glu）

必要に応じて再検査

全身状態把握，鑑別診断に必要な検査
①血算
②血液生化学（TP，AST，ALT，LD，γ-GT，T-Bil，BUN，Cr，CK-MB，トロポニン，Amy，Glu，Na，K，Cl，Ca）
③血清（CRP）
④尿定性検査
⑤出血傾向，DIC 疑い，手術の可能性がある場合：血液凝固（PT，APTT，フィブリノゲン，D ダイマー，FDP）
⑥髄膜炎疑い：髄液検査，髄液細菌培養
⑦感染症疑い：細菌培養検体．菌血症を疑う場合には血液培養
⑧原因不明の意識障害，ショック，または中毒疑い：血液，尿，胃液の薬物分析

＊輸血・手術の必要がある場合：血液型，交差試験，肝炎検査

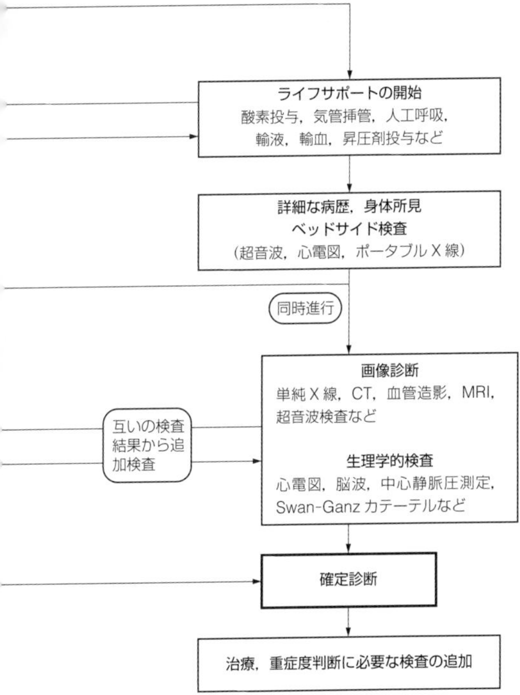
ライフサポートの開始
酸素投与，気管挿管，人工呼吸，
輸液，輸血，昇圧剤投与など
詳細な病歴，身体所見
ベッドサイド検査
（超音波，心電図，ポータブル X 線）
同時進行
画像診断
単純 X 線，CT，血管造影，MRI，
超音波検査など
互いの検査
結果から追
加検査
生理学的検査
心電図，脳波，中心静脈圧測定，
Swan-Ganz カテーテルなど
確定診断
治療，重症度判断に必要な検査の追加

もまれならず起こっており，十分な注意が必要である．検査結果は身体所見などを含めて総合的に評価し，整合性のない測定値は再検査すべきである．また，輸液を行っている静脈の中枢側からの採血，動脈血と静脈血の誤採取，吸引圧をかけすぎたことによる溶血，胸水などの穿刺液と尿の取り違えなども起こりうる．

②検体の保存方法や取り扱いに注意する．

時間外に行えない検査の検体を保存する際には，採血管の種類や保存方法(凍結など)を確認する．時間外には専任の検査技師が不在のことも多い．検体提出のマニュアルを用意しておく必要がある．また，医師や看護師が診療の現場で簡易検査などを行う際には検体による周囲の汚染に注意が必要である．すべての検体は感染源となる汚染物質として対応せねばならない．

③パニック値やエラー値の連絡体制を決めておく必要がある．

直ちに対応しなければ生命に危機を及ぼすような異常値(パニック値)は速やかに診療現場に伝達されねばならない．日頃から連絡体制を確立しておくべきである．不適切な検体や測定機器の異常で生じたエラー値を疑う場合も同様である．

Ⅳ．検査結果の解釈

以下に示す検査結果の解釈上の注意点は，一般の検査にもあてはまるが，緊急検査では特に強調されねばならない．

①経時的変化をとらえねばならない．

来院時には基準範囲内であっても，時間経過とともに異常値を呈する場合がある．出血急性期のHb，心筋梗塞のトロポニン，CKなどはその代表的なものである．

また，治療に対する反応を追う必要がある血清電解質，血糖値などは治療中に適宜繰り返し検査を行う．

②測定値が基準範囲内であっても異常がないとはいえない．

基準範囲内であることがむしろ重篤な状態であることを示す場合がある．重症感染症患者の白血球数や，重度外傷患者のフィブリノゲンが増加していない場合がある．正常な生体反応ができない状態であり，むしろ重篤な病態と考えねばならない．慢性膵炎患者の急性増悪時では必ずしも血清アミラーゼは高値とならない．また，①に示した理由で採血した時期には基準値であった可能性もある．

③総合的に判断することが必要である．

臨床症状，生理学的検査，画像検査などと総合して判断すべきことは臨床検査の基本であり，検査項目が制約される緊急検査では特に重要である．

④偽陽性，偽陰性に注意する．

通常の検査でも同様の注意が必要だが，簡易検査を用いた場合には，さらにその頻度が高まると考えるべきである．ここでも，総合的な判断が求められる．

（小野一之）

付録2 特定健康診査と保健指導対象者の選定

特定健康診査の項目

必須項目名		基準値*
診察（服薬歴，喫煙歴，症状など）		—
身体計測	身長・体重	—
	BMI	18.5 ～ 25
	腹囲	男：85 cm 未満 女：90 cm 未満
血圧	血圧（収縮期）	—
	血圧（拡張期）	—
肝機能	AST（GOT）	11 ～ 33 IU/L/37°C
	ALT（GPT）	6 ～ 43 IU/L/37°C
	γ-GT（γ-GTP）	男：10 ～ 50 IU/L 女：9 ～ 32 IU/L
血中脂質	中性脂肪	50 ～ 150 mg/dL
	HDL-コレステロール	40 ～ 65 mg/dL
	LDL-コレステロール	60 ～ 140 mg/dL
	non-HDL-コレステロール	—
血糖	空腹時血糖	70 ～ 110 mg/dL
	HbA1c（NGSP）	4.6 ～ 6.2%
	随時血糖	—
尿検査	尿糖	陰性
	尿蛋白	陰性
詳細な健診の項目（一定の基準の下，医師が必要と認めた場合に実施）		
十二誘導心電図		—
眼底検査		—
貧血検査（RBC，Hb，Ht）		・RBC 男：427 ～ 570 × $10^4/\mu L$ 女：376 ～ 500 × $10^4/\mu L$ ・Hb 男：13.5 ～ 17.6 g/dL 女：11.3 ～ 15.2 g/dL ・Ht 男：39.8 ～ 51.8% 女：33.4 ～ 44.9%
血清クレアチニン検査（eGFR）		90 mL/分/1.73 m^2 以上

＊「基準値」欄には本書に記載されている値を示した(BMI と腹囲の項目以外)．なお，本書の「基準値」と「保健指導判定値」に示された値は必ずしも整合性がとれているわけではない．判定にあたっては，施設による違いもあるため各施設の基準値を参照されたい．

保健指導判定値	受診勧奨判定値	本書の参照頁	保健指導対象者の選定ステップ
—	—	—	ステップ 2(334 頁)
—	—	—	
—	—	—	ステップ 1 (334 頁)
—	—	—	
130 mmHg 以上	140 mmHg 以上	—	ステップ 2 (334 頁)
85 mmHg 以上	90 mmHg 以上	—	
31 IU/L 以上	51 IU/L 以上	18	
31 IU/L 以上	51 IU/L 以上	17	
51 IU/L 以上	101 IU/L 以上	22	
150 mg/dL 以上	300 mg/dL 以上	45	
39 mg/dL 以下	34 mg/dL 以下	42	
120 mg/dL 以上	140 mg/dL 以上	43	
150 mg/dL 以上	170 mg/dL 以上	—	
100 mg/dL 以上	126 mg/dL 以上	108	
5.6% 以上	6.5% 以上	110	
100 mg/dL 以上	126 mg/dL 以上	107	
—	—	295	
—	—	292	
—	—	—	
—	—	—	
・Hb 男：13.0 g/dL 以下 女：12.0 g/dL 以下	・Hb 男：12.0 g/dL 以下 女：11.0 g/dL 以下	122	
60 mL/分/1.73 m^2 未満	45 mL/分/1.73 m^2 未満	9	

付録

保健指導対象者の選定と階層化

ステップ1 内臓脂肪蓄積のリスク判定

・腹囲：男≧ 85 cm，女≧ 90 cm →(1)
・腹囲：男＜ 85 cm，女＜ 90 cm かつ BMI ≧ 25 kg/m^2→(2)

↓

ステップ2 追加リスクの数の判定と特定保健指導の対象者の選定

①血圧高値：ⓐ収縮期血圧 130 mmHg 以上または，ⓑ拡張期血圧 85 mmHg 以上
②脂質異常：ⓐ中性脂肪 150 mg/dL 以上または，ⓑHDL-コレステロール 40 mg/dL 未満
③血糖高値：ⓐ空腹時血糖（やむをえない場合は随時血糖）100 mg/dL 以上または，ⓑHbA1c（NGSP）5.6% 以上
④質問票：喫煙歴あり（①～③のリスクが 1 つ以上の場合にのみカウント）
⑤質問票：①，②または③の治療にかかる薬剤を服用している（⑤該当者は特定保健指導の対象にならない）

↓

ステップ3 保健指導レベルの分類

ステップ1で(1)の場合　ステップ2の①～④のリスクのうち
追加リスクが　2 以上の対象者は　積極的支援レベル
　　　　　　　1 の対象者は　動機づけ支援レベル
　　　　　　　0 の対象者は　情報提供レベル　とする．

ステップ1で(2)の場合　ステップ2の①～④のリスクのうち
追加リスクが　3 以上の対象者は　積極的支援レベル
　　　　　　　1 または 2 の対象者は　動機づけ支援レベル
　　　　　　　0 の対象者は　情報提供レベル　とする．

ステップ4 特定保健指導における例外的対応など

- ■65歳以上75歳未満の者については，日常生活動作能力，運動機能などをふまえ，QOL（quality of life）の低下予防に配慮した生活習慣の改善が重要であることなどから，「積極的支援」の対象となった場合でも「動機づけ支援」とする．
- ■降圧薬などを服薬中の者については，継続的に医療機関を受診しているので，生活習慣の改善支援については，医療機関において継続的な医学的管理の一環として行われることが適当である．そのため，保険者による特定保健指導を義務とはしない．しかしながら，きめ細かな生活習慣改善支援や治療中断防止の観点から，かかりつけ医と連携したうえで保健指導を行うことも可能である．また，健診結果において，医療管理されている疾病以外の項目が保健指導判定値を超えている場合は，本人を通じてかかりつけ医に情報提供することが望ましい．

〔「標準的な健診・保健指導 プログラム（平成30年度版）」
（2018年2月16日公表，厚生労働省 健康局）より引用・一部改変〕
（北村　聖）

付録3 知っておきたい検体採取のポイント

各種検体を採取するうえで知っておきたいポイントを図表を中心にまとめた．患者が自ら検体を採取する場合の説明に役立つ図表も含めている．

表 50　抗凝固剤の種類と特徴

	種類	組成	使用法・量	目的	特徴
脱 Ca 作用	EDTA 塩	EDTA-2 Na または EDTA-2 K または EDTA-3 K	血液 1 mL に 1 mg（乾燥粉末）	・血球計算 ・アンモニア測定	・脱 Ca 作用強く凝固検査には不適 ・偽性血小板減少症を起こすことがある ・白血球形態がよく保たれる
	クエン酸ナトリウム	$Na_3C_6H_4O_7 \cdot 2H_2O$	3.13% 水溶液 1 溶 ＋ 血液 9 溶	凝固検査	・希釈されるため血算・生化学に不適 ・検査時 Ca 添加で凝固する
		$Na_3C_6H_4O_7 \cdot 5H_2O$	3.8% 水溶液 1 溶（0.4 mL）＋ 血液 4 溶（1.6 mL）	赤血球沈降速度	
	フッ化ナトリウム	NaF（EDTA と混合して用いる）	血液 1 mL に 10 mg（乾燥粉末）	全血血糖（解糖阻止剤として使用）	血糖検査以外に不適
抗トロンビン作用	ヘパリン	ヘパリン-Na	血液 1 mL に 0.01 ～ 0.1 mg（多くは溶液で使用）	・血液ガス測定 ・細胞培養	・溶液使用で希釈 ・高価 ・血小板凝集をきたす
		ヘパリン-Li		生化学検査（緊急検査）	

図 16　中間尿の採取方法（患者への指示図）

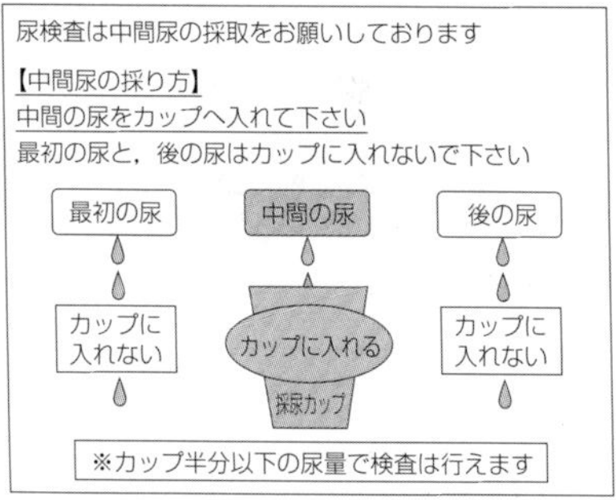

尿検査は中間尿の採取をお願いしております
【中間尿の採り方】
中間の尿をカップへ入れて下さい
最初の尿と，後の尿はカップに入れないで下さい
最初の尿
中間の尿
後の尿
カップに入れない
カップに入れる
採尿カップ
カップに入れない
※カップ半分以下の尿量で検査は行えます

表 51　尿定性検査における尿試験紙の取り扱い注意事項

- 使用期限をすぎた試験紙は使用しないこと
- 試験紙は使用直前に容器から必要な枚数だけを取り出すこと
- 試験紙は短時間でも直射日光・湿気にさらされると劣化する
- 変色した試験紙は使用できない
- 容器中の乾燥剤は取り出さないこと
- 試験紙を切断して使用すると正確な結果が得られない
- 試験紙は湿気・直射日光・熱をさけて密栓して保存すること
- 開封後はできる限り早く使用すること
- 1 度開封した場合には使用期限内であっても試験紙が劣化する

図 17 採便方法

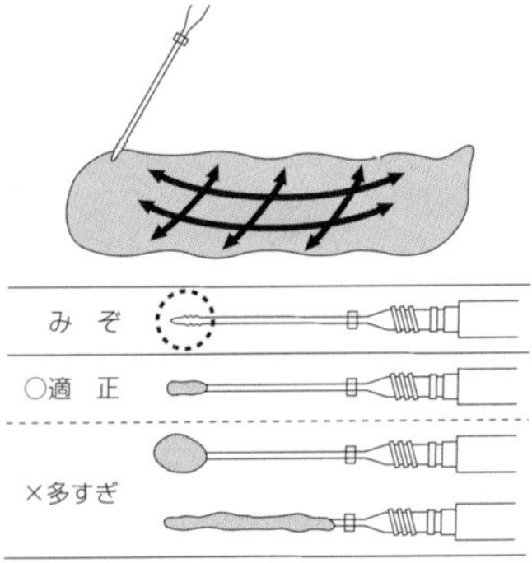

図 18 採便方法の説明書

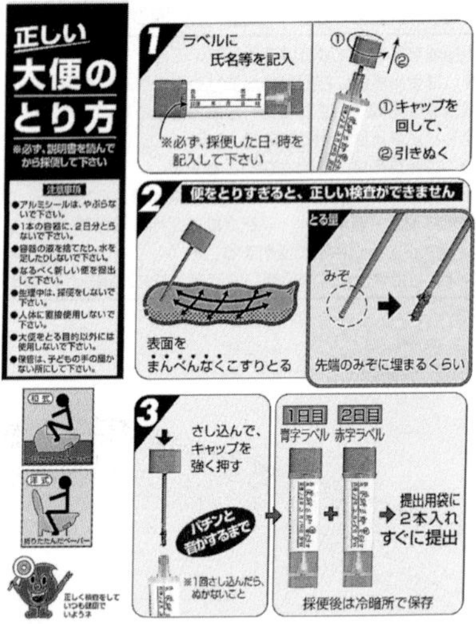

図 19　痰の出し方

〈体をほぐす〉

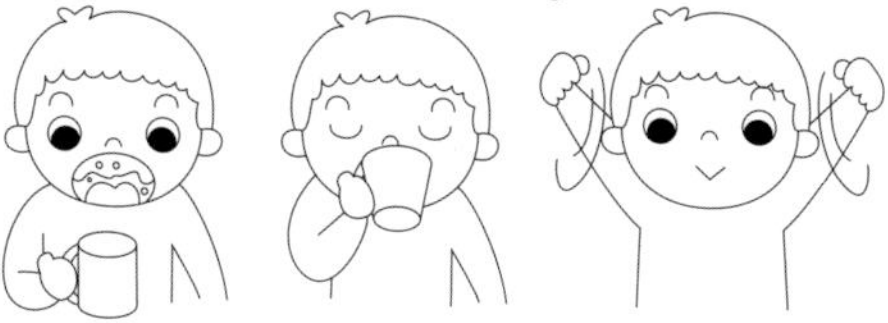

① うがいをして口の中をすっきりさせる

② 水を飲むと痰が柔らかくなり出やすくなる

③ 肩・首・胸などの筋肉をほぐす

〈深呼吸〉

①　②

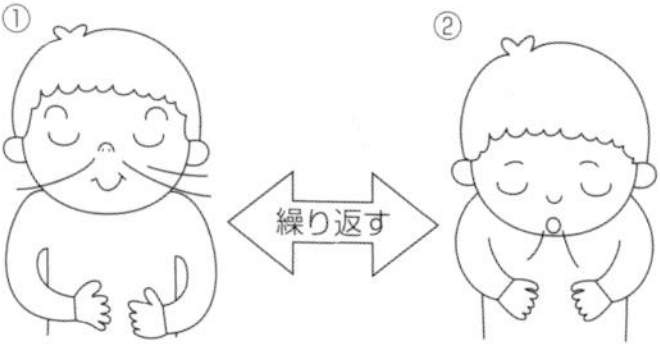

〈痰を出す〉

①　②

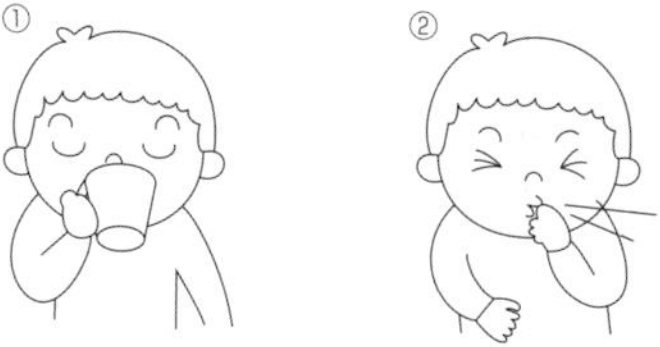

（北村　聖，宿谷賢一，三澤慶樹）

索引

① 配列は，記号，数字，ギリシャ文字，アルファベット，和文の順とした．
② 欧文は同じ綴りの場合，大文字，小文字の順とした．
③ 欧文項目で対応する日本語があればそれを示した．
④ 欧文項目で略語があれば〔　〕内に示した．
⑤ 欧文略語は(　)内に原語を示した．
⑥ 和文は五十音順による配列で，同音の項目はカタカナ，ひらがな，漢字読みの順とした．
＊音引(ー)，中黒(・)は，音引，中黒のないものの後に配列した．
⑦ 和文索引語のカタカナで「ホ」と「フォ」，「ゲ」と「ジェ」の併記が適当である場合，以下の通りの記載とした．
例：アルカリホ[フォ]スファターゼ
　　プロゲ[ジェ]ステロン
⑧ 本文中の用語はできるだけ統一に努めたが，人名，外来語，略語などは欧文，和文両方の索引で検索されたい．
⑨ 索引語が見出し語(同義語・略語を含む)の場合，頁数の書体は立体(並字)で示し，文章中あるいは図表中の索引語は斜体(イタリック)で示した．

記号・数字・欧文索引

記号・数字

ギリシャ文字

A

記号・数字・欧文索引

B

C

記号・数字・欧文索引

D

E

F

G

H

I

J

K

L

M

N

O

P

Q

R

S

T

U

V

W

Y

Z

和文索引

あ

い

う

え

け

こ

和文索引

す

せ

そ

た

ち

和文索引

和文索引

ほ

ま

み

む

め

も

や

ゆ

よ

ら

り

る

れ

ろ

MEMO

MEMO

MEMO

パニック値 検査値が極端な異常を示すときは重篤な病態と直結する場合が多く，「緊急異常値」あるいは「パニック値」などといわれる．各項目のパニック値は，外来患者と入院患者では値も多少異なるであろうし，同じ検査値であっても，前回値との比較により，緊急

検査項目	パニック値
カリウム〔K〕	2.5 mEq/L 以下，6.5 mEq/L 以上
カルシウム〔Ca〕	7 mg/dL 以下，12 mg/dL 以上
ナトリウム〔Na〕	124 mEq/L 以下，155 mEq/L 以上
マグネシウム〔Mg〕	1.0 mg/dL 以下，10 mg/dL 以上
リン〔P〕	1.0 mg/dL 以下
グルコース《血糖，ブドウ糖》	50 mg/dL 以下，350 mg/dL 以上
動脈血 pH	7.2 以下，7.6 以上
動脈血 O_2 分圧〔P_{aO_2}〕	40 mmHg 以下
動脈血 CO_2 分圧〔P_{aCO_2}〕	20 mmHg 以下，70 mmHg 以上
総ビリルビン	12 mg/dL 以上
血清クレアチニン〔Cr〕	3 mg/dL 以上
血中尿素窒素〔BUN〕	50 mg/dL 以上
ALT《GPT》	300 IU/L/37℃ 以上
AST《GOT》	300 IU/L/37℃ 以上
アミラーゼ	400 IU/L 以上
クレアチンキナーゼ〔CK〕	500 IU/L 以上
乳酸脱水素酵素〔LD〕	1,000 IU/L 以上
NT-proBNP	8,000 pg/mL 以上
血色素量《ヘモグロビン〔Hb〕》	7 g/dL 以下
ヘマトクリット〔Ht〕	15 % 以下
白血球数〔WBC〕	1,500/μL 以下，20,000/μL 以上
白血球像，白血球分類	芽球の出現
血小板数〔Plt〕	30,000/μL 以下
直接 Coombs（クームス）試験	陽性
プロトロンビン時間〔PT〕	18 秒以上　INR：2 以上
血液培養	菌陽性
髄液グラム染色	菌陽性
腫瘍マーカー	大幅な高値
糞便検査	表 23 を参照